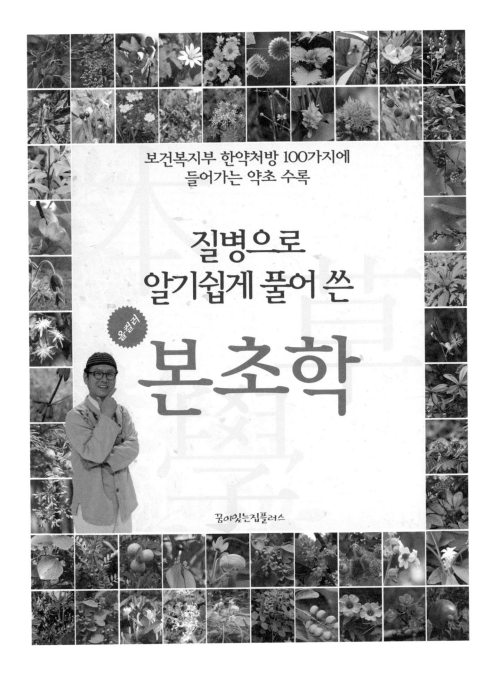

보건복지부 한약처방 100가지에
들어가는 약초 수록

# 질병으로
# 알기쉽게 풀어 쓴

올컬러

# 본초학

꿈이있는집플러스

### 질병으로 알기쉽게 풀어 쓴
# 본초학

초판 1쇄 인쇄 – 2021년 02월 10일
지은이 – 동의보감 약초사랑
편집 제작 출판 – 행복을 만드는 세상
발행인 – 이영달
발행처 – 꿈이있는집플러스
출판등록 – 제2018-14호
서울시 도봉구 해등로 12길 44 (205-1214)
마켓팅부 – 경기도 파주시 탄현면 금산리 345-10(고려물류)
전화 – 02) 902-2073
Fax – 02) 902-2074

ISBN 979-11-973405-3-6 (03510)

보건복지부 한약처방 100가지에
들어가는 약초 수록

질병으로
알기쉽게 풀어 쓴

올컬러

본초학

약초는 자연에서 얻어지는 식물약재, 동물약재, 광물약재 등을 말하며, 이 중 식물약재가 가장 많이 쓰이므로 예부터 '약재는 초草가 본本이다' 라는 뜻으로 본초本草라고 하였다. 신농본초경, 본초강목 등의 고서에서 볼 수 있는 본초라는 말은 이미 고대어가 되었고 현재는 한약, 한약재가 같은 뜻으로 쓰이고 있다. 지금까지 발견된 한약재는 무려 4,000종이 넘으나 통상 조제에 사용되는 한약재는 200~400종 내외이다. 본초강목에서는 1,892종의 약물과 11,000여 가지 의 처방전을 기록하여 두었으나 현재 국내에서 의서로 널리 이용되는 동의보감이나 방약합편과 민방으로 자주 쓰이는 약제는 대략 200~300여 가지가 있고 새로운 검증에 의하여 자꾸만 늘어나고 있다.

식물이나 동물, 광물 등에서 약초로서 인식된 것은 주위환경에 적응하려는 천부적인 능력에 의해서 시행착오의 여러 경험을 통해 유독·무독의 성능을 알게 되고, 식이 여부와 약물로서의 효능과 작용을 알게 된 과정을 통해서이다.

생약 중 가장 광범하게 응용되고 있는 것은 주로 식물성 약물로서 뿌리, 뿌리줄기, 나무껍질, 잎, 꽃, 씨 및 전초 등이다. 예를 들어 현대의학에서 강심제로 사용하는 디기탈리스는 스코틀랜드의 민간약에서 유래되었고, 카밀레꽃의 진경(경련을 가라앉힘) 및 발한제와 하제로 쓰이는 센나잎은 유럽의 민간약에서 유래된 것이라는 사실이다.

 이와 같이 많은 사람이 직접 먹어보거나 맛을 보아 물질에 대한 특수작용을 시험하였고, 발생한 질병의 시기나 절기, 기후에 대해서 경험적인 근거를 이용하였으며, 앞에서 말한 것처럼 인간의 자연에의 적응과정에서 여러 시행착오를 통한 경험의 집적에서 유래된 물질들을 질병의 치료에 사용하였다.

 이러한 것을 직접 치료에 사용해 봄으로써 여러 경험을 통한 실증을 얻게 되었다. 이로 인하여 어떠한 물질을 가지고 질병을 치료할 수 있는 약물로 삼게 된 것이며, 이렇게 함으로써 인류가 의약에 대한 지식을 알게 되었고, 또 생활 속에서 실천하는 동안이나, 같은 질병을 여러 차례 치료하는 동안 부단한 창조와 풍부한 경험을 쌓아서 전해져 내려온 것이다.

# 쉽게 풀어 쓴 본초학

# 제1장 해표약
## 발산풍한약

강활 • 56

계지 • 58

고본 • 60

마황 • 62

방풍 • 64

백지 • 66

생강 • 68

세신 • 70

신이 • 72

자소엽 • 74

정류 • 76

창이자 • 78

총백 • 80

향유 • 82

형개 • 83

신량해표약

갈근 • 84

치자 • 118

하고초 • 120

진피 • 121

청열조습약

고삼 • 122

용담 • 124

황금 • 126

황련 • 128

황백 • 130

목단피 • 132

생지황 • 134

자초 • 136

작약 • 137

현삼 • 138

청열해독약

금은화 • 140

대청엽 • 142

백두옹 • 143

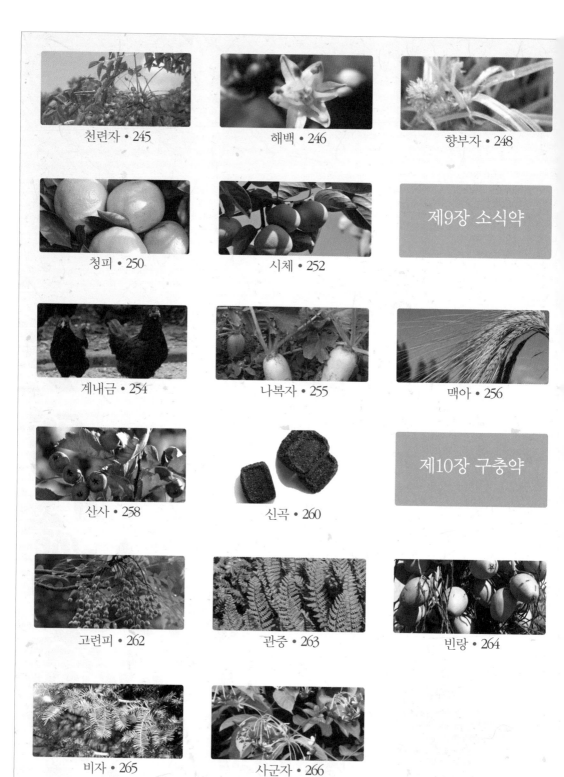

## 제11장 지혈약
### 양혈지혈약

괴화 • 268

대계 • 269

소계 • 270

### 수삽지혈약

선학초 • 271

### 온경지혈약

애엽 • 272

지유 • 274

## 제12장 활혈거여약
### 활혈조경지통약

강황 • 276

계혈등 • 277

도인 • 278

소목 • 280

우슬 • 282

단삼 • 284

울금 • 285

유향 • 286

## 제17장 보허약
### 보기약

감초 • 362

교이 • 364

꿀 • 365

대조 • 366

백출 • 368

백편두 • 370

산약 • 372

인삼 • 374

황기 • 376

### 보양약

녹용 • 378

두충 • 380

보골지 • 382

선모 • 383

속단 • 384

쇄양385

육종용 • 386

익지인 • 388

자하거 • 389

토사자 • 390

파극천 • 392

호로파 • 394

호도인 • 396

보혈약

하수오 • 397

당귀 • 398

숙지황 • 400

아교 • 402

용안육 • 404

작약 • 406

보음약

구기자 • 408

귀판 • 410

백합 • 411

맥문동 • 412

# 본초학 총론

# 1. 본초학의 기본 개념

한약재는 자연에서 얻어지는 식물약재, 동물약재, 광물약재 등을 말하며, 이중 식물약재가 가장 많이 쓰이므로 예부터 '약재는 초草가 본本이다' 라는 뜻으로 본초本草라고 하였다. 신농본초경, 본초강목 등의 고서에서 볼 수 있는 본초라는 말은 이미 고대어가 되었고 현재는 '한약', '한약재' 가 같은 뜻으로 쓰이고 있다. 지금까지 발견된 한약재는 무려 12,000종이 넘으나 통상 조제에 사용되는 한약재는 200~300종 내외이다. 본초강목에서는 1,892종의 약물과 11,001가지 처방전을 기록하여 두었으나 현재 국내에서 의서로 널리 이용되는 동의보감이나 방약합편과 민방으로 자주 쓰이는 약제는 대략 400여 가지가 있고 새로운 검증에 의하여 자꾸만 늘어나고 있는 실정이다.

모든 한약재는 각기 편성偏性을 가지고 있다. 이 편중된 성질, 즉 약성藥性을 이용함으로써 질병이 나타내는 불균형 상태를 바로잡을 수 있다. 약성의 내용에는 사기四氣 오미五味, 승강昇降 부침浮沈, 귀경歸經, 배합配合, 금기禁忌 등이 있다.

# 2. 사기四氣와 오미五味

### • 사기四氣

사기四氣는 한寒, 열熱, 온溫, 량凉의 네 가지 약성을 말하며, 사기이론은 약물이 인체에 작용하여 생기는 반응과 치료효과를 개괄하여 나온 것이다. 석고, 지모, 치자 등과 같이 열증을 치료하는 것은 한량 약물이고, 부자, 육계, 건강 등과 같이 한증을 치료하는 것은 온열약물이다. 이외에 미한微寒 또는 미온微溫의 평성平性약물이 있으나 역시 사기의 범위에 포함된다. 사기는 한약재의 응용에 있어서 가장 중요시되는 약성이다.

### • 오미

오미는 산酸, 고苦, 감甘, 신辛, 함鹹의 기본적인 다섯 가지 맛을 말하며, 오미이론은 입으로 맛을 보는 것과 인체에 작용하여 생기는 반응을 종합하여 나온 것이다. 이외에도 담淡, 삽澁 등이 있으나 통칭하여 오미라고 부른다. 오미의 치료작용은 다음과 같다.

| • 신미辛味 | 발산, 행기行氣, 행혈行血의 작용이 있고, 대개 표증表證이나 기혈氣血조체阻滯증에 사용된다. 마황, 박하, 목향, 천궁 등 |

| • 감미甘味 | 보익補益, 화중和中, 완급緩急지통止痛의 작용이 있고, 대개 허증虛證이나 통증, 해독에 사용된다. 숙지황, 만삼, 이당, 감초 등 |

| • 산미酸味 | 수렴收斂, 고삽固澁의 작용이 있고, 대개 허한虛汗이나 설사, 유정遺精 등에 사용된다. 오미자, 오매(烏梅), 오배자, 산수유 등 |

| • 고미苦味 | 청열淸熱, 강기降氣, 통변通便, 조습燥濕의 작용이 있고, 대개 열증熱證, 천식, 변비, 습증濕證 등에 사용된다. 황금, 치자, 행인, 대황, 용담초, 황련 등 |

| • 함미鹹味 | 통변通便, 연견軟堅산결散結의 작용이 있고, 대개 변비, 영류, 적취積聚 등에 사용된다. 망초, 모려, 해조, 별갑 등 |

| • 담미淡味 | 삼습, 이뇨利尿의 작용이 있고, 대개 수종水腫, 각기脚氣, 소변 불리 등에 사용된다. 백복령, 저령, 택사, 의이인 등 |

| • 삽미澁味 | 산미酸味와 비슷하게 수렴, 고삽의 작용이 있고, 허한虛汗, 설사, 빈뇨頻尿, 출혈 등에 사용된다. 연자육, 용골, 오적골 등 |

## 3. 승강昇降부침 浮沈

질병에 따라서는 그 병세가 위를 향하든가(구토, 기침 등), 아래를 향하든가(설사, 탈항 등), 밖을 향하든가(자한, 도한 등), 안을 향하든가(표증이 이증으로) 하는 일정한 방향성을 나타낸다. 따라서 한약에도 병세의 방향성에 맞추어 이를 치료하기 위한 승강昇降부침浮沈이라는 약물이 작용하는 방향성이 있다. 승昇은 위로 올리고, 강降은 아래로 내리고, 부浮는 밖으로 발산하고, 침沈은 안으로 수렴하는 작용을 말한다.

승강昇降부침浮沈은 약물 자체의 사기와 오미 및 수치법과 밀접한 관계가 있다. 승昇, 부浮하는 약물은 대개 온溫열熱성, 신辛감甘미를 가지고 있고, 침沈, 강降하는 약물은 대개 한寒량凉성, 산酸고苦함鹹삽澁미를 가지고 있다. 또한 같은 약물이라도 수치법修治法에 따라서 주초酒炒를 하면 상승하게 되고, 강즙초薑汁炒를 하면 발산하게 되고, 초초醋炒를 하면 수렴하게 되고, 염초을 하면 하강하게 된다.


## 4. 귀경 歸經

귀경歸經은 약물이 인체 어떤 부위에 대하여 선택적인 작용을 하는 것을 말한다. 즉 어떤 약물은 일정한 장부, 경락에 대하여 특수한 친화작용이 있기 때문에 특정한 부위의 병변에 대하여 특수한 치료 작용을 나타내게 되며, 귀경이 다르면 치료 작용도 없거나 적게 된다.

귀경은 약물이 병을 고치는 적용범위를 가리키며, 약효가 어디에 듣는지를 말해 준다. 예를 들어, 청열淸熱약이라도 폐肺열에 듣는 약과 위胃열에 듣는 약이 다르고, 보약補藥이라도 폐를 보하는 약과 비脾를 보하는 약이 다르다.

귀경歸經이론은 장부臟腑경락經絡학설을 기초로 하고, 약물이 치료효과를 나타내는 구체적인 병증을 근거로 해서 장기간의 임상경험을 통하여 형성된 것이다.


## 5. 배합 配合

한약 발전의 초기에는 질병치료에 단방單方약 위주였으나, 약물의 품종이 점점 많아지고 질병의 양상도 복잡하게 변함에 따라 여러 약물을 배합하여 응용하는 방법이 나오고, 점차 배합配合용약用藥의 규율이 형성되었으며, 그 규율에는 단방약을 포함한 일곱 가지가 있다.

## 1) 단행單行

한가지 약물로 비교적 단순한 병증을 치료하는 것을 말한다.
독삼탕獨蔘湯, 청금산淸金散, 단삼편丹蔘片 등.

## 2) 상수相須

효능이 비슷한 약물을 배합하여 원래의 치료효과를 증강 시키는 것을 말한다.
마황과 계지, 부자와 건강, 지모와 패모 등.

## 3) 상사相使

어떤 약물을 주主로하고 다른 약물을 보補로 하여 주약主藥의 효과를 높이는 것을
말한다. 대황과 망초, 구기자와 국화 등.

## 4) 상외相畏

어떤 약물의 독부毒副작용이 다른 약물에 의해 억제되는 것을 말한다.
반하 외畏 생강, 숙지황 외畏 사인 등.

## 5) 상살相殺

어떤 약물이 다른 약물의 독부毒副작용을 없애는 것을 말한다.
생강 살殺 반하, 남성의 독, 녹두 살殺 파두의 독 등.

## 6) 상오相惡

어떤 약물이 다른 약물의 효능을 떨어뜨리거나 상실토록 하는 것을 말한다.
인삼, 나복자, 생강 오惡 황금 등.

## 7) 상반相反

두가지 약물을 함께 쓰면 독부毒副작용이 생기는 것을 말한다.
감초와 감수, 패모와 오두 등 '18반反', '19외畏' 중 일부.

## 6. 금기 禁忌

치료효과를 확보하고, 독부毒副작용을 피하며, 안전하게 한약을 활용하기 위하여
반드시 금기禁忌사항에 주의를 기울여야 한다. 금기禁忌에는 배합금기, 증후금기,
임신금기, 음식금기 등 네 가지가 있다.

## 1) 배합 금기

 배합해서는 안되는 상오相惡와 상반相反을 말하며, 금金원元시기에 '18반反', '19
외畏'로 정리되었다.

 18반反 : 오두 반反 패모, 과루, 반하, 백급, 백렴 감초 반反 감수, 대극, 해조, 원화
여로 반反 인삼, 단삼, 고삼, 현삼, 사삼, 세신, 작약.

 19외畏 : 유황 외 박초, 수은 외 비상, 낭독 외 밀타승, 파두 외 견우, 정향 외 울
금, 천오 초오 외 서각, 아초 외 삼릉, 관계 외 적석지, 인삼 외 오령지.

 단 18반, 19외 중 일부는 임상에서 치료효과를 거둔 예도 있다.

## 2) 증후 금기

 모든 약물은 다 장단점이 있고 적응 범위가 있기 때문에 임상에서는 증후證候에
따라 사용을 주의해야 하는 금기가 있다. 예로써 마황은 외감外感풍한風寒의 표실表
實증에 쓰지만, 표허表虛자한自汗증이나 음허陰虛도한盜汗증에는 사용을 금지한다.

## 3) 임신 금기

 어떤 약물은 태아를 손상하여 유산시키는 부작용이 있기 때문에 임신부에게는
사용을 금지하여야 하며, 정도에 따라 신용愼用과 금용禁用으로 나눈다. 신용愼用
약물은 도인, 홍화, 대황, 지실, 부자, 육계, 목통, 동규자 등과 같이 거어祛瘀, 파
기破氣, 활리滑利하는 약물들이며, 금용禁用약물은 파두, 대극, 사향, 삼릉, 수질,
반묘 등과 같이 독성이 강하거나 약성이 맹렬한 약물들이다.

## 4) 음식 금기

 한약을 복용하는 동안은 일반적으로 찬 음식, 기름진 음식, 비린 음식, 자극성
음식의 섭취를 금지한다. 또한 증후에 따라서도 각기 다른 음식금기가 있다. 열
성熱性병에는 맵고 기름진 음식, 볶은 음식을 금지하고, 한성寒性병에는 찬음식,
청량음료를 금지한다. 흉비胸&#30201;환자는 고기, 지방, 동물내장, 술, 담배 등
을 금지하고, 비위脾胃허약자는 기름에 볶고 끈적끈적한 음식, 차고 딱딱한 음식,
소화가 잘 안 되는 음식을 금지하며, 피부병환자는 어류, 새우, 게 등 비린음식과
맵고 자극성 있는 음식을 금지한다.

# 방제학 총론

# 1. 방제의 개념

한약요법의 기본체계는 이리, 법法, 방方, 약藥으로 요약할 수 있다. 이理는 원리의 뜻으로서 환자의 증후證候를 판별하여 병인病因 병기病機를 밝혀내는 변증辨證을 말하며, 법法은 변증에 맞추어 수립하는 치법治法을 말한다. 즉 변증론치辨證論治의 주요부분이다.

방제方劑는 변증론치를 원칙으로 하는 한약요법의 중요한 구성 부분으로서 변증辨證과 치법治法의 지도하에 약(한약재)을 선택하여 처방處方을 구성하는 것을 말한다.

한약요법이 치료효과가 있으려면 먼저 변증辨證이 정확해야 하고, 이에 따른 올바른 치법治法이 수립되어, 이를 바탕으로 구체적인 치료수단인 방제方劑와 약재藥材가 사용되어야 한다.

# 2. 상용 치법 治法

처방處方의 원칙이 되는 치법治法에는 현재 상용되는 '팔법八法'이 있다. 팔법은 청나라시대에 정종령이 저서 '의학심오醫學心悟'에서 역대의 각종 치법들을 한汗, 토吐, 하下, 화和, 온溫, 청淸, 소消, 보補의 8가지 치법으로 총정리 한 것이다.

## 1) 한법汗法

피부를 열고 땀을 내서 체표에 있는 외감外感사기邪氣를 밖으로 몰아내는 치료법으로서, 땀은 나되 한열寒熱이 풀리지 않는 병증, 상반신 수종水腫, 학질, 이질의 한열 표증表證 등에도 응용된다.

## 2) 토법吐法

인후, 흉격, 위완에 정체된 담연痰涎, 숙식宿食 혹은 독물毒物을 입으로 토하게 하는 치료법으로서, 위기胃氣를 손상하기 쉬우므로 허약한 환자나 임산부에게는 신중하게 응용하여야 한다.

## 3) 하법下法

위장의 숙식宿食, 건조한 변, 냉적冷積, 어혈, 수습水濕 등을 설사를 시켜서 아래로 제거하는 치료법이다.

## 4) 화법和法
화해和解, 조화調和시키는 치료법으로서, 반표半表반리半裏증이나 장부, 음양, 표리의 실조증 등 비교적 광범위하게 응용된다.

## 5) 온법溫法
속을 덥게 하여 한寒을 제거하는 치료법으로서 이한裏寒증에 적용된다. 양허陽虛인 경우는 보법補法과 배합, 운용된다.

## 6) 청법淸法
열熱을 내리는 치료법으로서 이열裏熱증에 적용된다. 열증의 후기에는 상음傷陰하기 쉬우므로 자음滋陰법을 병용한다.

## 7) 소법消法
기氣, 혈血, 담痰, 식食, 수水, 충蟲 등이 점점 쌓이고 뭉쳐서 형성된 유형의 사기邪氣를 소식消食도체導滯, 행기行氣활혈活血, 화담化痰이수利水, 구충驅蟲 등의 방법으로 완만하게 소산消散시키는 치료법이다.

## 8) 보법補法
인체의 기氣, 혈血, 음陰, 양陽을 보익하는 치료법으로서 각종 허약증후에 적용된다. 정기正氣가 약하여 사기邪氣를 제거할 수 없는 경우, 다른 치법과 배합하여 간접적으로 거사祛邪할 수 있다. 단 사기邪氣를 가두어 두는 폐단이 생길 수 있으므로, 보법補法은 가능하면 사기邪氣가 없는 경우에 사용하여야 한다.

## 3. 방제方劑의 구성構成
약재의 효능에는 각기 장, 단점이 있으므로 여러 약재를 합리적으로 처방 하면 그 장, 단점을 조정하고 독성을 제거하며, 원래의 효능을 증강시키거나 변화시킬 수가 있다.

인체의 질병은 단순하지가 않기 때문에 이에 맞도록 장기간의 의료경험을 통하여 '변증辨證론치論治'와 함께 여러 약재를 동시에 활용하는 '방제方劑'가 발달하였으며 군君, 신臣, 좌佐, 사使라고 하는 방제를 구성하는 기본원칙이 형성 되었다.

## 1) 군약君藥

주병主病이나 주증主證에 대한 치료 작용을 하는 약물로서, 방제의 구성에서 불가결한 주약主藥이다.

## 2) 신약臣藥

군약을 보조하여 주병, 주증의 치료를 보강하는 약물이며, 또한 겸증)에 대한 주요 치료 작용을 하는 약물이다.

## 3) 좌약佐藥

좌약은 세 가지 의미가 있다. 첫째, 좌조佐助약, 즉 군약 신약을 보좌하여 치료효과를 강화하거나, 부차적인 증상을 직접 치료하는 약물이다. 둘째, 좌제佐制약, 즉 군약 신약의 독성을 없애거나 약화시키는 약물이다. 셋째, 반좌反佐약, 즉 병이 중하여 약을 잘 받아들이지 못할 때, 군약과 성미가 상반되게 배합하는 약물이다.

## 4) 사약使藥

사약은 두지 의미가 있다. 첫째, 인경引經약. 방제속의 모든 약물을 이끌고 병이 있는 부위로 가는 약물이다. 둘째, 조화調和약, 방제속의 모든 약물을 조화시키는 작용을 하는 약물이다.

군君, 신臣, 좌佐, 사使는 모든 처방에 다 구비되는 것은 아니며, 병증病證의 대소大小와 치료의 강약強弱에 따라 다르게 응용될 수 있다. 다만 군약君藥은 모든 방제에 반드시 있어야 하는 주약主藥이다.

# 4. 제형劑型

방제를 구성한 후에는 질병의 상태와 약물의 특징에 따라 일정한 형태로 만들어야 하는데 이를 제형劑型이라 한다. 방제의 제형에는 수십 가지가 있으나, 현재 상용하는 제형은 대부분 탕제湯劑, 산제散劑, 환제丸劑, 고제膏劑 등이다.

## 1) 탕제湯劑
약재를 물로 끓여서 즙을 짜내어 만드는 액체液體 제형으로서, 흡수가 빠르고 치료효과가 신속히 나타나며, 각 개인의 질병상태에 맞추어 가감하기 편리한 특징이 있으며, 현재 가장 많이 쓰이는 제형이다.

## 2) 산제散劑
약재를 빻아서 고르게 혼합한 분말 제형으로서, 내복산제와 외용산제가 있다. 산제의 특징은 제작사용이 빠르고, 흡수도 비교적 빠르며, 복용과 휴대가 편리하다.

## 3) 환제丸劑
약재를 빻아서 꿀, 풀 등을 이용하여 원형의 알약으로 만든 고체 제형으로서, 복용과 휴대가 편리하고, 흡수가 완만하여 약력이 오래가는 특징이 있다.

## 4) 고제膏劑
약재를 물로 끓여서 농축하고, 꿀이나 설탕을 넣어 달여서 만든 반액체 제형으로서, 체적이 작고 함량이 높으며, 복용이 편리하고, 장기 복용에 적합한 특징이 있다.

## 5. 방제의 복용법

### 1) 복용 시간

 한약을 복용하는 시간은 약물의 흡수를 빠르고 좋게 하기 위하여 식사 전 1시간이 유리하나, 위장에 대한 자극을 고려하여 일반적으로 식사 후 1~2시간에 복용하면 부작용을 예방할 수 있다. 보약위주인 경우는 공복에 복용하고, 안신安神방제인 경우는 자기 전에 복용한다. 급증急證이나 중병인 경우는 시간에 구애받지 않고 복용하며, 만성병인 경우는 시간을 지켜서 복용하여야 한다.
 병증의 상태에 따라서는 하루에 여러 차례 복용할 수도 있고, 차처럼 달여서 수시로 마실 수도 있다. 개별 방제에 따라서 드물게 특수한 복용법을 요구하는 경우도 있다. 각기脚氣에 사용하는 계명산鷄鳴散은 새벽닭이 울 때 복용하여야 효과가 좋다고 되어 있다.

### 2) 복용 방법

 탕제는 통상 하루에 2첩을 초탕, 재탕 다린 후 섞어서 2~3번에 나누어서 복용한다. (20첩 10일분이 1제) 단, 상황에 따라서 이틀 치를 하루에 복용할 수도 있고, 하루치를 이틀에 나누어서 복용할 수도 있다. 환제나 산제는 증세와 정량에 따라 하루에 2~3회 복용한다. 이 밖에 여러 가지 상황에 따른 탕제의 복용법이 있다.
 발한發汗해표解表약의 복용은 뜨거울 때 마신 후 이불을 쓰고 전신에 땀이 촉촉이 살짝 날 정도로 따뜻하게 하여야 한다. 열증熱證에 한량寒凉약의 복용은 차게 해서 복용하고, 한증寒證에 열약熱藥의 복용은 뜨겁게 해서 복용한다. 만약 복약 후 구토를 하는 경우는 사전에 생강즙을 약간 마시거나 생강편으로 혀를 문지르거나 진피를 약간 씹은 후에 다시 탕약을 마시도록 한다.

# 본초약초의
# 법제

# 1. 약초 약재의 법제 목적

- 독성을 제거한다.
- 성질을 완화 및 변화 시킨다.
- 약성이 다른 경락으로 미치게 한다.
- 불용성 약성을 용성으로 바꾼다.
- 약제의 순수성을 유지한다.
- 제재, 복용, 저장을 편하게 한다.

## 법제의 방법에 따라서 효과는 다음과 같다.

- 술로 법제 하는 것은 약기운이 잘 돌도록 하기 위해서이다.
- 생강즙 법제 하는 것은 몸을 덥게 하기 위해서다.
- 소금 법제 하는 것은 짠맛에 의하여 약효가 신장으로 가도록 하기 위해서다.
- 식초 법제 하는 것은 신맛에 의하여 약효가 간장으로 가고 수렴하게 하기 위해서다.
- 동변 법제 하는 것은 약기운을 약하게 하고 아래로 가게 하기 위해서다.
- 쌀뜨물 법제 하는 것은 조(마른)한 성질을 완화하고 속을 고르게 하기 위해서다.
- 젖으로 법제 하는 것은 마른것을 녹이고 보혈하게 하기 위해서다.
- 꿀 법제 하는 것은 단맛으로 완화 시키며 원기를 보하기 위해서다.
- 밀누룩 법제 하는 것은 약의 맹열한 성질을 완화 시키기 하기 위해서다.
- 검정콩, 감초 달인물 법제 하는 것은 독기를 풀어주기 위해서다.
- 열매의 속을 버리고 쓰는 것은 예방하기 위해서다.
- 심을 버리고 쓰는 것은 답답한 증세가 완화되기 위해서다.

## 2. 약초의 채취 방법

약을 캐는 시기는 대체로 음력 2월과 8월이다. 이때에 채취하는 이유는 다음과 같다. 이른 봄에는 뿌리에 있는 약물이 오르려 고는 하나 아직 가지와 잎으로는 퍼지지 않고 제대로 다 있기勢力淳濃 때문이다. 그리고 가을에는 가지와 잎이 마르고 약물이 다 아래로 내려오기 때문이다. 실지 체험한 바에 의하면 봄에는 될수록 일찍 캐는 것이 좋고 가을에는 될수록 늦게 캐는 것이 좋다. 꽃, 열매, 줄기, 잎은 각각 그것이 성숙되는 시기에 따는 것이 좋다.

절기가 일찍 오고 늦게 오는 때가 있으므로 반드시 음력 2월이나 8월에 국한되어 채취하지 않아도 된다.[본초]

약초는 사용 부위에 따라서 채취 적기는 각각 다르며 구분하면 다음과 같다.

### 껍질의 채취

껍질의 채취는 식물에 따라서 다르다. 대개는 목질부에서 분리하기 쉬운 5~7월경이나 혹은 발아 및 개화 후에 하는데 이때가 식물의 장액이 비교적 많고 약효도 충분할 뿐만 아니라 껍질이 잘 부서진다.

합환피, 오가피, 황백, 해동피, 화피, 저근백피, 상백피, 지골피, 목단피, 백선피, 고련피 등이다.

### 잎의 채취

잎의 채취 시기는 꽃이 피기 시작 하거나 활짝 피었을 때가 좋다. 이때가 식물이 완전히 성장하고 잎도 가장 건실하기 때문이다.

소엽, 곽향, 상엽, 박하, 다엽, 죽엽 등이다.

### 꽃의 채취

꽃의 채취 시기는 일반적으로 완전히 피지 않은 봉오리나 혹은 활짝 핀 무렵이며 떨어지기 전에 채취 하여야 한다.

금은화, 신이화, 괴화, 홍화, 갈화, 완화 등이다.

## 전초의 채취

 전초는 꽃필 무렵이나 완전히 핀 다음 채취 하여야 좋으며 방법에 있어서 지면에서 근접한 경부를 자르거나 혹은 뿌리 채 뽑아서 사용하며 이물질이 없도록 깨끗이 씻는다.
 박하, 형개, 용아초, 포공영, 익모초 등이다.

## 종자와 과일의 채취

 이는 보통 종자가 완전히 익었을 때 채취 하는 것이 좋지만 탱자는 지실처럼 몇몇은 미숙된 상태나 어린것이 좋은 것도 있다. 동일한 과수에서 익은 것을 채취함이 좋으나 성숙되면 자연 낙과하는 경우도 있어 미성숙과를 채취하는 경우도 있고 어떤 것은 즙이 많아 손상되기 쉬우므로 새벽이나 저녁에 채취 함이 좋다.

## 근경(뿌리)의 채취

 보통 가을에 지상물이 마르기 전으로 시작 후 봄에 새싹이 나기 전에 채취한다. 특히 2년생 근경의 초본인 경우는 봄철 줄기가 피기 전에 채취하고 노후한 근경은 채취하지 않는다.
 남성, 사삼, 길경, 하수오, 작약, 당귀, 천궁, 백지, 강활, 지유, 현삼, 현호색 등이다.

# 3. 약초약재를 건조하는 방법

약제를 건조시켜 가공하는 방법도 여러 가지이며 간략히 설명하면 다음과 같다.

## 양건법陽乾法

 직사광선을 이용하여 온도와 옥외의 기류를 이용하여 건조하는 방법으로 과실류, 택사, 강활, 작약, 백두구, 계피, 석류피, 감초 등 무수히 많다.

## 음건법陰乾法

일광 없이 통풍과 온도에 의하여 건조하는 방법으로 방향성 약제나 잎, 꽃은 양건하면 향기가 휘발하고 색상도 버리므로 약효의 손실이 적은 음건을 이용한다.
금은화, 곽향, 박하, 자소엽, 등이 꽃과 잎은 거의 모두다.

## 증건법蒸乾法

증기에 쪄서 말리는 것으로 대개 전분 함량이 많은 경우에 사용 한다.
버섯, 여정실, 남정실, 목천료, 충영, 등도 벌레가 생기는 것을 미리 방지하기 위하여 증건한다.

## 탕건법湯乾法

삶아서 사용하는 경우이며 약제는 증건법과 비슷하다.

## 화건법火乾法

화력을 이용하여 볶아서 건조 시키거나 태워서 가루 내어 쓰는 경우를 말한다.

이 외에도 순 백색으로 제조코자 하면 석회분을 발라서 건조 시키는 방법 등 다양하다.

# 4. 약초약재의 저장방법

일반 가정에서 약제를 저장함은 매우 드문 일이나 대략 1년이 되면 그 약효는 서서히 상실되어 통상의 유효기간은 3년으로 본다. 이와 반대로 6진양약이라 하여 오래두어 좋은 약제는 낭독(오독도기), 지실, 진피, 반하, 마황, 오수유 등이 있고 근래에 와서 형개, 노야기도 여기에 포함 한다.

유의할 점은 대략 다음과 같다.

습도가 높으면 당연히 부패함으로 가급적 건조하고 시원한 곳에 두어야 한다.

직사광선이 쪼이면 약성에 변화가 오며 색소가 파괴되어 채색이 나빠짐으로 음지에 보관함이 좋다.

좀이나 여러 해충이 발생됨으로 장기간 보관이 필요하면 때때로 훈증 하거나 얕은 불에 볶아서 보관하는 것이 좋다.

# 본초학 제 **1** 장
# 해표약

## 신온해표약

해표약 중 한 분류. 성질은 대체로 맵고 따뜻하여, 발산시키는 성질과 차가운 삿된 기를 제거하는 특징이 있다.

## 신량해표약

성질은 시원하며, 맛은 매운 경우가 많다. 해표하는 성질이 비교적 완만하지만, 풍열을 소산하므로 온병 초기, 발진 초기에 주로 사용한다.

# 강활(독활, 땃두릅)

학명: Heracleum moellendorffii
이명: 독활, 강활, 멧두릅, Angelicae pubescentis radix

두릅나무과의 독활의 뿌리

해표약 (신온해표약)

56

■■전문가의 한마디

주로 인체의 허리 아래쪽에 작용하여 허리나 대퇴부 등의 근골이 저리고 아픈 데에 효과가 있다. 류머티즘, 관절통 등 각종 신경통에 통증과 경련을 진정시키는 빠질 수 없는 약초이다. 스테로이드 호르몬의 복합물질을 함유하고 있어 신경 중추를 마비시키는 진통작용을 한다.

●식물의 형태

꽃을 제외한 전체에 짧은 털이 드문드문 있다. 잎은 어긋나고 양면에 털이 드문드문 있으며 표면은 녹색이며 뒷면은 흰빛이 돌고 가장자리에 톱니가 있다. 꽃은 가화로서 7-8월에 피고 연한 녹색이며 열매는 9-10월에 익는다.

●약초의 성미와 작용

맵고 쓰며 약간 따뜻하며 신장과 방광에 작용한다.

●약리 효과와 효능

인체의 허리 아래쪽에 작용하여 허리나 대퇴부 등의 근골이 저리고 아픈 데에 효과가 있다. 류머티즘, 관절통 등 각종 신경통에 통증과 경련을 진정시키는 빠질 수 없는 약초이다.

●주요 함유 성분과 물질

정유에는 Limonene, Sabinene, Myrcene, Humulene, 뿌리에는 1-Kaur-16-en-19-oic acid가 함유되어 있다.

●채집가공과 사용법

봄과 가을에 채취하여 절편한 후 그늘에서 말려 사용한다.

●효과적인 용량과 용법

3~9g을 끓여 복용한다.

●사용시 주의사항

기미가 농열하여 과량을 사용하면 구토를 일으키므로 비위가 허약한 사람에게는 상용하지 않는것이 좋다. 기나 혈이 부족한 이의 각기증에는 조심해서 써야 한다.

●임상 응용 복용 실례

감기, 두통, 치통, 해열, 강장, 거담, 위암, 당뇨병 등 사용한다.

강활, 방풍, 백지, 천궁 등과 배합하여 오한이 들면서 열나고 두통이 있고 몸이 아프면서 무거운 증상을 다스린다.

●참고사항

산풍의 효력은 방풍보다 강하다.

【간단하게 풀어쓴 임상응용】

산한해표

• 발한해열뿐만 아니라 풍습을 제거하고 통증도 멎게 한다. 임상에서는 한열의 표증이 있고 관절이나 근육에 나른한 통증이 따르는 경우에 가장 좋다. 특히 겨울철이나 봄철의 감기에 많이 쓴다. 악한이 심하지만 땀은 나지 않고 관절에 동통이 있으면 강활, 방풍, 형개를 쓰면 땀도 나고 열도 내린다. 그래도 땀이 나지 않으면서 악한이 있으면 마황과 계지를 가하여 발한력을 강화할 필요가 있다. 풍한 감기로 악한발열, 두통, 일신동통에는 천궁, 방풍, 세신, 백지 등을 함께 쓴다.(구미강활탕)

거습지통

• 풍습의 제거에 상용약으로 쓴다. 특히 상반신의 통증에 효과가 우수하다. 50견은 경추퇴화를 수반하여 일어나는 증상으로 이때에는 해동피와 강황을 가하여 군약으로 하고 당귀, 천궁, 백작을 가한 것을 복용하면 잘 듣는다. 급성 견관절주위염으로 견관절에 격통이 일어나고 오한을 수반하면 방풍, 적작, 세신을 가하고 달여서 따뜻할 때 복용하고 땀을 내면 지통효과가 아주 좋다.

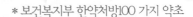

＊보건복지부 한약처방100 가지 약초

# 계지

학명: Chnnamomum cassia, C. loureiri, C. zeylanicum
이명: 계피나무, 유계, Cinnamomi ramulus

58

상록교목식물인 계피나무의 어린 가지

■ ■ ■ 전문가의 한마디

위를 튼튼하게 하고, 중풍을 억제하며 진통, 강심작용이 있고 피부혈관을 확장시키고 한선을 자극하여 땀을 내어 해열작용을 하며 바이러스의 억제작용을 한다.

●식물의 특성과 형태

긴 원주형으로 많은 가지가 있으며 길이는 30-70cm, 굵은 쪽의 지름은 0.3-1cm이다. 표면은 홍갈색이나 갈색으로 세로의 능선이 있고 가는 주름과 작은 덩어리 모양의 잎과 가지가 붙어있던 흔적이 있다. 질은 단단하고 부서지기 쉬우며 절단하기 쉽다.

●약초의 성미와 작용

맵고 달며 성질은 따뜻하고 심과 폐와 방광에 작용한다.

●약리효과와 효능

위를 튼튼하게 하고, 중풍을 억제하며 진통, 강심작용이 있고 피부혈관을 확장시키고 한선을 자극하여 땀을 내어 해열작용을 하며 바이러스의 억제작용을 한다.

●주요 함유 성분과 물질

주성분은 계피유, 정유에는 Cinnamic aldehyde, Camphene, Cineol,

Linalool, Eugenol 등이 함유되어 있다.

●채취시기와 사용부위

여름부터 가을 사이에 껍질은 벗기고 그늘에서 말린다.

효과적인 용량과 용법

1회 3~10g을 달여서 복용한다.

●사용상 주의사항

몸이 뜨거운 열병 있거나 음액이 부족하여 몸이 뜨거운 경우와 출혈이 있을 때는 사용하지 말아야 한다.

●임상응용 복용실례

발한작용, 해열작용, 진통작용, 강심작용, 항알레르기작용, 항바이러스작용, 억균작용 등이 발혀 졌다. 마황과 배합하여 땀을 내는데 사용하며 작약과 배합하여 영위를 조화시켜 땀을 멈추게 한다.

【간단하게 풀어 쓴 임상응용】

발한해기

• 계지는 마황과 마찬가지로 발한해표작용이 있다. 마황과 다른 점은 땀이 나도 쓸 수 있다는 점이다. 풍한 감기로 인한 신열두통, 악한, 오풍 등에 활용한다. 표허유한에는 백작, 생강을 가하여 조화영위하고(계지탕), 표실무한에는 마황을 가하여 마황의 발한력을 도와 준다(마황탕). 만약 풍한상폐로 인한 상기, 해역, 미천에는 후박, 행인을 같이 쓴다(계지가후박행자탕).

온통경맥

• 온통경맥, 활혈지통의 작용이 좋기 때문에 한이 쌓여 혈행 불순으로 일어나는 통증에 사용한다. 풍습이 한습으로 전화된 관절염에는 황기, 당귀, 위령선, 천오(부자) 등을 가하여 사용한다. 관절에 통증이 멎지 않고 통처가 고정되어 있는 경우에는 부자, 독활, 강활, 속단(원래는 상기생이나 진품을 구할 수 없어 임상에서는 강활과 속단으로 대용한다) 등을 가하여 쓰면 좋다. 또 풍습성 관절염의 초기에 써도 좋다. 풍한습으로 어깨나 팔, 사지관절이 시큰거리면서 아플 때는 강활, 방풍 혹 작약, 지모 등을 함께 쓰고 (계작지모탕), 풍습이 표에 머물러 있어 표양이 부족하면 부자를 가하여 쓰며(계지부자탕), 영위부족, 혈비에는 황기, 작약 등을 가하여 쓴다(황기계지오물탕).

진통효과가 있으며 사지관절의 통증, 복통, 두통에 약리 효과가 있는 약초

# 고본

학명: Angelica tenuissima, Ligusticum sinense, L, jeholense
이명: 미경, 지신, Ligustici rhizoma

고본의 뿌리나 근경을 건조한 것

■■■전문가의 한마디

진통효과가 있으며
사지관절의 통증, 복
통, 두통에 약리 효과
가 있다. 강활, 백지,
천궁, 창출 등을 배합
하여 감기로 인한 두
통을 다스리는데 사
용된다.

●식물의 특성과 형태

불규칙한 결절상의 원주형으로 길이 3-10cm, 지름 1-2cm정도이며
표면은 자갈색 또는 암갈색으로 거칠고 세로 주름이 있으며 체는
가볍고 질은 비교적 단단하나 절단하기 쉽고 단면은 황색이나 황
백색이다.

●주요 함유 성분과 물질

Angelic acid, 고미질(a bitter extractive), resins 등이고 Butylphthalide,
Cnidilide, Ligustilide, Methyleugenol 등이 함유되어 있다.

●약초의 성미와 작용

맵고 성질은 따스하며 방광경에 작용한다.

●약리효과와 효능

감기에 쓰며 주로 진통효과를 나타내므로 사지관절의 통증, 복통,
머리 윗부분의 두통에 좋다.

●채취시기와 사용부위

봄, 가을에 채취하여 햇볕에 말려 사용, 열로 인한 두통에는 금한다.

  효과적인 용량과 용법

4~12g을 복용한다.

●사용상 주의사항

혈이 부족한 이는 피해야 된다.


【간단하게 풀어쓴 임상응용】
  발표산한
• 고본은 백지와 유사한 효과를 갖는다. 감기에 고본을 쓰는 것은 일반적인 두통 및 지체통이 있을 경우에 특히 좋고, 통증이 없을 때는 사용할 필요가 없다. 고본이 가장 잘 듣는 것은 전정부통이고 그 다음이 전액부, 편두통, 후두부통 순이다. 전정부통에는 강활, 형개와 같이 쓰면 땀이 나면서 통증이 멎는다.

  거습지통
• 거습지통의 효능이 있으므로 갑자기 풍한병이 발작하여 두통이 극심하고, 온몸이 무겁고 나른하며, 가슴이 답답한 증상이 있을 때 고본을 군약으로 하고 방풍, 백지, 창출을 가하여 쓰면 좋다. 단 모두 신온약에 속하므로 장기간 쓰는 것은 피해야 한다. 강한 불로 10분 정도 끓여 뜨거울 때 복용하고 땀을 내면 통증이 멎는다.
• 발작성격통을 보이며 통증부위가 일정하지 않고 심한 편두통 증상이 나타나는 혈열두통에는 고본에 천궁, 도인, 시호를 가하여 쓰면 잘 듣는다.
3. 좀처럼 치료되지 않는 삼차신경통에도 좋다. 일반적으로 백지, 천오, 오공과 같이 가루 내어 뜨거운 물을 부어 매일 1첩씩 복용한다.
• 신경성 두통으로 통증부위가 일정하지 않을 때도 사용할 수 있다. 단 장기간 통증이 멎지 않고 몸이 약할 때는 고본을 적게 써야한다. 대량으로 쓰면 더욱 몸이 약해지고 통증이 심해진다. 고본을 2전에서 시작하여 효과가 있으면 3전까지 올려 써도 된다. 보통 천궁, 하수오, 천마와 같이 쓴다. 그래도 낫지 않을 때는 고본 3전에 시호 1전, 당귀 3전을 가루 내어 충복시킨다.


  해독지양
• 피부습진이나 외음부 습진에 고본 1양을 진하게 달여 환부에 바르거나 씻어주면 좋다.
단 조석으로 행하며 치료되려면 1개월 이상 계속해야한다.
• 소아 두부백선으로 머리가 빠지고 가려우며 진물이 많이 나는 경우에는 고본 2양과 백반 1양을 진하게 달여 1일 2~3회 환부를 씻거나 달일 때 김을 쐬면 좋다.

* 보건복지부 한약처방100 가지 약조

# 마황

학명: Ephedra sinica, E. equisetina
이명: 초마황, 목적마황, 비염, Ephedrae herba

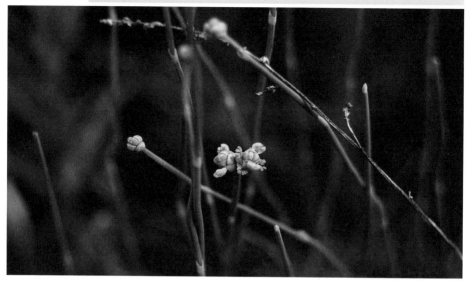

마황과의 다년생 관목양 초본식물

62

■■■전문가의 한마디

발열과 오한 감기, 기침, 천식, 관절통증 등에 사용, 부종, 마비, 소양감 등에도 사용한다. 당귀, 황기 등을 배합하여 가만히 있어도 땀나는 증상을 다스린다.

●식물의 특성과 형태

줄기는 가늘고 길며 원주형으로 약간 가늘고 편평하며 밑에서부터 많은 가지로 갈라지며 꽃은 비늘이 모여 작은 공 모양의 꽃차례를 이룬다. 잎은 퇴화하여 비늘만 남아있고 녹색 줄기가 잎의 역할을 한다.

●약초의 성미와 작용

맛이 달고 성질은 평하며 심장과 폐에 작용한다.

●약리효과와 효능

양이 허하여 나타나는 자한증이나 음이 허하여 나타나는 도한증 모두 응용이 가능하며, 이 외에도 땀이 너무 과도하게 나와 다른 병증을 유발할 때는 원인을 살펴 본 약을 응용하면 좋은 효과를 거둘 수 있다.

●주요 함유 성분과 물질

강압작용이 약한 maokonine과 강압작용이 현저한 ephedradine A,B,C를 동시에 함유하고 있다.

●채취시기와 사용부위

가을에 채취하여 햇볕에 말려 사용하거나 꿀에 볶아서 사용한다.

●효과적인 용량과 용법

한 번에 12~20g을 복용한다.

효과적인 복용방법

추분전후에 녹색의 가는 가지를 베어, 그늘에 말린 후 썰어 쓰거나 볶거나 찧어서 사용하며, 1회에 3-10g을 달여서 복용한다. 생것을 쓰면 발한력이 강하고 꿀로 볶거나 찧어서 쓰면 발한력이 약해진다.

●사용상 주의사항

체력이 약하고, 땀이 많고, 고혈압 환자는 조심해서 써야 한다.

감기환자는 땀을 내야 하는데, 땀이 나오지 못하게 하므로 사용해서는 안 된다.

【알기 쉽게 풀어쓴 임상응용】

**발한해표**
• 마황에는 강한 발한작용이 있으므로 감기로 인한 악한, 발열, 두통, 비색, 무한, 맥부긴 등 표실증에는 계지를 가하여 발한해표력을 증강한다.(마황탕) 성인에게 2전을 사용하면 발한작용이 강해진다.

**선폐평천**
• 마황에 함유되어 있는 Ehedrine은 기관지 평활근의 경련을 완화시켜주므로 폐기불선에 의한 해수천식에는 행인, 감초를 가하여 지해평천 작용을 증강한다(삼요탕), 한음해수에는 세신, 건강, 반하 등을 가하여 온폐화음한다.(소청룡탕)

**이수소종**
• 마황에 포함된 알칼로이드에는 이뇨 및 배뇨량을 증강시키는 작용이 있기 때문에 급성신염에도 사용한다. 눈두덩이 붓고 몸이 무거우며 소변이 줄어들거나 혈뇨가 보이는 수종실증에 표증을 겸하면 백출, 석고를 가하여 이수설열 한다.(월비탕)

**거습지통**
• 마황은 각종 류머티즘의 초기에 증상을 치료하는 효과가 있다. 이때는 주로 계지, 강활, 독활, 진교 등과 배합하여 쓴다.

추위로 인한 감기와 사지가 저리고 아픈 것을 호전시키는 약초

# 방풍(갯기름나물)

학명: Ledebouriella seseloides, L, divaricata
이명: 중국방풍, 회초, 병풍, Ledebouriellae radix

다년생초본인 방풍의 뿌리

■ ■ ■ **전문가의 한마디**

뿌리에는 해열, 진통, 발한, 거담, 해독 등 효능이 있고, 감기몸살, 두통, 뼈마디 통증, 중풍에 사용한다.

●식물의 특성과 형태

7~8월이 개화기이며 꽃 색은 흰색으로 전체에 털이 없으며 가지가 많이 갈라지고 특이한 향이 난다. 이 약은 긴 원추형이거나 원주형이며 아래쪽은 점점 가늘어지면서 구부러져 있으며 길이는 15~30cm이다. 표면은 회갈색으로 거칠고 세로주름이 있으며 많은 구멍과 가는 뿌리자국이 있다.

●약초의 성미와 작용

맵고 달며 성질은 따뜻하고 독은 없고, 방광과 간과 비장에 작용한다.

●약리효과와 효능

추위로 인한 감기와 사지가 저리고 아픈 것을 호전시키며, 두통,

뼈마디 쑤시는 것, 목 뒷덜미가 뻣뻣한 것, 사지가 오그라드는 것 등에 사용한다.

● 주요 함유 성분과 물질

휘발성 정유, 페놀성 물질, 고미배당체, Mannitol, 다당류, 유기산 등이 있으며 주성분
은 Ligustilide와 n-Butyliden phthalide 등이 함유되어 있다.

● 채취시기와 사용부위

봄과 가을에 이년생 뿌리를 채취하여 햇볕에 말리고, 생용하거나 지사용은 볶고, 지
혈용은 까맣게 볶아 사용한다.

● 효과적인 용량과 용법

1회 3~10g을 달여서 복용한다.

● 사용상 주의사항

혈이 부족한 사람과 몸에 붉은 색깔의 증상이 있는 환자 등은 복용하지 못한다.

● 임상응용 복용실례

형개 등과 배합하여 감기에 열나면서 춥고 두통, 신체가 아픈 증상이 있는 것을 다스
린다.

* 보건복지부 한약처방100 가지 약초

# 백지(구릿대)

학명: Angelica dahurica
이명: 백지, 백채, 향백지, Angelicae dahuricae radix

66

산형과의 2~3년생 초본인 구릿대의 뿌리

■ ■ 전문가의 한마디

진정, 진경, 항균, 거풍, 진통 작용이 있고, 주로 감기 두통, 치통, 대하, 피부의 창양, 피부병과 소양감이 있다. 형개, 방풍, 강활 등을 배합하여 감기로 인한 두통과 코 막힘을 다스린다.

●식물의 특성과 형태

높이 1~2m, 꽃은 6~8월에 흰색의 윤산화서로 작은 꽃대가 20~40개, 열매는 분과로 편평한 타원형이다.

●약초의 성미와 작용

백지의 매운 맛은 발산시키는 작용과 풍을 몰아내는 작용이 있으며, 따뜻하고 건조한 성질은 습기를 없애는 작용을 하며 또한 방향성이 있어 막힌 것을 뚫어주고 통증을 감소시키는 작용도 있다.

●약리효과와 효능

감기로 인해 머리와 이마가 아프거나, 치통, 콧물 등 얼굴에 나타나는 증상들을 다스리는 효과가 있으며 또한 대하나 피부의 창양, 피부병과 소양감 등을 다스리는 효과도 있다.

●주요 함유 성분과 물질

뿌리에는 byak-angelicin, byak-angelicol, oxypeucedanin, imperatorin 등과 함께 일종의 angelic acid, 경련을 유발할 수 있는 독소인

angelicatoxin이 함유되어 있다.

●채취시기와 사용부위

여름과 가을에 잎이 누렇게 될 때, 그 뿌리를 채취하여 줄기와 잎, 잔뿌리를 제거하고 햇볕에 말려서 사용한다.

●효과적인 용량과 용법

하루에 4~12g을 복용한다.

●사용상 주의사항

과다하게 사용하면 구토 증상이 나타날 수 있으므로 주의하여야 하며 평소 허열이 있거나 피부병에 이미 농이 생긴 사람은 그 양을 줄여서 사용하여야 한다.

【알기 쉽게 풀어쓴 임상응용】

### 발산지통
• 해표산한 효과가 있어 주로 풍한 감기로 코가 막히고 머리가 아프며 아픈 부위가 앞이마에 치우치면 강활, 방풍 등을 가한다.(구미강활탕) 사계를 통한 감기증상에는 백지를 쓰는 것이 좋다. 유행성 감기의 치료에도 좋고 총백, 감초, 생강, 대조와 배합하여 복용하면 산한퇴열에 좋은 효과가 있다. 백지는 감기에 대한 예방과 치료 효과가 있다.
• 두통, 아통 및 위완통 등에 활용한다. 두통에는 단독으로 쓰거나(도량환), 천궁, 국화를 가하거나(천궁다조산), 고본, 만형자, 강활, 방풍 등을 가하여 쓰면 좋다. 단 백지에는 소량의 독소가 함유되어 있기 때문에 상복해서는 안 된다. 풍냉아통에는 세신과 함께 쓰고, 풍화아통에는 생석고를 가한다. 위완통에는 감초를 가하여 달여 복용하거나 가루로 만들어 복용한다.

### 해독배농
• 내복으로도 티푸스, 파라티푸스, 적리균의 성장을 억제하고, 물에 담갔다가 와용하면 피부진균을 억제한다.
• 종기 초기에 발적, 종창으로 통증이 있는 경우에는 금은화, 황금과 달여 씻거나 복용해도 좋다. 또 잘 찧어서 대황을 섞어 환부에 발라도 좋다.

### 기타응용
• 대하증에 활용한다. 한습대하에는 백출, 복령, 오적골 등을 가하고, 습열대하에는 황백 등 청열조습약을 같이 쓴다. 적대하가 오래 계속되는 경우에는 비해, 백연수를 가하여 가루 내고 꿀을 가하여 환약으로 만들어 매일 2전씩 복용하면 좋다.

# 생강

학명: Zingiber officinale
이명: 자강, 모강, Zingiberis rhizoma recens

다년생 초본인 생강의 근경

68

■ ■ ■전문가의 한마디

건위, 혈압상승, 항균
작용이 있으며 감기
와 기침, 속이 찬데 사
용한다. 계지 등과 배
합하여 감기로 인하
여 오한과 함께 열이
나는 증상을 다스린
다.

●식물의 특성과 형태

높이 30~50cm, 뿌리줄기는 굵은 육질, 연한 노란색의 매운 맛, 잎
은 바늘 모양, 원산지에서는 노란 꽃이 핀다.

●약초의 성미와 작용

맛은 맵고 성질은 따뜻하다. 폐와 비장, 위에 작용한다.

●약리효과와 효능

속을 따뜻하게 하여 구토를 멎게 하고 부종을 없애는 효과를 가지
고 있다. 가벼운 감기와 기침, 속이 차면서 구토를 하고 담이 많을
때 등에 주로 이용된다.

●주요 함유 성분과 물질

주요성분으로 Zingiberol, Zingiberene, Phellandrene, Camphene,
Citral, Methylhepteone, Kinalool, Asparagin, Pipecolic acid, Glutamic
acid, Asparagin acid, Serine, Glycine 등이 함유되어 있다.

●채취시기와 사용부위

가을과 겨울에 채취하여 잔뿌리와 흙 등을 제거한 후 이용한다.

●효과적인 용량과 용법

하루에 4~12g을 복용한다.

●사용상 주의사항

인체에 진액이 부족하여 허열이 뜨거나 또는 진액이 부족하여 기침과 함께 피를 토하는 사람은 복용을 피해야 한다.

【알기 쉽게 풀어쓴 임상응용】

· 역대의 풍한발산약에는 거의 생강이 보조약으로 배합되어 있다.《상한론》에 생강으로 감기치료에 대한 상세한 언급이 있고, 후세에서 이것을 답습하여 현재에 이르고 있다. 특히 초기 감기에 생강편 적당량과 소엽 5전을 달여 다처럼 복용하면 한선을 자극하여 땀을 내고 열을 내리는 효과를 얻을 수 있다.

· 풍한 감기로 구토, 복통, 설사할 때 곽향, 소엽, 후박, 진피를 가하여 투약하면 산한지통, 지사의 효과를 얻을 수 있다. 감기로 코가 막히고 두통, 해수, 담다 증상이 있을 때는 전호, 형개, 행인, 반하를 가하여 쓰면 기침도 멎게 하고 담을 제거하는 효과도 있다. 감기에 단독으로 쓰기에는 효능이 약하므로 보조품으로 활용한다.

온위지구

· 생강의 주성분 Gingeol은 구강점막 및 위점막을 자극하여 소화액의 분비를 촉진시키고 위산억제를 하므로 건위, 식욕증진의 효과를 얻을 수 있다. 그러므로 평소 식욕이 좋고, 소화가 잘 되며 더워하는 사람은 구태여 쓸 필요가 없다. 또 소화기능이 둔화되어 있을 때 사용하면 위의 연동을 강화하고 이상발효를 억제하여 가스배출을 촉진한다.

항균해독

· 생강에는 항균작용이 있으므로 세균성이질, 급성장염, 황달성간염, 학질 등을 치료할 때 쓰면 치료율이 높아진다.

· 원형탈모증에는 껍질을 벗긴 생강을 환자가 달아올라 따끔거릴 때까지 반복 마찰하여 10일 정도 지속하면 모발이 다시 난다. 또는 탈모가 된 부위를 쑥으로 뜸을 해도 모발이 난다.

· 생강은 약독을 제거하는 작용이 있어 반하, 남성 및 어해중독을 해독한다. 반하와 남성은 유독하므로 생강으로 포제하여 해독하여야 하고 만약 반하와 남성을 먹어 중독이 되면 후설마비를 느끼므로 생강을 찧어 충복하거나 3~5전을 달여서 복용해도 해독효과가 빨리 나타난다.

* 보건복지부 한약처방100 가지 약초

# 세신(쪽도리풀)

학명: Asarum sieboldii(쪽도리풀), Asarum maculatum(개쪽도리풀)
이명: 세신, 소신, 세초, Asari herbacum radice

■■■전문가의 한마디

해열작용, 항알러지작용, 국소마취작용, 항균작용이 있다. 강활, 방풍 등과 배합하여 감기로 인한 오한 발열, 두통과 콧물이 흐르는 증상을 다스린다.

족도리풀이나 민쪽도리풀의 지상부와 뿌리

●식물의 특성과 형태

뿌리줄기는 육질로 매운맛, 줄기 끝에서 2개의 잎이 나오며 심장형, 꽃은 4~5월에 검은 자주색, 열매는 장과이다.

●약초의 성미와 작용

맛은 맵고 성질은 따뜻하다. 심장과 폐, 신장에 작용한다.

●약리효과와 효능

감기로 인한 두통과 몸살, 가래가 많이 끓으면서 기침을 할 때, 맑은 콧물이 흐를 때 등에 효과를 나타낸다.

●주요 함유 성분과 물질

정유가 약 3% 함유되어 있는데, 그 주성분은 methyleugenol, safrole, $\beta$-pinene, phenol성 물질, eucarvone 등이 들어 있다.

●채취시기와 사용부위

5~7월에 뿌리를 채취하여 진흙을 제거한 후 물에 담그었다가 그늘에 말려서 사용한다.

●효과적인 용량과 용법

하루에 2~4g을 복용한다.

●사용상 주의사항

몸이 허해서 식은땀을 흘리는 사람과 몸에 진액과 혈액이 부족하여 두통과 함께 기침을 하는 사람은 복용을 피해야 한다.

【알기 쉽게 풀어쓴 임상응용】

• 감기 초기의 악한발열에 쓰면 발한, 해열의 효과가 있다. 특히 겨울철에 감기에 걸렸을 경우 형개, 방풍을 가하여 쓰면 발한작용이 강해져 좋은 효과를 낸다. 풍한 감기로 두통이나 몸살이 심하면 강활, 방풍 등을 함께쓰고(구미강활탕), 양허외감으로 악한이 심하고 발열이 가벼우며 맥침에는 마황, 부자를 가하여 조양해표한다.(마황부자세신탕)

• 온폐화음 효과가 있으므로 해수 발작이 반복되고 많은 담을 뱉어내며 흉통을 호소할 경우에 아주 좋다. 마황, 계지, 건강, 오미자 등을 같이 쓴다.(소청룡탕) 또는 행인, 형개, 전호를 가하여 써도 좋다. 기침이 있고 묽은 백색담에 거품이 섞여 있으며 갈증이 없을 때는 악한발열이나 땀의 유무에 관계없이 소량 사용하면 좋다.

• 비연으로 코가 막히고 머리가 아프며 맑은 콧물이 흐르면 백지, 박하, 신이 등을 같이 쓴다.

소염지통

• 확실한 항균작용이 있으므로 구강점막의 염증(구설생창) 및 치은염에 황련을 가하여 쓰거나(겸금산) 가루로내어 1일 1회 1.5~2g 정도를 입에 넣고 함수하면 소염지통의 효과가 있다. 또 적당량의 온수와 소량의 글리세린을 가해서 그릇에 넣고 젓가락으로 반죽하여 풀처럼 만든 다음 거즈에 발라 배꼽에 반창고로 부착시켜 4일간을 방치하고, 낫지 않으면 2~4일간을 반복한다. 만약 반창고에 피부가 약해서 헐 때는 복대로 눌러두면 된다. 또 물로 반죽하여 풀처럼 만들어 소량의 참기름(꿀도 좋다)을 잘 섞은 다음 환부에 발라도 염증을 없애고 상처를 빨리 낫게 하는 효과가 있다.

• 화농성 감염증으로 환부가 헐지는 않으나 깊은 곳에 농종이 생기고 국소에 종창, 동통, 열감이 있을 때는 세신 가루에 참기름을 섞어 환부에 도포하면 농종을 빨리 없애는 효과가 있다. 또 수술이나 주사 후에 근육종창이 생기고 굳어서 통증이 있을 때도 세신 가루를 바르면 좋다.

• 차게 하면 항상 복통이 일어나는 경우 세신 가루 1전을 꿀과 함께 풀처럼 만들어 거즈에 발라 배꼽에도 붙이고 통증부위에도 붙이면 통증이 멎는다. 3일에 한 번씩 교환한다.

* 보건복지부 한약처방 100 가지 약조

# 신이(목련)

학명: Magnolia liliflora, M. denudata, M. kobus
이명: 신이, 후도, 망춘화, Magnoliae flos

목련의 꽃봉우리

■■전문가의 한마디

흥분, 발산, 강압, 산풍, 국부수렴, 혈압강하, 항진균 효능이 있고, 코막힘, 축농증, 두통, 오한, 발열, 전신통, 가래 기침에 사용한다. 창이자, 백지 등과 배합하여 콧물, 코막힘 등을 다스린다.

●식물의 특성과 형태

털 많은 겨울눈, 잎은 어긋나며 꽃은 4~5월 잎보다 먼저 흰색으로 핌, 열매는 적갈색 원통형, 종자는 적색이다.

●약초의 성미와 작용

맛은 맵고 성질은 따뜻하다. 폐와 위에 작용한다.

●약리효과와 효능

감기로 인하여 코가 막히고 콧물이 나는 증상에 효과가 있다.

●주요 함유 성분과 물질

백목련의 꽃봉오리에는 정유가 함유되어 있으며, 그 속에는 citral, eugenol, 1,8-cineol이 함유되어 있다.

●채취시기와 사용부위

이른 봄에 아직 피지 않은 꽃봉오리를 채취하여 그늘에서 말려서

해표약 (신온해표약)

이용한다.

●효과적인 용량과 용법

하루에 4~12g을 복용한다.

●사용상 주의사항

몸에 음액이 부족하여 열이 나는 사람과 기가 허약한 사람, 위에 열이 있어서 치통이
발생한 사람 등은 복용을 피해야 한다.

【알기 쉽게 풀어쓴 임상응용】

• 풍한 감기로 인한 두통, 비색 특히 비연으로 인한 두통, 비색에 사용하며, 냄새를 맡지 못하고 자주 탁한
콧물을 흘릴 때 사용하는 요약이다. 신이는 거풍산한의 효능을 가지며, 상행하여 비규를 통하게 한다. 추
위하는 모습이 보이면 보통 세신, 백지, 방풍, 고본, 천궁 등과 배합하여 사용하고(신이산), 더워하는 모습
이 보일 때는 박하, 황금, 창이자초 등과 함께 사용한다.
• 풍한 감기로 두통, 비색, 발열, 골절통 등의 증상을 보일 때는 마황, 형개, 방풍, 금은화, 연교에 신이를 넣
어 쓰면 열도 내리고 통증도 없어진다.
• 급성 비염에는 신이 2전, 박하 1전, 금은화 8전을 달여 복용하면 좋다. 하지만 비후성비염이나 축농증에
는 보조약으로 작용할 뿐 근본 치료는 안 된다.
• 신이에는 고혈압을 치료하는 작용이 있다. 신경성 고혈압에는 신이 5전, 조구등 5전, 천마 1전, 감국 3전
을 달여 복용하면 아주 좋은 효과가 있다. 고혈압과 함께 두통이 있으면 신이와 조구등을 각각 8전까지 올
려 쓰면 먼저 두통을 멎게 하고 혈압까지 정상화할 수 있다.
• 혈관경화에 의하여 일어난 고혈압은 죽는 날까지 약을 계속 복용하지 않으면 안 된다고 주의를 준다.
이럴 경우 두충 8전, 신이 5전, 천마 1전, 조구등 8전을 달여 1개월 간 계속 복용하면 혈압을 정상화시킬 수
있다.
• 신이에는 지통효과도 있다. 신경이 긴장되어 항상 두통이 일어나면 백지, 우슬, 만형
자와 같이 달여 5일간 복용하면 효과가 있다.
• 신이는 치통에도 효과가 있다. 충치로 인한 통증에는 빻은 신이를 입에 넣고 씹
으면 통증이 멈춘다.
• 신이는 탕제로 사용하는 외에 세신, 압불식초 등과 산제로 코 안에 뿌리는 외
용방으로 이용하고, 혹 유제, 유제, 연고제로 만들어 국부에 바른다.

* 보건복지부 한약처방100 가지 약초

# 자소엽(차조기)

학명: Perilla frutescens var. acuta, P. frutescens var. crispa
이명: 소자, 자소자, Perilliae semen

차조기의 잎과 가지

■ ■ ■전문가의 한마디

행인, 길경, 전호 등과 배합하여 감기로 오한과 발열, 땀이 안나고 기침하는 증상을 다스린다.

●식물의 특성과 형태

높이 50~80cm, 꽃은 8~9월에 연한 자줏빛으로 핀다.

●약초의 성미와 작용

맛은 맵고 성질은 따스하다. 폐와 비장에 작용한다.

●약리효과와 효능

발한, 해열, 진통, 위장염, 소화촉진, 어육 중독의 해독이나 아토피성 피부염 등 알러지 반응 또는 태동불안에 사용한다.

●주요 함유 성분과 물질

Iinolenic acid, 정유, Oil, Vit. B1, $\alpha$Pinene, $\alpha$Terpineol, $\beta$Pinene, Geraniol, Linalool, Perilla alcohol, Perillaldehyde 등이 함유되어 있다.

●채취시기와 사용부위

9월 상순에 채취하여 말린다.

●효과적인 용량과 용법

한번에 4~12g을 복용한다. 방향성이 있으므로 20분 이상 달이면 좋지 않다.

●사용상 주의사항

열병이나 기운이 없는 사람이 땀을 많이 흘리는 경우에는 피한다.

【알기 쉽게 풀어쓴 임상응용】
## 화담평천
• 소자는 기관지의 분비를 억제하고 기관지평활근의 경련을 이완시키기 때문에 소담평천의 요약이다. 천식, 해수, 호흡촉박, 객출하기 힘든 점조다담, 흉민감에는 백개자, 나복자를 넣어 쓴다.(삼자양친탕)
• 노인의 만성기관지천식은 증상이 완고하여 치료가 곤란하고 동계에 발작하기 쉽다. 발작시에는 담이 아주 많아져서 점조한 백색담이 좀처럼 객출되지 않고 해천기급증상이 보이는데는 소자를 군으로 하고 반하, 전호, 후박, 당귀, 육계를 배합한 소자강기탕을 쓰면 좋다.
• 기관지확장증으로 해수, 호흡촉박에 점조한 백색담이 다량 객출될 경우에는 길경, 반하, 행인을 넣어 쓰면 좋다. 증상이 심하여져 점조한 황색담이 다량 객출될 때는 자완, 관동화, 전호를 넣어 쓰면 좋다.

## 윤장통변
• 소자는 다량의 지방유가 들어 있어 윤장하며 그 작용은 마자인, 행인과 유사하다. 소자는 급, 만성해천으로변비를 수반하는 경우에 쓰면 좋다. 해천에 구인건조, 복부팽만, 변비가 수반될 때는 현삼, 맥문동, 행인 비파엽을 넣어 쓰면 좋다.
• 평소 몸이 약하여 빈혈, 변비가 있거나, 산후혈허로 변비가 보일 때는 고한사하약을 쓰지 않고 윤장약을 써서 통변을 용이하게 하는 것이 좋다. 이 경우 소자는 1회에 2~3전을 찧어 설탕을 약간 넣고 물로 복용하면 좋다. 단독으로 써서 효과가 나지 않을 때는 마자인 2전이나 행인, 지각을 넣어 쓴다. 제생방에 있는 자소마인죽은 이 두약으로 죽을 만들어 먹는 것이다.

## 기타응용
• 소자는 거습지통, 소종의 효능이 있어 목과, 오수유를 배합하면 각기치료에 좋다. 이것은 계명산에 소엽을 쓰는 것과 동일한 이치이다.
• 추워지면 증상이 심해지는 풍습성관절염에는 독활, 우슬, 오가피를 넣어 쓰면 거습지통의 효과가 있다. 노인으로 발이 아파 보행이 곤란할 때는 소자 5전에 유향말 3전, 제천오말 3전을 넣고 찧어 환부에 바르고 붕대로 감아두면 거습지통의 효과가 있다.

* 보건복지부 한약처방 100 가지

# 정류

학명 : Tamarix chinensis
이명 : 서하류

위성류의 어린가지와 잎

■■■전문가의 한마디

소풍, 해표, 이뇨, 해독의 효능이 있다. 마진의 불투진, 풍진소양, 감모, 해수, 단기, 소기, Rheumatism성 골절통을 치료한다.

●식물의 특성과 형태

수고 5m이고 수피는 회색 또는 검은 색을 띤 회색으로 세로로 갈라진며 잔 가지에 껍질눈이 있다. 잎은 어긋나며 바늘처럼 가늘며 비늘조각처럼 되어 있다. 꽃은 5~7월에 피며 옅은 붉은색의 총상화서로 1년에 두 번피며 오래된 가지에 핀 꽃은 봄에 피고 크지만 열매는 맺지 않고 새가지에 핀 꽃은 여름에 피며 작고 열매를 맺는다. 꽃잎은 달걀모양이고 꽃잎은 원모양으로 각각 5개이며 수술은 5개이고 자방은 3개이다. 열매는 삭과로 10월에 피며 종자에 털이 있다.

●약초의 성미와 작용

맛이 달고 성질이 평하다.

●약리효과와 효능

풍습성 관절염, 소변량이 줄거나 잘 나오지 않거나 심지어 막혀서 전혀 나오지 않는 병. 외용 시에는 풍진으로 전신의 피부가 가려운 증상에 효능이 있다.

●주요 함유 성분과 물질

수지에는 quercetin이 나무껍질에는 수분 19.6%, tannin 5.21%가 함유되어 있다.

●채취시기와 사용부위

5~6월 꽃이 필 때 햇가지를 채취한 다음 절단해 응달에서 말린다.

4-7월 꽃이 피기 전에 햇가지의 잎을 따서 그늘에서 말린다.

●효과적인 용량과 용법

30-60g을 달여서 복용한다. 또는 가루 내어 산제로 하여 복용한다.

●외용 전액으로 씻는다.

●임상응용 복용실례

성류화는 중풍을 다스리고 청열, 마진을 투발하게 하는 효능이 있다. 3-9g을 달여서 복용한다.

풍한으로 인한 콧물, 코막힘, 축농증, 비염 등의 증상에 좋은 약초

# 창이자(도꼬마리)

학명: Xanthium strumarium
이명: 창이자, 호침자, 창자, Xanthii fructus

국화과에 속한 일년생 초본인 도꼬마리의 성숙한 과실

**■■■전문가의 한마디**

축농증 코가 막힌데, 비염, 두통, 발열, 기침, 사지동통마비, 굴신, 피부가려움증, 중이염에 활용된다. 축농증 코가 막힌데, 비염, 두통, 발열, 기침, 사지동통마비, 굴신, 피부가려움증, 중이염에 활용된다. 백지, 신이 등과 배합하여 두통, 콧물 나는 것을 다스린다.

●식물의 특성과 형태

방추형이나 난원형으로 길이 1-1.5cm이다. 표면은 황갈색이거나 황녹색으로 전체에 가시가 있다. 질은 단단하면서 질기고 횡단면의 중앙에는 격막과 2개의 방이 있다. 이삭은 약간 방추형으로 한쪽 면은 비교적 평탄하고 과피는 얇고 회흑색이며 세로주름이 있다.

●약초의 성미와 작용

맛은 맵고 쓰며 성질은 따뜻하고 독성이 있다. 폐에 작용한다.

●약리효과와 효능

창이자는 따뜻하고 매운 약으로 풍한을 잘 없애준다. 풍한이 인체에 침입하면 두통, 오한, 발열, 콧물, 기침, 등이 생기는데 창이자는 이러한 증상들을 개선시켜 주는 데 효과가 있다. 특히 풍한으로 인

한 콧물, 코막힘, 축농증, 비염 등의 증상을 개선하는데 좋은 효과가 있다. 피부 소양감이나 몸이 무거우면서 저린 듯 한 것 등에도 효과가 있다.

● 주요 함유 성분과 물질

열매에 Xanthostr5umarine, 수지, 요드염, 씨에 수지, 40%까지의 기름(Linoleic acid 63.4%, Oleic acid 27%, 포화지방산 8.2%)이 있다.

● 채취시기와 사용부위

가을철에 과실이 성숙하였을 때 채취한다.

● 효과적인 용량과 용법

하루에 4~12g을 복용한다.

● 사용상 주의사항

몸에 혈이 부족한 사람의 두통과 저린 감에는 쓰지 않는다.

【알기 쉽게 풀어쓴 임상응용】

### 거습지통
• 창이자는 풍습을 제거하고 통증을 억제하는 효능이 있으며, 급성으로 발작이 일어났을 때가 비교적 효과가 좋다. 통증이 유주성을 나타내고 관절에 발적이나 종창이 보이지 않을 때는 방풍, 강활, 독활, 적작을 넣어 쓰면 좋다. 만성적인 관절통증에는 보익기혈약과 같이 써야한다.
• 창이자는 발한시키는 작용이 있으므로 풍한에 의한 감기로 가벼운 발열, 관절이나 근육의 통증, 땀이 나지 않고 요량이 적을 경우 등에 형개, 방풍, 두시 등을 넣어 쓰면 좋다.

### 비염치료
• 창이자는 급, 만성비염에 쓸 수 있다. 비염이 돌발적으로 일어났을 때 쓰면 효과가 확실히 나타난다.(창이자산) 용량은 3~5전이나 증상이 심할 때는 8전까지 쓸 수 있다. 알레르기성 비염에는 자초, 한련초, 목단을 넣어 쓴다. 축농증에는 별 효과가 없으나 백지, 황금을 넣어 쓰기도 한다. 화농되어 있으면 금은화, 황금, 조각자를 넣어 일시적인 치료제로 쓴다.

### 소염해독
• 모든 피부의 습진에는 창이자를 보조약으로 하여 지부자, 방풍 등을 넣어 쓴다. 씻을 때는 백반을 더 넣고 달인 액을 쓴다.
• 유행성이하선염에는 창이자에 생지황, 적작을 넣고 진하게 달인 액에 청대말 3전을 넣고 잘 섞어 환부에 바르면 좋다.

0          1cm

# 총백(파의 뿌리)

학명: Allium fistulosum
이명: 총경백, 총백두, 파뿌리, Allii radix

80

백합과에 속하는 여러해살이 풀인 파의 인경

■■■전문가의 한마디

오심, 회충증, 감기에 땀을 내고 복부냉통, 소화불량, 사지냉증, 맥박미약, 종기, 피부 발진에 사용한다.

●식물의 특성과 형태

높이 60cm, 매운 냄새, 수염뿌리, 꽃은 6~7월에 흰색, 열매는 삭과로 3개의 삼각형 능선이 있고, 종자는 검은색이다.

●약초의 성미와 작용

맛은 맵고 성질은 따스하다. 폐와 위에 작용한다.

●약리효과와 효능

총백은 요리에 양념으로 들어가는 파의 흰 부분이다. 맵고 따뜻한 성질을 지녀 몸을 따뜻하게 하고 추위를 타지 않게 하며, 피를 맑게 한다. 위액의 분비를 촉진시켜 소화를 잘 되게 하고 땀을 잘 나게 하며 살충, 살균 작용과 항암 작용, 염증이나 종기를 삭이는 작용도 한다.

●주요 함유 성분과 물질

알리신, 디알릴 모노설파이드 등이 함유되어 있다. 그 밖에 Malic acid, Vit C, B, E, 철, 염 등이 함유되어 있다.

●채취시기와 사용부위

약으로 사용할 때는 꼭 굵은 겨울에 나오는 파를 사용해야 한다.

●효과적인 용량과 용법

하루 6~12g을 달여 먹거나 기름 또는 술에 끓여 먹는다.

외용약으로 사용할 때는 짓찧어 붙이거나 데워서 찜질한다. 달인 물로 씻기도 한다.

●사용상 주의사항

땀이 많은 사람은 복용에 주의하셔야 한다.

●임상응용 복용실례

오심, 회충증, 감기에 땀을 내고 복부냉통, 소화불량, 사지냉증, 맥박미약, 종기, 피부 발진에 사용한다.

두시 등과 배합하여 감기로 인해 나타나는 오한, 발열, 두통을 다스린다.

* 보건복지부 한약처방100 가지 약초

# 향유

학명: Elsholtzia ciliata E, splendens
이명: 향유, 향채, 향용, 노야기, Elsholtziae herba

82

●식물의 특성과 형태 높이 30cm~60cm, 꽃은 8~9월에 홍자색, 열매는 분과로 난형이다. 약재는 특이한 방향이 있다.

●약초의 성미와 작용 맛은 맵고 성질은 약간 따뜻하다. 폐와 위에 작용한다.

●약리효과와 효능

여름철의 감기나 또는 습기가 몸에 쌓여 오한, 발열, 가슴이 답답하고 복통, 구토 등의 증상이 생긴 것을 다스린다.

●주요 함유 성분과 물질 terpene군, alcohol군, aldehyde군, ester군, ktone군, phenol군, coumarin군, oxide군 등이 함유되어 있다.

●채취시기와 사용부위

늦은 가을에 이삭이 나온 다음 채취하여 불순물을 제거하고 건조하여 사용한다.

●효과적인 용량과 용법 하루에 4~12g을 복용한다.

●사용상 주의사항 몸에 열이 있으면서 땀이 많이 나는 사람과 원기가 허약한 사람은 복용을 피해야 한다.

●임상응용 복용실례 발한, 해열, 지혈 작용 등이 있다. 후박, 백편두 등과 배합하여 여름철 감기와 함께 소화불량 등을 동반한 증상을 다스린다.

해열, 발한촉진, 혈액순환촉진, 진경, 소화, 항균 작용 등이 있는 약초

# 형개

학명: Schizonepeta tenuifolia var. japonica
이명: 향형개, 선개, 가소, Schizonepetae herba

●식물의 특성과 형태 높이 60cm, 원줄기는 네모지고, 잎은 마주나며 꽃은 8~9월에 피며 원줄기 윗부분에는 층층으로 달린다.

●약초의 성미와 작용 맛은 맵고 성질은 따뜻하다. 간과 폐에 작용한다.

●약리효과와 효능

풍한이 인체에 침입하면 열과 오한이 나고 두통, 인후통 등의 증상에 효과가 있다.

●주요 함유 성분과 물질 정유를 함유하며 그 성분은 d-methone, dl-methone, d-limonene이다.

●채취시기와 사용부위

여름과 가을에 꽃이 피고 이삭이 파랄 때 채취하여 햇볕에 말려서 이용한다.

●효과적인 용량과 용법 하루에 4~12g을 복용한다.

●사용상 주의사항

땀이 많은 사람과 열이 심하면서 오한은 약한 사람, 진액이나 혈이 부족하여 발생하는 두통에는 복용을 피해야 한다.

●임상응용 복용실례 해열, 발한촉진, 혈액순환촉진, 진경, 소화, 항균 작용 등이 있다. 방풍, 강활, 백지 등과 배합하여 오한, 발열, 땀이 안 나면서 두통 있는 것, 몸이 아픈 것 등을 다스린다.

* 보건복지부 한약처방100 가지 약초

# 갈근(칡뿌리)

학명Pueraria thunbergiana(SIEB,et ZUCC) BENTH
이명건갈, 감갈, 분갈, 야갈, 칡, 칡뿌리, 계제근, 녹곽, 황근, 칡뿌리

칡의 주피를 제거한 뿌리

■ ■ 전문가의 한마디

뿌리추출물은 뚜렷한 해열작용을 나타내고 성분 중 다이드제인은 파파베린과 비슷한 진경작용을 나타내며 총플라보노이드는 뇌와 관상혈관의 혈류량을 늘린다는 것이 밝혀졌다.

●식물의 특성과 형태

들이나 산에 자생하며 덩굴을 뻗으면서 자라는데 여름부터 가을에 걸쳐 적갈색의 꽃을 피운다.

●약초의 성미와 작용

달고 매우며 성질은 평하다. 비장과 위에 작용한다.

●약리효과와 효능

살과 근육에 작용하여 근육이 뭉친 것을 풀어주니 특히 머리 아프면서 목덜미가 당기는 데 좋고 피부병에 쓰며 진액을 보충해 주는 효능이 있어 구갈과 소갈에 좋다.

●주요 함유 성분과 물질

Flavonoid, 전분 및 소량의 정유 성분이 들어 있다.

●채취시기와 사용부위

봄과 가을에 채취하여 햇볕에 말려 굽거나 생것을 약으로 사용한다.

●효과적인 용량과 용법

10~15g을 사용한다.

●사용상 주의사항

소화기가 안 좋으면서 구토하거나 땀이 많은 자는 복용하지 말아야 된다.

●임상응용 복용실례

시호 황금 석고와 배합하여 감기에 열나고 땀은 나지 않고 두통에 목이 당기는 증상을 치유한다.

【알기 쉽게 풀어쓴 임상응용】

### 발산풍열

• 갈근에는 발한해열작용이 있는데 발한력은 마황이나 계지, 방풍에 비하여 약하고 해열작용은 강하다. 주로 감기로 두통, 무한하고 목이 뻣뻣하면서 아플 때 활용한다. 풍한 감기로 고열이 나거나 열은 그렇게 심하지 않고 땀이 나지 않으면 마황과 형개를 가하여 쓰면 발한해열의 효능이 강화된다. 또는 마황, 계지, 백작과 같이 쓴다.(마황탕)

• 갈근에는 마진을 솟아나게 하는 작용이 있으므로 마진이 빨리 솟아나지 않고 고열이 지속되며 기침을 할 때는 형개, 선퇴, 행인을 가하여 쓰면 마진을 균등하게 솟게 하는 효과가 있다.

### 생진지사

• 갈근은 양기를 발산시키고 설사를 멎게 하는 작용이 있으므로 여름철의 급성장염으로 심한 물 설사를 하고 항문에 작열감을 느낄 때는 갈근을 군약으로 쓰면서 황련, 황금, 복령을 가하면 이습지사에 좋은 효과를 얻을 수 있다. 장에 습열이 있어 소화불량이 생기고 설사를 해도 뒤가 시원치 않을 때는 황금, 황련, 목향, 지각, 신곡 등을 가하여 쓰면 좋다. 이것은 세균성 이질에도 효과가 있다.

### 활혈화어

• 갈근에는 활혈화어의 효능이 있다. 약리 연구에서도 혈관의 저항을 약화시켜 뇌혈관 및 관상동맥의 순환을 촉진하고 심근의 산소소모를 감소시키는 작용이 보고되어 있다. 뇌혈전이나 뇌일혈에서 오는 반신불수에 사용하면 혈전을 용해하고 뇌혈관의 혈류량을 증가시키는 작용을 하는데 이때는 단삼, 계혈등, 천궁 등과 같이 쓰면 이 작용이 훨씬 증가된다. 이럴 때 갈근은 혈압강하작용도 겸한다.

* 보건복지부 한약처방100 가지

# 국화(감국)

학명: Chrysanthemum indicum, C. morifolium
이명: 진국, 금정, 절화, Chrysanthemi indici flos

감국 및 국화의 꽃

■■■전문가의 한마디

눈의 정혈, 해열 효과, 폐렴, 기관지염, 두통, 어깨결림, 혈압상승 등이 밝혀졌다. 상엽 박하와 배합하여 감기로 발열, 두통이 있는 것을 다스린다.

●식물의 특성과 형태

감국은 높이는 1~1.5m, 줄기는 곧고 잎은 어긋난다. 꽃은 9~10월에 노란색으로 핀다.

●약초의 성미와 작용

달면서 쓰고 약간 차며 폐와 간에 작용한다.

●약리효과와 효능

열을 내려주므로 두통, 어지럼증, 고혈압, 눈이 빨개지면서 아픈 것에 좋다.

●주요 함유 성분과 물질

Adenine, stachydrine, choline, 정유

●채취시기와 사용부위

약이 되는 국화는 서리 내리기 전 9~10월 산기슭이나 들판에서 자라는 노란 색의 둥근 꽃이삭의 들국화(산국)나 감국화를 이용한다.

● 효과적인 용량과 용법

6~12g을 복용한다.

● 사용상 주의사항

두통에는 황국화를 쓰고, 눈이 충혈 되거나 캄캄할 때는 백국화를 쓰며 뾰두라지가
붓고 아플 때 들국화를 사용하여야 한다. 기운이 없고 소화기가 약하며 설사하는 이는
피해야 한다.

【알기 쉽게 풀어쓴 임상응용】

• 국화는 발한력은 약하지만 청열작용은 상당히 강하므로 풍열 감기나 온병 초기로 고열을 보이고 바람
을 싫어하며 약간 땀이 있을 경우에 상엽, 연교, 박하와 함께 쓰면 좋다. 기성방인 상국음은 치료에도 예방
에도 자주 쓴다.

• 국화에는 청간명목의 효능이 있어 두부의 염증을 없애는 작용이 우수하므로 각막염, 결막염 혹은 인후
염 등에 차처럼 만들어 복용하면서 박하, 목적, 곡정초 등을 달여 먹으면 더욱 좋다.

• 국화를 차처럼 만들어 연중 복용하면 더위를 물리치고 갈증을 풀어 주는 좋은 음료가 된다. 설탕을 약
간 넣으면 맛도 더욱 좋아진다. 또 고혈압 환자는 평소에 국화와 하고초, 황금을 차처럼 끓여 먹어도 혈압
조절에 아주 좋다.

• 이외 국화에는 해독효능이 있으므로 정창(근이 깊이 박히는 종기)종독에 감초를 배합하여 활용한다.(국
화감초탕)

강압안신

• 동맥경화에 따른 고혈압의 치료나 협심증의 예방 또 뇌혈관순환장해 등의 치료에 좋은 효과가 있다. 고
혈압의 초기에 두통, 두부팽창통, 이명, 안면홍조 등이 보이면 하고초와 조구등을 함께 끓여 차대신 마시
면 강압효과가 빨리 나타나며 효과도 지속된다.

• 동맥경화나 고지혈증인 사람은 국화와 산사를 차로써 복용시키고, 가지(가자)를 부식으로 먹이면 동맥
을 연화시키고 경화의 진행을 방지하는 효과가 있다. 가지를 반찬으로 자주 복용하는 지역의 주민은 동맥
경화나 고혈압을 앓는 경우가 거의 없다고 보고되어 있다. 그러므로 국화산사차를 복용하면서
가지(가자)를 부식으로 먹으면 더욱 정상 혈압으로 유도하는 효과를 얻을 수 있다. 국화
와 산사는 콜레스테롤을 감소시키고, 가지는 혈관경화를 예방하는 작용이 있으면서
아무런 부작용이 없으므로 안심하고 복용할 수 있는 민간 장수약이다.

● 참고 품종에 따라 효능이 약간 다르다

# 담두시(약콩)

학명: Glycine max
이명: 담시, 향시, Santali albae lignum

약은 콩의 씨를 발효시킨 것

■■■전문가의 한마디

가볍게 땀을 내는 약으로 복용, 감기에 걸렸거나 가슴이 답답할때, 불면증 등에 사용한다.

●식물의 특성과 형태

만드는 방법은 여름에 대두를 깨끗이 씻어 찐 다음 널판대에 펴놓고 상엽과 청호로 덮어 발효시킨다. 발효되어 황색이 되면 상엽과 청호를 걷어내고 맑은 물로 반죽하여 항아리에 넣어 두껑을 덮고 노천에서 3주간 볕에 둔 후 다시 꺼내어 말린것을 약으로 사용한다.

●약초의 성미와 작용

쓰고 매우며 성질은 차며 폐와 위에 작용한다.

●약리효과와 효능

가볍게 땀을 내는 약으로 감기가 걸렸거나 가슴이 답답하거나 잠을 잘 못 자는 증상을 다스린다.

●주요 함유 성분과 물질

Acetaldehyde, βAmyrin, Choline, Daidzin, 7-Dehydroavenasterol 등이 함유되어 있다.

●채취시기와 사용부위

콩을 가공하며 발효시켜 건조하여 사용, 분말 등으로 만들어 사용한다.

●효과적인 용량과 용법

8~16g을 내복한다. 특히 상엽과 청호로 발효시칸 것은 풍열감모, 열병에 효과가 있고
마황과 자소로 발효시킨 것은 풍한감모, 두통에 효과가 있다.

●사용상 주의사항

열이 안 나고 오한기가 있는 사람은 피해야 한다.

●임상응용 복용실례

박하, 금은화, 연교 등을 배합하여 감기나 열병 초기를 다스린다.

* 보건복지부 한약처방100 가지 약초

|¹||¹|¹|¹|¹|
0       1cm

# 만형자

학명: Vitex rotundifolia
이명: 만형자, 만형실, 만형자나무, Viticis fructus

순비기나무의 열매

90

■■■전문가의 한마디

진정시키고 통증을
멈추게 하는 작용이
있어 신경성두통과
고혈압으로 인한 두
통에 효과가 있으며,
또한 체온중추를 진
정시켜 열을 물러가
게 하는 작용이 있다
고보고되고 있다. 국
화, 방풍 등과 배합하
여 감기에 두통이 심
한 것을 다스린다. 고
본, 천궁 등을 배합하
여 두풍통을 치료한
다.

●식물의 특성과 형태

높이 30~50cm, 꽃은 7~9월에 가지 끝에서 나오는 원추화서로 피
고, 꽃받침잎은 술잔 모양이며, 꽃통은 벽자색이다.

●약초의 성미와 작용

쓰고 매운 맛이면서 성질은 약간 차며 독은 없다. 방광과 간과 대
장에 작용한다.

●약리효과와 효능

감기로 인한 두통, 어지럼증, 눈이 빨개지고 아픈 증상에 좋다. 습
으로 인한 저림증과 근육이 떨리는 증상에도 사용하면 좋은 효과
가 있다.

●주요 함유 성분과 물질

열매와 잎에 정유가 있으며 Camphene, Pinene, 미량의 Alkaloid,
Vit. C, Vitexicarpin (Casticin)이 있다.

●채취시기와 사용부위

가을에 과실이 성숙하면 채취하여 햇볕에 말려서 사용하거나 황색이 될 때까지 볶아서 사용한다.

●효과적인 용량과 용법

그대로 술에 불려 찌거나 볶아서 하루 6~9g을 탕약, 알약, 가루약 형태로 복용한다.

●사용상 주의사항

빈혈로 머리 아픈 사람과 소화기가 약한 사람은 피해야 한다.

【알기 쉽게 풀어쓴 임상응용】

청열지통
• 만형자는 풍열을 끄고 두통을 멈추는 작용이 있으므로 풍열 감기로 열이 있고 두통 특히 전두통이 심한 경우 방풍, 백지, 시호를 가하여 쓰면 해열지통의 효과를 얻을 수 있다. 만형자는 혈압을 내리는 작용을 보조하므로 고혈압으로 인한 두통에는 국화, 조구등을 가하여 쓰면 강압지통의 효과를 얻을 수 있다. 이때는 천마를 넣어 써도 좋다.
• 동맥경화로 인한 고혈압은 현훈, 두통, 안홍, 열감 등을 보이는데, 이 경우에는 뇌졸중을 예방하기 위해 만형자 5전에 결명자, 목단, 죽여를 함께 달여 복용하면 좋다. 뇌일혈에 의한 갑작스런 중풍 후에는 만형자에 백미, 백작을 가하여 쓰면 혈압을 안정시키고 재발을 방지하는 효과가 있다.

소염명목
• 만형자는 약성이 차므로 안과의 각종 염증 치료에 사용하면 좋다. 안막의 혈관파열, 각막의 염증, 안검의 염증성 궤양에 목적과 곡정초를 넣어 쓰면 소염청열의 효과를 얻을 수 있고, 파열된 혈관을 유합시켜 혈액을 서서히 흡수시킬 수 있다.

오발지독
• 만형자에 하수오, 숙지황, 여정자를 가하여 쓰면 두발이 검어지고 광택이 나게 된다. 또 탈모증상이 아주 심하면서도 두피의 모공에 아직 경피가 형성되지 않았을 경우에는 만형자를 복용하면 대머리를 방지할 수 있다고 한다.

기타응용
• 거풍승습하므로 풍습비통, 근맥구련에 강활, 독활, 방풍, 진교 등을 같이 쓴다. 현재 임상에서는 이 부분은 거의 활용하지 않고 있다.
【수치】 초황색이 될 때까지 초한 후 자루에 넣고 비비거나 절구에 찧어 백막을 제거하고 사용하여야 약효의 추출이 쉬워진다
【참고】 만형자, 고본, 백지는 두통에 유효하다.

91

# 선태(매미탈피)

학명: Cryptotympana pustulata, C. atrata
이명: 선태, 선퇴, 선의, Cicadae periostracum

매미의 껍질

■■■ **전문가의 한마디**

우방자, 박하, 갈근 등
과 배합하여 피부병
초기에 발진이 심하
지 않을 때 이용한다.

●**식물의 특성과 형태**

매미 탈피 껍데기, 약 2.5cm, 지름 2cm, 바깥면은 황백색~황갈색으로 반투명이고 광택, 등쪽은 십자로 갈라진다.

●**약초의 성미와 작용**

맛은 달고 성질은 차갑다. 폐와 간에 작용한다.

●**약리효과와 효능**

풍열을 제거하여 피부의 두드러기 등을 없애주고 경련을 멈추게 하는 작용이 있으며, 목이 아프거나 목소리가 나오지 않을 때, 눈이 충혈될 때, 경풍 등에 효과를 나타낸다.

●**주요 함유 성분과 물질**

키틴질($\beta$1-04,04-Polyacetylglucosamine)로 그 중에 단백질, 아미노산, 유기산회분(33%) 등이 함유되어 있다.

●채취시기와 사용부위

여름과 가을 사이에 수집하여 잘 씻은 후 햇볕에 말려서 이용한다.

복용방법

3-6g, 전복한다. 파상풍에는 15-30g을 사용한다.

●사용상 주의사항

임신부는 복용을 피해야 한다.

【알기 쉽게 풀어쓴 임상응용】

### 소산풍열
• 선퇴는 풍열을 없애고 두목을 청리하므로(국화와 배합) 감기 및 초기 열병으로 열이 지속되어 성대가 붓고 충혈되어 목이 잠기고 목소리가 잘 나오지 않을 때 선퇴 8분에 박하, 길경, 행인을 가하여 쓰면 효과가 있다. 소아가 감기에 걸려 열이 나서 가만히 있지 못하고 뒤척이며, 기침도 하여 목이 잠겼을 경우에는 선퇴 6분에 연교, 금은화, 산조인, 현삼, 조구등, 죽엽, 감초를 넣어 달여 복용하면 열도 내리고 잠도 잘 자며 목소리도 잘 나오게 된다. 또 풍열 감기 및 온병 초기에 표증을 겸하면 박하, 감초, 석고 등을 가하여 소풍청열하고(청해탕), 만약 풍열로 인한 인통, 음아에는 반대해, 우방자, 길경 등과 사용한다.(해선산)
• 간경 풍열로 인한 목적, 예막차정, 다루 등에는 국화, 목적, 곡정초, 백질려 등을 가하여 쓴다.(선의산)

### 해경정경
• 선퇴에는 항경궐작용이 있으므로 소아가 고열로 경기를 하여 구금불언, 눈을 위로 치켜 뜨고, 사지에 경련을 일으킨 경우에는 백강잠, 형개, 방풍 등을 가하여 쓰면 해열지경의 효과가 있다.
• 선퇴에는 경련진정작용이 있고 근육을 이완시키는 효과가 있기 때문에 신경계질환의 후유증으로 근육의 긴장력이 증대되었을 때 치료 보조약으로 쓴다. 소아는 2전, 성인은 4전씩 가루나 환으로 만들어 사용한다.

### 해독지양
• 중이염으로 농이 많고 냄새가 고약할 때는 선퇴를 볶아 가루 내고 귀 안에 넣어 두면 소염배농의 효과가 있다.
• 알레르기성 비염에 목단과 선퇴를 함께 가루 내어 매일 3회, 1회 1전씩 복용하면 항알레르기 작용을 나타낸다.

### 명목
• 선퇴에는 예막을 없애는 작용이 있으므로 백내장으로 눈이 충혈되어 붓고 아프며, 뚜렷하게 보지 못할 때는 국화, 금은화, 목적을 가하여 쓰면 좋다. 특히 노인성 백내장에도 선퇴는 치료를 보조한다.

# 박하

학명: Mentha arvensis var piperascens
이명: 소박하, 집박하, Menthae herba

박하의 잎과 지상부

**■■전문가의 한마디**

건위, 정장, 해열, 치통완화, 흥분, 건위, 진통 등 효능이 있다. 길경, 형개, 우방자, 국화 등과 배합하여 두통, 인후통을 다스린다.

●식물의 특성과 형태

높이 50cm, 꽃은 7~9월에 연한 자줏빛으로 피며 줄기 윗부분과 가지의 잎겨드랑이에 달려 층을 이룬다.

●약초의 성미와 작용

맛이 맵고 성질은 서늘하며, 폐와 간에 작용한다.

●약리효과와 효능

인체상부에 작용하며 열을 발산시키므로 감기 초기의 두통, 눈이 붉어지는 것, 인후통, 반진에 사용하면 좋은 효과를 거둘 수 있다.

●주요 함유 성분과 물질

박하 잎의 정유 중 77~78%가 멘톨이고, 그 외에 초산, 수지, 소량의 타닌이 함유되어 있다.

●채취시기와 사용부위

여름 5~9월에 채취하여 그늘에서 말려서 사용한다.

복용방법

1회에 3~10g를 복용하는데, 신선한 것은 10~30g을 달여서 복용한다.

●사용상 주의사항

오래 달이지 말아야 하며, 기를 소모하고 땀이 나게 할 수 있기 때문에 기가 허하고 피가 부족하거나, 몸이 허하며 땀이 자주 나는 경우는 쓰지 말아야 한다.

【알기 쉽게 풀어쓴 임상응용】

소산풍열

• 박하에는 휘발유가 함유되어 있으며 주성분은 멘톨이다. 박하를 소량 쓰면, 중추신경을 흥분시키고 이것이 간접적으로 말초신경에 전달되어 피부의 모세혈관을 확장하고 한선분비를 촉진하여 생체의 열방산을 증가시키므로 청량해열작용이 나타난다. 주로 외부 자극에 의한 감기에 쓰는데 특히 두통이나 인후종통이 있을 때 좋다.

• 외감풍열, 발열악한, 두통, 무한 및 온열병 초기에 표증이 있으면 금은화, 연교 등을 가하고(은교산), 열이 심하면 석고를 가한다.

• 더위를 먹어 현훈, 발열, 구갈, 소변단적에는 향유, 상엽, 활석을 가하여 쓰면 풍사와 열사를 동시에 제거할 수 있다.

• 풍열의 사기가 인체의 상부를 침범하여 발생하는 두통, 목적, 인후종통 등의 증후에 형개, 감국, 길경, 상엽, 백강잠 등을 가하면 상초의 풍열사를 소산할 수 있다.

• 일기가 좋지 않거나 공기가 오염된 도심지역을 차량으로 여행하면 현훈, 오심, 구토가 일어날 수 있는데 이럴 때는 박하에 뜨거운 물을 부어 복용하면 좋다.

• 박하유를 분무하면 공기 중의 바이러스를 억제하는 효과가 있으므로 이것으로 공기를 소독하면 전염병의 예방도 된다.

기타응용

• 풍열에 의한 두통을 치료하므로 백지, 천궁, 감국과 같이 쓴다.

• 지해작용이 있어 담의 객출을 쉽게 하므로 감기로 기침을 하거나 급성 기관지염으로 기침이 심하고 가래가 많으며 목안이 근질근질 할 때는 길경, 행인, 감초를 가하여 쓰면 좋다.

• 인후종통에도 쓰면 좋다. 급성 편도염에는 우방자, 사간, 길경을 가하여 쓰면 좋고, 급성 인두염 및 인두의 화농성 감염증에도 박하를 활용하면 좋다.

• 치통치료에도 사용된다. 이때는 박하를 빙편, 세신과 함께 가루 내어 통증 부위에 뿌리면 좋다.

【참고】박하엽은 발한작용이 강하고, 박하경은 이기통락작용이 강하다.

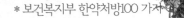
＊ 보건복지부 한약처방100 가지

# 상엽(뽕나무잎)

학명: Morus alba
이명: 상엽, 철선자, 경상상엽, Mori folium

96

뽕나무의 잎을 건조한 것(가을에 첫서리 맞은 것이 효과적이다)

■ ■ ■전문가의 한마디

국화, 박하, 연교 등과 배합하여 감기 등으로 인한 발열, 두통, 기침 등을 다스린다.

●식물의 특성과 형태

뽕나무, 가새뽕, 산뽕나무(M. bombycis)의 잎을 모두 사용한다.

●약초의 성미와 작용

맛은 달고 쓰며 성질은 차갑다. 폐와 간에 작용한다.

●약리효과와 효능

인체의 풍열을 몰아내고 간의 화기를 내리는 작용이 있어 감기로 인해 발열이 심하면서 기침을 하거나 마른기침을 할 때, 눈이 충혈되거나 아플 때 등에 효과를 나타낸다.

●주요 함유 성분과 물질

성분은 Rutin, Quercetin, Isoquercetin, Moracetin C-D, 미량의 $\beta$ Sitosterol, Lupeol, Campesterol, Inokosterone, Myoinositol, Hemolysin 등이 함유되어 있다.

●채취시기와 사용부위

첫 서리가 내린 후에 따서 햇볕에 말려서 사용한다.

복용방법

하루에 6~12g을 복용한다.

●사용상 주의사항

폐가 약하거나 감기로 인해서 오한이 나면서 기침을 하는 사람은 복용을 피해야 한다.

【알기 쉽게 풀어쓴 임상응용】

소산풍열

• 상엽의 해열효과는 강하지 않으므로 풍열 감기로 두통과 눈의 충혈이 있거나, 온병 초기에 발열, 해수 등이 있을 때 감국, 연교, 박하, 행인 등을 가하여 활용한다.(상국음)

• 상엽에는 청폐열, 윤폐조의 효능이 있으므로 발작성 기침이 멈추지 않고 다량의 누런 담이 나오며 인통이 있으면 행인, 패모, 맥문동, 석고 등과 같이 쓰거나(청조구폐탕), 비파엽, 행인, 관동화와 같이 쓰면 좋다.

청간명목

• 상엽에는 비타민 A, D가 함유되어 있으므로 나이가 들어 시력이 약해졌을 때는 호마인, 석곡, 산수유 등 자음보익약을 가하여 쓰면 좋다. 급성 결막염으로 충혈이나 통증이 있으면 목적, 곡정초 등을 가하여 쓴다. 또 시신경염, 시신경망막염의 초기에 상엽을 대량 쓰면 소염 효과를 얻을 수 있다. 눈곱이 많이 끼고 잘 보이지 않으며 각막에 충혈이 있을 때 내복해도 좋고 끓여서 씻어도 좋다.

혈압강하

• 신경성 고혈압으로 혈압이 불규칙한 것은 정신불안이 원인이다. 이때는 조구등과 상엽 각 5전을 함께 달여 차대신 복용하면 5~6회로 혈압이 일정하게 된다.

• 기타 고혈압증에도 증상에 따라 사용하는데 일반적으로 2~3전이면 된다. 상엽의 혈압강하 작용은 완만하고 지속성이 없기 때문에 국화, 조구등을 기할 필요가 있다. 또 관상동맥경화에 의한 고혈압이나 뇌일혈로 혈압이 장기간 내리지 않을 때 쓰면 좋은 효과를 얻을 수 있다.

• 상엽에는 혈당을 저하시키는 작용도 있다. 단 3~6개월 간 계속 복용해야 한다.

이뇨소종

• 상엽은 비타민 B1을 풍부하게 함유하여 이뇨소종작용을 가지므로 각기, 신경염을 억제하고 식욕증진 및 신진대사촉진작용이 있다. 보고에 의하면 이뇨약을 써도 효과가 없는 부종은 대부분 각기가 원인인 경우가 많으므로 이것을 치료하는 데는 비타민 B1을 많이 함유한 것을 사용할 필요가 있다.

기타응용

• 양혈작용이 있으므로 혈열로 인한 토혈, 뉵혈에 단독으로 쓰거나 기타 처방에 넣어 이용한다. 단 효력은 약하다.

【참고】 늦가을 서리 맞은 것을 채취한 상엽이 효과가 뛰어나고, 찌거나 밀자한 증상엽은 명목작용이 우수하다.

* 보건복지부 한약처방100 가지 약초

# 승마

학명: Cimicifuga hetacleifolia, C, simplex
이명: 주승마, 계골승마, Cimicifugae rhizoma

승마의 뿌리줄기

■ ■ ■ 전문가의 한마디

해열작용과 항균작용, 진정작용, 강심작용, 이뇨작용, 혈압강하작용이 있다 갈근과 배합하여 피부병에서 아직 발진이 생기지 않은 증상을 다스린다.

●식물의 특성과 형태

뿌리는 굵고 흑자색, 꽃은 8~9월에 흰색으로 피며, 원줄기 윗부분에 많은 꽃이 달린다.

●약초의 성미와 작용

맛은 맵고 약간 달며 성질은 약간 차갑다. 폐와 비장, 위, 대장에 작용한다.

●약리효과와 효능

감기로 인한 두통, 치통, 구내염, 목이 붓고 아플 때, 두드러기, 발진, 탈항, 자궁하수 등에 이용된다.

●주요 함유 성분과 물질

Cimicigugine, Salicylic acid, Tannin, 수지, Caffeic acid, Ferula acid 등이 있고, 눈빛승마에는 Cimitin, Alkaloid, 당류, 유기산, 수지, 배당체,

Isoferulic acid, Ferulic acid 및 Caffeic acid가 있다.

●채취시기와 사용부위

가을에 채취하여 진흙을 제거한 후 깨끗이 씻어 햇볕에 말려 이용한다.

●효과적인 용량과 용법

하루에 4~12g을 복용한다.

●사용상 주의사항

신장이 약하거나 몸의 하반신에 기운이 없는 사람, 허열이 있는 사람과 피부병에서
이미 발진이 생긴 사람은 복용을 피하여야 한다.

【알기 쉽게 풀어쓴 임상응용】

발표투진
• 승마에는 발한해열작용이 있어 풍열 감기로 인한 두통, 발열, 악한, 인통 등에 갈근, 박하, 상엽, 국화 등
과 같이 쓰면 좋다. 몸이 약한 사람이 감기로 미열이 내리지 않을 때는 시호와 함께 청보약과 같이 쓰면 좋
다. 마진의 초기에 발진이 자연스럽게 솟지 않으면 보통 갈근을 가하여 쓰지만(승마갈근탕) 형개와 우방자
를 넣어 쓰면 청열의 효과뿐만 아니라 발진도 촉진하는 효과가 있어 빨리 솟게 한다.
• 승마는 해독의 작용이 있으므로 열독으로 인한 두통, 치은종통, 인통, 구설생창에 활용한다. 두통에는
석고, 백지 등을, 구창치통에는 석고, 황련 등을 가하며(청위산), 인통에는 현삼, 우방자, 길경 등을 같이 쓴
다. 또 금은화, 연교, 포공영과 같이 쓰면 열독에 의한 피부병과 피부소양증에도 쓸 수 있다.

승제
• 승마에는 승제작용이 있어 중기가 약하여 나타나는 하함증상 즉 단기, 체권, 탈항, 자궁하수, 붕루 등에
기혈을 보하는 황기, 당삼, 백출, 산약 등과 함께 쓰면 좋다. 여기에는 보중익기탕, 거원전 등이 쓰이며 모
든 기허하함의 증상을 조정할 수 있다. 보중익기탕에서 승제작용이 있는 승마와 시호를 빼고 쓰면 승제의
효과가 나타나지 않음이 실험적으로 증명되고 있다.
• 위하수가 심하면 항상 위부위에 팽만감을 느끼는데 과식하지 않도록 주의하고, 1일
3회의 식사를 6회로 나누어 먹으면서 당귀, 황기, 백출, 계지 등을 가하여 계속 복용
하면 위를 상승시키는 효과가 있다.
• 만성장염으로 연변이나 물 설사를 하며 복통이 있을 때는 백출, 산약, 당삼 등
과 같이 쓰면 좋다.

* 보건복지부 한약처방100 가지

# 시호

학명: Bupleurum falcatum, B. longiradiatum, B. euphorbioides
이명: 자호, 시초, 죽엽시호, 북시호, 뫼미나리, Bupleuri radix

시호의 뿌리를 말린 것

■■■전문가의 한마디

표증을 풀어 열을 내려준다. 간을 편하게 해주고 울체된 것을 풀어준다. 주로 감기, 열, 춥고 더운 증세가 반복될 때, 학질, 간기가 울체되어 옆구리와 유방 등에 통증이 올 때, 두통 어지러움, 월경 불순, 기운이 없어서 나타난 탈항, 자궁하수, 위하수 등을 치료한다.

●식물의 특성과 형태

높이 40~70cm, 뿌리줄기는 굵고 매우 짧으며, 줄기잎은 바늘모양, 꽃은 8~9월에 원줄기 끝과 가지 끝에서 노란색으로 핀다.

●약초의 성미와 작용

맛은 쓰고 약간 차갑다. 간과 담에 작용한다.

●약리효과와 효능

스트레스로 울체된 것을 풀어주고 발열과 오한이 교대로 반복되는 증상과 가슴과 옆구리가 결리는 증상, 생리가 순조롭지 않은 증상 등에 이용된다.

●주요 함유 성분과 물질

정유 및 Bupleurumol, Oleic acid, Linolenic acid, Palmitic acid, Stearic acid, Lignoceric acid, 포도당 및 Saponin 등이 함유되어 있다.

채취시기와 사용부위

봄과 가을에 채취하여 가지와 잎, 진흙 등을 제거한 후 깨끗이 씻어 햇볕에 말려서 이용한다.

●효과적인 용량과 용법

하루에 4~12g을 복용한다.

●사용상 주의사항

진액과 혈이 부족한 사람과 간의 양기가 치솟은 사람은 복용을 피해야 한다.


【알기 쉽게 풀어쓴 임상응용】

화해퇴열

• 시호는 감기로 인한 왕래한열, 흉협고만, 구고, 인건, 목현 등에 좋으며 특히 이장열(열의 고저가 일정치 않고 조석으로 1℃ 이상 변동)과 왕래한열에 좋다. 또 감기로 악한과 발열이 심할 때도 잘 듣는다. 감기 발열에는 갈근을 가하여 투설표열하고(시갈해기탕), 소양증을 치료하는 요약으로 소양경(반표반리)에 사기가 들어가한열왕래를 보이면 황금을 가하여 화해퇴열 한다.(소시호탕)

해울안신

• 시호에는 현저한 해울작용이 있으므로 우울로 지리멸렬한 말을 하고 잠을 못 이루는 등 히스테리 특유의 증상에는 사역산을 쓰면 좋다. 심인성 우울병에는 남성, 몽석, 울금을 가하여 쓴다. 또 정신분열로 우울이나 조울을 보일 때도 쓸 수 있다. 갑자기 광조 상태가 되어 큰 소리를 지르고 잠을 못 자며 충격적인 행동을 할 때는 시호를 5~8전 정도 쓸 필요가 있으며, 거담안신하는 몽석, 대황, 용담, 모려를 가하면 정신을 안정시키는 작용이 나타난다. 의식이 흐려지거나 기이한 행동을 보일 때도 시호를 대량 쓰면서 활혈화어약을 배합한다.

소염퇴황

• 간염으로 피부와 눈이 황색이 되고 가벼운 악한과 발열을 보이며 협하에 압통이 있고 전신 무력감이 있으면 인진, 울금, 지각과 같이 쓰면 좋다. 알코올 중독이나 신생아황달에도 인진과 차전자를 가하여 쓰면 효과가 있다.

보익승제

• 시호를 밀자하면 약간의 보익승제의 효능을 갖게 되므로 몸이 약한 사람의 하수증 치료에 쓰면 좋다. 기허하함으로 인한 탈항, 자궁하수, 위하수 등의 증후에는 당삼, 황기, 승마, 감초 등을 가하여 보기승양거함한다.(보중익기탕) 단 용량을 적게 써야 한다.

【참고】 일반적으로 생용함. 시호는 배합의 차이에 따라 효능이 달라지며 응용의 범위가 넓음. 시호와 갈근은 경청승산하는 작용이 있어 해표퇴열에 같이 쓴다.

* 보건복지부 한약처방100 가지 약초

# 우방자(우엉)

학명: Arctium lappa
이명: 오실, 편복자, 서점자, 우엉씨, Arctii fructus

우방의 성숙한 열매

해표약 (신량해표약)

102

■ ■ ■ 전문가의 한마디

약리실험 결과 항염 작용, 이뇨작용, 항균 작용 등이 밝혀졌다. 또한 최근에는 강심 작용이 있다는 보고 도 있다. 길경, 상엽, 절패모, 감초 등과 배 합하여 감기로 인해 기침과 함께 가래가 끓으면서도 잘 뱉어 지지 않는 증상을 다 스린다.

●식물의 특성과 형태

높이 1.5m, 뿌리는 길고 굵음, 꽃은 7월에 두화가 산방상으로 핌, 열매는 둥근 삭과, 씨앗은 갈색 관모가 있다.

●약초의 성미와 작용

맛은 맵고 쓰며 성질은 차갑다. 폐와 위에 작용한다.

●약리효과와 효능

체내의 풍열을 몰아내고 해열과 해독작용을 가지고 있어 유행성 감기로 인한 발열, 기침과 함께 가래가 많이 끓을 때, 두드러기와 종기 등의 피부 질환, 목이 붓고 아플 때 등에 효과가 있다.

●주요 함유 성분과 물질

arctiin을 함유하고 있는데, 가수분해에 의해 arctigenin, glucose를 생성하며, 지방유 25~30%가 함유되어 있다.

● 채취시기와 사용부위

8-9월에 과실이 성숙할 때 채취하여 햇볕에 말려서 이용한다.

● 효과적인 용량과 용법

하루에 4~12g을 복용한다.

● 사용상 주의사항

기가 허하여 두드러기가 희게 돋아나고 설사가 있거나 종기가 이미 화농된 사람, 변

비가 있는 사람은 복용을 피해야 한다.

【알기 쉽게 풀어쓴 임상응용】

### 소산풍열

• 우방자는 소산풍열과 소염해독의 작용이 있어 인후종통에 쓰면 좋다. 또 외과의 종양류에도 효과를 얻을 수 있는데 이것은 우방자에 균의 억제능력이 있기 때문이다. 특히 열독을 제거하는 작용이 있어 이하선염, 편도선염, 단독, 종양, 화농성 감염증 등에 금은화, 연교, 황금 등을 가하여 쓰면 좋다.

• 우방자는 두통이나 후두부가 당기고 아플 때 백지, 천궁, 강활을 가하여 쓰는 것이 좋고, 또는 우방자를 잘 찧어서 손에 발라 환부를 안마하면 좋다. 안마할 때는 국소를 약간 따뜻하게 해 주면 더욱 좋다.

### 지해투진

• 우방자는 급성 기관지염 초기에 심한 기침과 다량의 담, 인통을 보일 때 쓰면 기침을 멎게 하고 담을 제거하며 인통도 제거한다. 이때는 박하, 행인, 반하, 길경 등을 가하여 쓴다. 폐염으로 해수, 다량의 담, 흉통을 보이면 길경, 관동화, 자완, 패모, 과루인을 가하여 쓰면 좋다. 또 우방자는 만성 기관지염에도 쓸 수 있다.

### 통대편

• 우방자에는 많은 지방산이 함유되어 있어 인체의 열에너지 수요를 충족시킨다. 발열성 질환으로 대변이 건조하여 굳은 경우에 대변에 윤기를 주어 배설하는 작용을 하면서 염증도 예방하고, 발한을 촉진하며 장내의 적체물을 배설한다. 마자인과 행인을 같이 쓰면 더욱 좋다.

### 기타응용

• 열성질환으로 배뇨가 순조롭지 못할 때는 소엽, 감초와 같이 달여 복용하면 소변이 잘 나온다. 특히 우방근(우엉은 우방자보다 이뇨작용이 뛰어나므로 식이요법으로 곁들이면 더욱 좋다.

• 급성 신우신염으로 소변이 줄고 배뇨회수가 많으며 부종이 있으면 복령, 택사, 계지를 가하여 쓰면 소염리뇨에 좋은 효과가 있다.

* 보건복지부 한약처방100 가지

눈물이 나고 충혈된데, 하혈, 혈변성 이질, 탈항 등을 사용하는 약초

# 목적(속새)

학명: Equisetum hyemale
이명: 목적, 절절초, Equiseti hiemalis herba

104

●식물의 특성과 형태  높이 30~60cm, 줄기는 곧고 짙은 녹색, 잎은 퇴화되어 비늘모양, 포자낭 이삭은 줄기 끝에 원추형으로 난다.

●약초의 성미와 작용  달고 쓰며 성질은 평하며 간과 담과 폐에 작용한다.

●약리효과와 효능  눈이 충혈되고 눈물이 나며 뭔가가 가린 듯한 느낌이 나는 것과 하혈, 혈성 이질, 탈항 등을 다스린다.

●주요 함유 성분과 물질

다량의 규산염, Saponin, Resin 및 glucose를 함유, 전초에는 회분(거의 규산염) 17%, 아미노산 12% 정도 들어있다.

●채취시기와 사용부위  봄과 가을에 채취하여 햇볕에 말려서 사용한다.

복용방법

한번에 6~12g을 복용한다.

●사용상 주의사항

화를 잘 내는 사람이나 혈이 부족한 사람의 눈병에는 피해야 한다.

●임상응용 복용실례

괴화, 지각 등을 배합하여 치질로 인한 부스럼이나 출혈증을 치료한다.

# 본초학 제 ❷ 장
# 청혈약

### 청열사화약
기분의 열을 치료하는 약물. 대체로 달고 차거나 쓰고 찬 약들이며, 폐경과 위경의 기분 실열증을 다스린다. 심열, 서열을 치료하거나 청간명목하는 작용도 있다.

### 청열조습약
성미가 대체로 차고 쓰다. 습열이 내부에 쌓인 것이나, 습한 사기가 열로 변한 증상에 이용한다.

### 청열양혈약
영분과 혈분의 열을 끄는 약물의 총칭이다. 혈열망행증, 발진, 발반, 토혈, 뉵혈, 변혈, 번조, 신혼, 섬어 등의 증상에 적용한다.

### 청열해독약
열을 내리고 독을 제거하는 한약이다. 열독이나 화독을 없애는 약효를 나타낸다.

### 청허열약
허열을 끄는 약의 총칭. 보음약으로 본치하고 청허열약으로 표치한다.

# 결명자

학명: Casssia tora
이명: 결명자, 결명씨, 초결명, 결명초, Cassiae semen

결명자의 씨

106

■■■전문가의 한마디

국화, 석결명을 배합
하여 눈이 붓고 아픈
것을 다스린다.
약리실험 결과 결명
씨에 들어있는 안트
라키논 화합물이 대
장의 연동운동을 세
게 하여 설사를 일으
킨다는 것이 밝혀졌
다.

●식물의 특성과 형태

높이는 1미터 내외이며 6~8월에 노란색 꽃이 핀다.

●약초의 성미와 작용

달고 쓰며 짜고 성질은 약간 차고 독은 없으며 간과 대장에 작용
한다.

●약리효과와 효능

눈이 충혈되어 붓고 아프며 햇빛을 꺼리고 눈물이 흐르는 데나 시
력감퇴, 야맹증이나 기타 두통, 어지럼증 가슴이 답답한 증상, 또
는 변비에 좋다.

●주요 함유 성분과 물질

에모딘, 토라크리손, 단백질, 지방, 점액질 등이 포함되어 있다.

●채취시기와 사용부위

가을에 씨가 여문 다음 줄기채로 베어서 말려 씨를 털어 사용하거나 볶아서 쓴다.

● 효과적인 용량과 용법

하루 6~12g을 탕약, 가루약 형태로 복용한다.

● 사용상 주의사항

변이 무른 자와 혈이 부족하여 어지럼증이 있는 사람은 복용해서는 안된다.

【알기 쉽게 풀어쓴 임상응용】

### 청간명목

• 바이러스로 인한 급성결막염에는 목적, 적작, 금은화, 생지황, 치자와 같이 쓰면 좋다. 유행시기에 미리 사용하면 예방에도 효과가 있다.

• 노인의 각막혼탁은 일종의 만성진행성질환으로 중년부터 노년에 발생하는데 이 경우에는 육미에 결명자, 목적, 석곡, 밀몽화, 복분자, 국화 등을 넣어 장기간 복용하면 좋다.

### 혈압강하

• 혈압이 상승하여 일정치 않고, 강압제를 써도 장기간 효과가 지속되지 않는 경우 간혹 심장혈관이나 뇌혈관에 병변이 병발하는 수가 있는데 이때는 택사, 갈근, 산수유 등과 같이 달여 복용하면 관상동맥을 확장하여 혈류저항을 감소시키는 작용을 하므로 강압효과 얻을 수 있다.

• 본태성 고혈압으로 장기간 혈압약을 복용해도 효과가 없을 때 장에 문제가 없다면 1회 결명자 5~8전을 달여 매일 1회씩 1개월 간 복용하면 좋고, 여정자와 한련초를 같이 쓰면 더욱 좋다.

• 뇌일혈로 인한 중풍으로 반신불수가 되어 혈압이 계속되고 변비가 있을 때는 알맞은 처방약을 쓰면서 결명자 5전과 여정자 3전을 따로 달여 먹으면 혈압도 내리고 변비도 방지하는 효과가 있다.

• 결명자의 강압작용은 완만하지만 안정적이므로 장에 문제만 없으면 장기간 지속해도 좋다.

### 콜레스테롤 저하

• 고콜레스테롤 혈증에도 결명자를 쓰면 좋다. 임상실험에서도 결명자가 콜레스테롤 저하작용이 있다는 것을 증명하고 있다. 복용 중에 가벼운 설사가 나는 수가 있는데 방치하여도 무방하며, 산사와 여정자를 같이 쓰면 98% 이상 효과가 있다고 한다.

• 관상동맥경화로 인한 협심증에는 단삼, 강향과 같이 쓰면 통맥진통의 작용을 가진다. 또 이것은 콜레스테롤을 내리는 효과가 있고, 많지 않는 경우에는 예방도 된다.

### 변비치료

• 고혈압은 아니나 진액부족으로 입이 마르며 변비로 복부가 팽만하고 수면불량일 경우에는 결명자 5전, 현삼, 맥문동 각3전을 진하게 달여 천천히 먹으면 좋고, 혹은 기존의 처방에 마자인, 육리인 등을 같이 써도 좋다.

# 노근(갈대뿌리)

학명: Phragmites communis
이명: 노모근, 노고근, 노근, Phragmitis rhizoma

108

갈대 뿌리를 건조한 것

■■■전문가의 한마디

구갈, 구토, 폐에 종양
이 생겨 농을 토하는
증상을 다스린다.

●식물의 특성과 형태

다년생 높은 초본 식물이며 높이는 1~3m이다. 지하의 줄기는 굵
고 옆으로 자란다. 줄기는 직립하고 속이 비어 있다. 개화기와 결
실기는 7~10월이다. 강가에서 자란다.

●약초의 성미와 작용

맛은 달고 차가운 성질이 있다. 폐경과 위경에 속한다.

●약리효과와 효능

열을 내려주고 체액의 분비를 촉진시키고 답답한 것을 없애고 구
토를 그치게 한다. 그리고 이뇨 효과도 있다. 주로 열병 갈증, 위에
열이 나서 토할 때, 폐에 열이 나서 기침할 때, 폐렴으로 고름을 토
할 때, 임증 등을 치료한다.

열을 없애고 진액을 만드는 작용을 하므로 구갈, 구토, 폐에 종양이 생겨 농을 토하는 증상을 다스린다.

●주요 함유 성분과 물질
Coixol, 단백질 5%, 지방 1%, 탄수화물 51% 및 Asparagine, Tricin, Vit. B1, B2 등이 함유되어 있다.

●채취시기와 사용부위
사계절 모두 캘 수 있다. 채취 후에 싹과 잔뿌리 그리고 잎을 제거하여 신선할 때 사용하거나 햇볕에 말린다.

복용방법
20~40g을 복용한다.
말린 약제 15~30g에 물 800ml를 넣고 약한 불에서 반으로 줄 때까지 달여 하루 2~3회로 나누어 마신다. 생것은 2배를 사용한다. 즙을 내어 마실 수도 있다.

●사용상 주의사항
소화기가 약한 사람은 피해야 한다.

【금 기】
비위가 허한할 경우는 사용하지 않는 것이 좋다.

●임상응용 복용실례
구갈, 구토, 폐에 종양이 생겨 농을 토하는 증상을 다스린다.
죽여, 생강즙을 배합하여 위에 열이 있어 구토하는 것을 다스린다.

* 보건복지부 한약처방100 가지 참조

# 죽엽(솜대)

학명: Sasa borealis var, henonis
이명: 담죽엽, 기주조릿대, Bambusae folium

솜대의 눈엽

■■■전문가의 한마디

두통과 목마름 증상, 소아경기, 심한 기침, 소변이 적고 붉은 증상에 사용한다. 석고, 맥문동 등과 배합하여 열병과 이로 인한 갈증, 발열 등을 다스린다.

●식물의 특성과 형태

솜대 높이 15~20m, 죽순대 다음으로 크며, 줄기는 처음에는 녹색이지만 황록색으로 변한다.

●약초의 성미와 작용

맛은 맵고 쓰며 성질은 차갑다. 심장과 폐, 담, 위에 작용한다.

●약리효과와 효능

심장과 폐, 위에 주로 작용하여 열병에 가슴이 답답하고 갈증나는 것, 심장의 열로 오줌이 잘 나오지 않고 붉은 것,폐의 열로 기침하면서 피를 토하거나 코피나는 것 등을 효과가 있다.

●주요 함유 성분과 물질

Arundoin, βSitosterol, Campesterol, Cylindrin, Friedelin, Stigmasterol, 14-Taraxeren-3-ol 등이 함유되어 있다.

● 채취시기와 사용부위

여름에 1년이상 된 잎을 채취하여 채집, 건조하여 사용한다.

복용방법

하루에 8~16g을 복용한다.

● 사용상 주의사항

복용에 대한 특별한 금기는 없다.

【알기 쉽게 풀어쓴 임상응용】

청열화담

• 상한으로 고열이 나면 바로 담죽엽과 석고를 쓰면 좋다. 죽엽석고탕이 이것으로 고열을 끄는 작용이 있다. 만일 열세가 물러가지 않고 일어나서 떠들거나 돌아다니면 황련, 황금, 대황과 같이 쓸 필요가 있다.

• 모든 발열질환으로 심번하고 물을 마셔도 갈증이 멎지 않을 때도 담죽엽을 쓰면 좋다. 열이 상당히 높을 때는 석곡, 맥문동과 같이 쓰면 퇴열생진의 효과를 얻을 수 있다.

• 출혈성 뇌졸중으로 위험한 상태가 되면, 의식불명과 인후에 가래가 차서 막히고, 사람을 알아보지 못하며, 반신불수, 구안왜사, 구각류연, 설강경, 언어불청 등의 증상이 나타난다. 고열을 수반하는 경우에는 죽력을 자주 복용시켜 환자로 하여금 대량의 담을 토하게 할 필요가 있으며, 이렇게 하면 고열도 내릴 수 있다. 동시에 담죽엽, 용담, 황금, 황련, 석고를 써서 열을 내리면 통변의 효과도 얻을 수 있다. 증상이 비교적 가벼울 때는 이로써 의식이 회복되지만 반신불수는 단기간에 정상으로 돌아오지 않는다. 열이 내리고 의식이 돌아오면 계속 활혈어약을 쓰고 침구를 병용해야 한다.

기타응용

• 담죽엽에는 이뇨작용이 있으므로 방광이나 요도에 열이 있어 요량이 적고 요의 색이 붉은 경우에 담죽엽 5전을 달여 음료로 대용하면 소변이 잘 나오고 염증의 진행을 막을 수 있다. 혈뇨의 치료에는 소계, 백모근을 같이 쓰면 좋다.

• 담죽엽은 구강궤양의 치료에 중요한 약물이다. 심화로 인한 구설생창에 생지황, 목통, 치자, 석고 등을 가하고(도적산), 등심이나 차전자도 같이 쓰면 좋으며, 석고, 천축황, 치자 등을 같이 써도 좋다.

• 소아가 심열이 많아 밤에 울면 조구등, 박하, 선퇴, 등심 등을 같이 쓴다.

# 석고(황산 칼륨)

학명: Gypsum
이명: 세석, 세리석, 백호, Gypsum Fibrosum

유산염 광물에 속한 석고를 채취한 것

■■■전문가의 한마디

극심한 발열에 해열 제로 사용한다. 주로 폐와 위의 열을 내리 고, 심한 갈증을 치료 한다. 지모 등과 배합 하여 열병 시 열이 내 려가지 않고 계속 지 속되고, 갈증이 있으 며 가슴이 답답한 증 상을 다스린다.

●식물의 특성과 형태

길죽한 판상의 불규칙한 덩어리, 백색 또는 회백색의 반투명한 특 징이 있으며 체는 무거우나 그 질은 가볍다.

●약초의 성미와 작용

맛은 맵고 달며 성질은 매우 차갑다. 폐와 위에 작용한다.

●약리효과와 효능

고열과 함께 갈증이 나고 가슴이 답답하며, 기침을 심하게 할 때 효과가 있다.

●주요 함유 성분과 물질

주성분은 함수유산칼슘으로 구성되어 있으며, 사분, 유기물, 황화 물 등의 혼입되어 있다.

●채취시기와 사용부위

청열약 (청열사화약)

112

채취한 후 진흙을 제거하고 분쇄하여 이용한다.

　복용방법

하루에 15~60g을 복용한다.

●사용상 주의사항

소화기가 약하고 속이 찬 사람이나 몸에 진액과 혈이 부족한 사람은 복용을 피해야 한다.

【알기 쉽게 풀어쓴 임상응용】

#### 퇴열해갈

• 모든 열병으로 고열이 지속되고, 구갈번조, 심번, 신혼, 섬어, 발광, 구갈, 인건 등의 증상이 나타나는 경우에는 석고에 죽엽을 배합한 죽엽석고탕을 쓴다. 이 죽엽석고탕은 온열병의 후기에 심흉번민, 구갈희음, 설홍소태, 맥삭 등의 여열이 남아 있는 증상(염증이 거의 종식되었을 때)에도 활용하면 좋다. 또 석고에 황련, 용담, 황금을 같이 쓰면 해열작용이 크게 증강된다.

• 고열로 인한 두통이나 피부에 작열감을 느끼면 죽엽, 상엽, 조구등을 같이 쓰면 청서해열의 효과를 얻을 수 있다.

• 고열로 피부가 가려울 때는 하석고 분말을 바르면 좋다. 석고를 소하면 수렴작용이 있기 때문에 피부의 가려움이 멎는 효과를 얻을 수 있다.

#### 해독소종

• 피부에 갑자기 홍종동통이 있을 때는 생석고의 분말을 바르면 염증과 부기를 없애고 화농을 예방할 수 있다. 소아에게 하계에 자주 발생하는 옹종에도 좋다.

• 종기가 생겨 터진 환부가 아물지 않을 때는 하석고를 쓰면 좋다. 단, 표면이 붉지 않고 부기도 없을 때는 효과가 없다.

#### 기타응용

• 위장병에 이열상승으로 인한 구설이 건조하고 인후가 붉게 부었을 경우에는 천축황, 황금, 황백을 같이 쓰면 좋다.

• 급성유선염을 '유옹'이라고 하는데 이때 홍종동통이 있으면 석고 분말을 물에 개어 반죽한 것을 바르면 좋다. 유방에 멍울이 있으나 붉지도 붓지도 않은 것은 '유저증'이라고 하는 것에는 효과가 없으며, 악성종류에도 효과가 없다.

• 야간에 수면시간이 짧으면 잇몸이 위축되어 출혈이 나는 수가 있는데 이때는 죽엽과 같이 음료를 만들어 계속 복용하면 출혈이 멎는다.

• 체력이 강하고 두통, 변비, 심번, 맥유력이 보이는 고혈압에도 사용하며, 하하여 가루로 만들어 창상(열창), 궤양, 습진, 수화탕상 등에 바르면 수렴, 청열, 지통, 생기의 효능이 있다.

113

# 담죽엽(조릿대)

학명: Lophatherum gracile
이명: 담죽엽, 조릿대풀, Lophatheri herba

청열약 (청열사화약)

114

●식물의 특성과 형태  길이 25~75cm, 줄기는 원주형으로 마디가 있고, 속이 비어 있음, 잎은 피침형, 바깥면은 엷은 녹색~황록색이다.

●약초의 성미와 작용  달고 담담하며 성질은 차며 심과 위와 소장에 작용한다.

●약리효과와 효능  구갈이나 가슴 두근거리는 것, 소변이 잘 안 나오는 것, 소변이 탁한 것을 다스린다.

●주요 함유 성분과 물질

Arundoin, βSitosterol, Campesterol, Cylindrin, Friedelin, 14-Taraxeren-3-ol, Stigmasterol 등이 함유되어 있다.

●채취시기와 사용부위  5~6월에 채취하여 쪄서 말려서 사용한다.

●복용방법  4~12g을 복용한다.

●사용상 주의사항

임신부는 피해야 한다.

●임상응용 복용실례  심, 위, 소장에 작용 구갈이나 가슴 두근거림, 배뇨 곤란, 소변이 탁한데 사용한다. 백모근 등과 배합하여 오줌에 피나는 것을 다스린다.

# 청상자(개맨드라미)

학명: Celosia argentea
이명: 청상자, 우미화자, Celosiae semen

●식물의 특성과 형태 높이 40~80cm, 잎은 어긋나고 침상, 꽃은 7~8월에 연한 적색 수상화서, 열매는 짧으며 종자는 여러 가지다.

●약초의 성미와 작용 맛은 쓰고 성질은 약간 차갑다. 간에 작용한다.

●약리효과와 효능

간에 열이 있으면 눈이 충혈되거나 아프고 눈에 뭔가 끼어 잘 보이지 않게 되는데 청상자는 이러한 증상에 효과가 있다. 이외에도 고혈압, 코피 등을 다스린다.

●주요 함유 성분과 물질 지방유, 소산카리움, 니코틴산이 함유되어 있다.

●채취시기와 사용부위 가을에 성숙한 종자를 채취하여 건조하여 사용한다.

　복용방법 하루 12~20g을 복용한다.

●사용상 주의사항

간과 신장이 안좋은 사람이나 동공이 산대된 사람은 복용을 피해야 한다.

●임상응용 복용실례

결명자, 밀몽화, 국화 등과 배합하여 눈이 충혈되고 아픈 증상과 함께 시력이 약해지는 것을 다스린다. 청상자는 안과질환에 상용하는 약재로 고혈압, 코피를 치료한다. 혈압강하, 동공산대, 항균 작용이 있다.

# 지모

학명: Anemarrhena asphodeloides
이명: 야료, 기모, 창지, Anemarrhena rhizoma

지모의 뿌리줄기

■■■전문가의 한마디

해열, 진정, 혈당량강하, 항균 작용이 있으며 발열, 소갈, 갈증, 변비, 소변불리, 마른기침 등에 사용한다. 석고 등과 배합하면 열병이 오래도록 낫지 않는 것을 다스린다.

●식물의 특성과 형태

뿌리줄기는 굵으며 끝에서 잎이 모여 난다. 잎은 바늘모양이고, 꽃은 6~7월에 피고, 열매는 긴타원형 삭과이다.

●약초의 성미와 작용

맛은 쓰고 달면서 성질은 차갑다. 폐와 위, 신장에 작용한다.

●약리효과와 효능

열을 내리고 진액이 부족해진 것을 촉촉하게 적셔주는 효능이 있다.

●주요 함유 성분과 물질

뿌리줄기에 Asphonin, Sarasapogenin, Pantothenic acid, 점액, Tannin 질이 있고, 잎에는 Mangiferin, Timsaponin A-I 등이 함유되어 있다.

●채취시기와 사용부위

가을에 채집하여 수근을 버리고, 햇볕에 말려 쓰기 좋게 가공한 약재를 물에 담가 수분을 가한 다음 털을 깎아 버리고 썰어서 그대로 쓰거나 소금물로 볶아서 사용한다.

복용방법

하루에 3~15g을 달여서 복용한다.

●사용상 주의사항

소화기가 약하고 속이 찬 사람이나 변이 묽고 설사를 하는 사람은 복용을 피해야 한다.

【알기 쉽게 풀어쓴 임상응용】

청열양음
• 대부분 성미가 고한인 약은 정도와 성질에 차이는 있지만 거의 항균작용을 갖고 있다. 하지만 지모의 항균작용은 다른 약에 비해 약한 편이다.
• 지모는 영양성분이 함유되어 있으므로 고열성발병 후에 별갑과 같이 쓰면 좋다.
• 몸이 허약하여 미열이 있는 환자는 사삼, 별갑, 현삼을 넣어 쓰면 좋다.
• 지모는 자음강화의 효능이 있으므로 허열 즉 음허화왕로 인한 오후미열, 골증조열, 노열, 도한, 성욕과다로 인한 몽유에는 항상 황백과 함께 쓴다.(지백지황환) 지모와 황백을 같이 쓰면 (성)신경진정과 자음강화(소염)의 효과가 증강한다.
• 빈혈, 현훈, 언어불명, 돌연혼도, 두훈부지 등의 증상에는 천마, 반하, 하수오, 당귀, 시호를 넣어 쓰면 좋다.

지혈사화
• 잇몸, 구강점막출혈, 요도출혈 및 구취에는 어느 경우든 지모에 목단, 자골피, 석고를 넣어 쓰면 좋다.
• 임부가 정서불안으로 불면이 계속될 때는 지모, 황백, 생지황, 산조인, 상기생을 같이 쓰면 좋다.

이뇨소종
• 방광습열이 심하고 요가 붉고 잘 나오지 않을 때, 배뇨통이 심할 때는 오령산에 지모와 비해를 넣어 쓰면 소변이 잘 나온다. 지모는 전립선비대로 인한 급성요폐에도 효과가 있다. 이때는 차전자, 복령, 택사와 같이 쓴다.
• 지모는 이뇨소종의 효능이 있으므로 만성신염으로 부종이 좀처럼 빠지지 않고 빈뇨, 미열을 보일 때는 지모에 숙지황, 복령, 택사를 넣어 쓰면 좋다. 단 약성이 차기 때문에 장기간 사용하는 것은 좋지 않다.

기타응용
• 지모는 자음윤조, 생진지갈의 효능이 있어 허열을 제거하고 구갈을 치료하므로 음허소갈로 구갈, 다음, 다뇨 등을 보이면 천화분, 오미자 등을 넣어 쓰거나(옥액탕) 석곡, 맥문동, 갈근 등을 넣어 쓴다.

117

# 치자

학명: Gardenia jasminoides for. grandiflora
이명: 목단, 산치자, 황치자, Gardeniae fructus

청열약 (청열사화약)

치자나무 열매

118

■ ■ ■ **전문가의 한마디**

가슴이 답답하고 잠
이 안 오는 것과 소갈,
황달, 코피, 오줌이나
대변에 피가 섞여 나
오는 증상 등을 다스
린다. 담두시 등과 배
합하여 가슴이 답답
하고 잠을 못 이루는
증상을 다스린다.

●식물의 특성과 형태

높이 1.5~2m, 잎은 대생, 꽃은 6~7월에 흰색, 열매는 긴 타원형으
로 9월에 노란빛을 띤 붉은색으로 익는다.

●약초의 성미와 작용

맛은 쓰고 성질은 차갑다. 심장과 간, 위, 폐, 삼초에 작용한다.

●약리효과와 효능

가슴부위에 번열이 있으면 가슴이 답답하고 불편하면서 잠이 잘
오지 않고 뒤척이게 되며 눈이 벌개지고 구강과 인후에 염증이 생
기기도 하는데, 치자는 상초의 열을 내려주어 이러한 증상들을 개
선시켜 준다.

●주요 함유 성분과 물질

주성분은 색소인 Crocin과 Iridoid 배당체인 Genipin, Geniposide,

Gardenoside이 있다.

●채취시기와 사용부위

여름과 가을에 잘 익은 열매를 채집하여 햇볕에 말린 후 약으로 하는데 생것을 쓰거나 볶아서 사용한다.

●효과적인 용량과 용법

하루에 3~10g을 달여서 복용한다.

●사용상 주의사항

식욕이 없이 속이 더부룩하면서 설사를 하는 사람은 복용을 피해야 한다.

【알기 쉽게 풀어쓴 임상응용】

청열해독

• 치자는 사화제번의 효능이 있으므로 열병으로 인한 심번, 울민, 조요부녕, 허번에 두시를 넣어 쓴다(치자시탕) 만약 화독이 심하여 고열번조, 신혼어가 있을 때는 황련, 연교, 황금 등을 넣어 쓴다.(청온패독음) 유행성뇌막염에도 상기의 증상이 잘 나타나는데 치자는 이때도 주요 약물이다.

• 치자는 세균성설사의 치료에 쓰이며 적리균, 대장균, 녹농균에 대한 항균작용이 있으므로 이질 초기에 황련, 황금을 넣어 쓰고 출혈이 많을 때는 치자를 많이 써야한다.

• 유행성결막염으로 목적종통, 다루가 있을 때 쓰면 소염소종의 효과를 얻을 수 있다. 동시에 구건, 구고, 심번, 불면 등의 증상이 있을 때가 특히 좋다. 결막염 유행시에는 예방에도 좋은 효과를 나타낸다.

이습퇴황

• 치자는 청리습열, 이담퇴황의 효능이 있으며 담즙분비를 촉진하므로 간이나 담낭의 초기염증에 사용되는 약물의 하나이다.

• 방광습열로 배뇨곤난, 배뇨통을 보이고 심할 때는 혈뇨를 보이면 치자를 대량으로 쓰면 좋다. 또 차전자, 인진을 넣어 쓰면 더욱 좋다. 신우신염이나 요도염 등으로 인한 소변불리에는 감초초와 같이 쓰면 좋다.

지혈

• 치자는 혈열토혈, 뉵혈, 혈리, 하혈, 요혈, 배뇨통, 질타손상, 기름에 덴 화상 등에도 탁월한 효과가 있다. 혈열출혈에는 청열량혈약을 가하고, 질타손상, 혈어종통에는 가루를 초에 섞어 바르며(그냥 밀가루와 섞어 발라도 좋다), 기름에 덴 화상, 화상에는 가루를 난백과 혼합하여 바른다. 또 골절이나 탈구 후에 환부가 청자색이며 종창, 동통이 남아 있을 때는 치자에 도인, 홍화, 적작을 넣고 분말로 만들어 술을 섞고 볶아 뜨거울 때 환부에 바르면 활혈화어, 소종지통의 효과를 얻을 수 있다.

* 보건복지부 한약처방100 가지 약조

고혈압, 자궁염, 폐결핵, 간염, 구안와사, 갑상선종, 발열 등에 사용하는

# 하고초

학명: Prunella vulgaris var. asiatica, P. vulgaris var. aleutica
이명: 석구, 유월건, 꿀방망이, 꿀풀, Prunella spica

120

●식물의 특성과 형태 높이 20~30cm, 꽃은 5~7월에 적자색, 열매는 분과로 황갈색이다. 약재는 화축이 많은 포엽 및 꽃받침이 붙어있다.

●약초의 성미와 작용 맛은 맵고 쓰며 성질이 차갑다. 간과 담에 작용한다.

●약리효과와 효능 유방의 종양이나 암, 기타 고혈압, 자궁염, 폐결핵, 간염, 구안와사, 갑상선종, 발열 등에 사용한다.

●주요 함유 성분과 물질 수용성 무기염이 들어 있는데 그 중 68%가 염화칼륨이다. 비타민 B1 및 Alkaloid 등도 함유하고 있다.

●채취시기와 사용부위

여름에 이삭이 절반쯤 시들 때에 채집하여 햇볕에 말려 약으로 한다.

●복용방법 하루 10~20g을 달여 복용한다.

●사용상 주의사항

몸이 허약한 사람이나 소화기가 약한 사람은 복용을 피해야 한다.

●임상응용 복용실례 혈압강하, 유방의 종양이나 암, 고혈압, 자궁염, 폐결핵, 간염, 구안와사, 갑상선종, 발열 등에 약용한다. 국화와 석결명 등과 배합하여 눈이 붓고 붉어지며 아픈 증상이나 두통, 어지럼증을 다스린

혈압상승작용, 항염작용, 이뇨작용, 혈액응고억제작용 등이 밝혀진

# 진피(물푸레나무)

학명 : Fraxinus rhynchophylla HANCE
이명 : 잠피, 진백피, 백심목피, 물푸레 껍질

121

●식물의 특성과 형태 높이 길이는 약 10~60cm이고 두께는 약 1.5~3mm이다. 외표면은 회백색이거나 회갈색등으로 평탄하거나 엉성하며 회백색의 원점상의 피공과 가는 주름 및 흔적이 있다.

●약초의 성미와 작용 맛은 쓰고 떫으며 성질은 차갑다. 간과 담, 대장에 작용한다.

●약리효과와 효능 진피는 차고 수렴하는 성질이 있어 습열을 없애주고 간담의 화를 내려 준다. 뇨산증, 이질, 장염, 여성의 대하 등 습열이 원인이 되는 질환과 간담의 화로 눈에 염증이 생겨 붓고 아픈 경우, 눈에 예막이 생겨 잘 보이지 않는 경우 등에 광범위 하게 사용한다.

●주요 함유 성분과 물질 aesculin, aesculetin 등이 함유되어 있다.

●채취시기와 사용부위 봄과 가을에 채취하여 그늘에서 말린다.

　복용방법 6~12g을 복용한다.

●사용상 주의사항 소화기가 허약한 사람은 복용을 피해야 한다.

●임상응용 복용실례 장연동운동억제작용, 혈압상승작용, 항염작용, 이뇨작용, 혈액응고억제작용 등이 밝혀졌다. 백두옹, 황련, 황백 등과 배합하여 열성 이질로 변을 보고도 뒤가 무거운 증상을 다스린다.

# 고삼(도둑놈의 지팡이)

학명: Sophora flavescens, Echinosophora koreensis
이명: 고삼, 수괴, 지괴, 고골, Sophorae radix

청열약 (청열조습약)

도둑놈의 지팡이 주피를 벗긴 뿌리

122

■■■전문가의 한마디

강심작용, 이뇨작용,
건위작용, 자궁수축
작용, 항궤양작용, 억
균작용, 살충작용 등
이 밝혀졌다. 용담초,
치자 등과 배합하여
황달을 다스린다.

●식물의 특성과 형태

동아시아, 시베리아에 분포, 크기 0.8~1m, 잎은 홀수깃꼴겹잎으로
작은 잎은 15~40개, 가지 끝에 20cm 정도의 연한 노란색 총상화서
로 핀다.

●약초의 성미와 작용

맛은 쓰고 성질은 차며 독은 없으며 습기와 열기를 제거하는 성질
이 있다.

●약리효과와 효능

급성 세균성 이질, 만성 아메바성 이질, 소변을 잘 못보고 아픈데 사
용하며, 그 외에 황달, 음부 소양증, 대하, 습진, 옴 등에도 사용한다.

●주요 함유 성분과 물질

알카로이드의 d-matrine, d-oxyma trine, d-sophoranol 등과 플라보노
이드류인 xanthohumol, isoxanthohumol 등이 함유되어 있다.

●채취시기와 사용부위

봄과 가을에 파내어 깨끗이 씻고 썰어서 햇볕에 말려 약으로 사용한다.

●효과적인 용량과 용법

3~10g을 달여 복용한다.

●사용상 주의사항

비장과 위가 좋지 않아 식사를 못하고 설사를 하는 환자는 쓰지 말아야 한다.

【알기 쉽게 풀어쓴 임상응용】

항균소염

• 고삼은 소화기질환중 세균성이질에 대한 항균력이 제일 좋고, 그 다음이 호흡기질환이다. 고삼만 단독으로써도 좋고, 복방으로 쓰거나, 관장을 해도 좋다. 급성 세균성이질에 고삼만 단독으로 쓸 때는 고삼 5전 ~1양에 물 2공기를가하여 1공기가 되도록 진하게 달여 따뜻할 때 복용하면 잘 듣는다. 복방으로 할 때는 고삼 5~8전에 목향 2전, 황금 3전을 가하여 쓰면 좋다. 보통 2일 정도 복용하면 배변회수가 줄어들고 변이 굳어진다. 관장은 증상이 없어진 뒤에도 검사결과는 음성이 아닐 때나 복부수종이 아직 제거되지 않을 때 행하는데 고삼 2양에 많은 물을 붓고 달여서 관장기로 5~7일간 계속해야 좋다.

• 고삼을 군약으로 쓰면 상기도의 급성, 만성염증을 치료하는 데 좋다. 단 배합하는 약은 적을수록 잘 듣는다. 소아의 폐렴 초기에는 마행감석탕에 넣어 쓰면 좋으나 고열로 탈수증상이 있을 때는 고삼은 조성이 강하므로 적합하지 않다.

• 만성기관지염으로 기침이 심할 때 고삼, 전호, 행인, 길경을 같이 쓰면 지해화담효과가 아주 좋다. 인후염증으로 붓고 화농이 되어 있을 때는 고삼에 길경, 산두근, 감초를 넣어 쓰면 소염배농효과가 있다.

살충해독

• 고삼에는 청열조습의 효능이 있으므로 습열로 인한 황달에는 용담, 치자와 같이 쓰고, 사리에는 단독으로 쓰거나목향, 감초와 같이 쓰기도 한다.(향삼환) 황색의 점조한 대하 및 음부소양증에는 황백, 백지, 사상자를 가한다.

• 피부습진으로 소양, 농가진, 창개, 신경성피부염 등에도 고삼 2양, 사상자 양을 진하게 달여 매일 자주 환부를 씻으면 좋고 장기간 써도 지장이 없다. 또 고삼과 고반, 관중을 가루로 만들어 환부에 발라도 살충지양효과가 있다.

이뇨소종

• 고삼에 함유된 알카로이드에는 이뇨작용이 있으므로 요도의 염증을 없애고, 요량을 증가시키며 소종작용도 한다. 고삼만 단독으로써도 되고 혹은 포공영, 석위 등 청열해독약이나 이뇨통림약과 같이 쓰면 좋다. 당귀와 패모가 배합된 당귀패모고삼환을 임신부의 소변불리 증상을 치료할수 있다.

# 용담초

학명: Gentiana scabra var, buergeri, G triflora, G uchiyamai
이명: 용담, 고담, 초용담, 과남풀, Gentianae radix

124

용담의 뿌리 줄기

■■■전문가의 한마디

위액 분비와 위의 운동을 촉진하는 작용, 간기능 촉진작용, 혈압강하작용, 진해작용, 해열작용, 항균작용 등이 있음이 밝혀졌다.
인진 치자, 황백 등과 배합하여 황달을 다스린다.

●식물의 특성과 형태

높이 20~60cm, 뿌리줄기는 짧고 굵은 수염뿌리가 있다. 잎은 마주나며 꽃은 8~10월에 자줏빛, 열매는 삭과이다.

●약초의 성미와 작용

맛은 쓰고 성질은 차갑다. 간과 담, 위에 작용한다.

●약리효과와 효능

간과 담에 습열이 차 있어 나타나는 눈의 충혈과 두통, 귀가 울리는 증상과 가슴과 옆구리가 결리고 아픈 증상, 경련과 함께 팔다리가 움츠러들고 펴지지 않는 증상 등에 효과를 나타낸다.

●주요 함유 성분과 물질

gentiopicrin 약 2%와 gentianine 약 0.15%, gentianose 약 4%를 함유하고 있다.

●채취시기와 사용부위

봄과 가을에 뿌리를 채취하여 손질을 한 후 잘 씻어서 햇볕에 말려서 이용한다.

●효과적인 용량과 용법

하루에 4~6g을 달여서 복용한다.

●사용상 주의사항

소화기가 약하고 속이 찬 사람은 복용을 피해야 한다.

【알기 쉽게 풀어쓴 임상응용】

청열이습
• 용담은 장티푸스균에 대한 항균작용과 소염작용을 가지며, 특히 고열로 일어나는 의식불명, 섬어에 대하여 해열과 의식각성의 효과가 있는데 황련, 황백 등과 같이 쓰면 효과가 훨씬 증가된다.
2. 고열에서 볼 수 있는 목적, 의식불명 상태는 고열에 의한 중추신경의 교란에서 오는 것으로 빨리 저지하지 않으면 나은 후에도 좋지 못하므로 바로 용담 및 삼황사심탕을 써야 한다. 또 장티푸스, 말라리아, 유행성수막염 등에 용담1양을 진하게 달여 주야 4회로 나누어서 복용하면 24시간 이내에 의식이 회복된다. 또 고초열에도 용담을 군으로 쓰면 좋다.
• 급성중이염이나 방광염, 고환염, 와음부염 등에는 모두 용담에 황련, 황금을 가하여 군약으로 쓸 필요가 있다. 이 세 가지 약물들은 모두 항균작용을 가지고 있기 때문에 소염, 소종에 좋은 효과가 있다.
• 용담은 gentianviolet 주성분이므로 구강점막의 궤양에도 진하게 달여 바르면 궤양면을 보호하고 건조시키는 효과가 있다.
• 간경에 열이 심하여 열극생풍이 발생하여 고열경기를 일으키고 경궐상태가 되었을 때는 용담에 석결명, 조구등, 우황, 청대 등과 같이 사용하면 병상의 진행을 억제할 수 있다. 또 뇌막염 초기에도 용담과 석고를 많이 쓰면 좋다.
• 인후종통은 용담에 우방자, 길경, 감초를 넣고 달여 서서히 복용하면 인후의 부기와 통증을 제거하는 데 좋다.
기타응용
• 심한 고혈압으로 두혼, 두통, 이명의 증상이 있을 때는 용담을 군으로 쓰고 황금, 목단을 가하여 쓰면 좋다.
• 습열로 음부가 붓고 가렵거나 백대하, 습진 등의 증후에는 고삼, 황백, 차전자와 같이 쓰면 좋다.
• 야맹증 초기에는 용담 1양과 황련 1양을 가루 내어 1첩으로 만들어 이것을 3회로 나누어 복용하면 6~7첩에 효과를 얻을 수 있다.
• 녹내장으로 안압이 오를 때 용담 4전을 매일 복용하면서 양간을 먹으면 상당한 효과가 있다. 눈곱이 많이 끼고 심하면 농이 나올 때도 용담 2전을 달여 먹으면 좋다.

# 황금(속썩은 풀)

학명: Scutellaria baicalensis
이명: 내허, 편금, 황금초, Scutellariae radix

속썩은 풀의 주파를 벗긴 뿌리

126

■■■전문가의 한마디

해열작용, 소염작용, 이뇨작용, 위액분비 억제작용, 항균작용 등이 밝혀졌다. 작약 등과 배합하여 복통과 설사하는 증상을 다스린다.

●식물의 특성과 형태

황금은 60센티미터 정도 자라고, 잎은 마주 나고 양쪽 끝이 좁고 가장자리는 밋밋하다. 7~8월에 자주색의 꽃이 핀다.

●약초의 성미와 작용

맛은 쓰고 성질은 차갑다. 폐와 담, 위, 대장에 작용한다.

●약리효과와 효능

폐의 열로 인한 기침, 가래 등에 많이 사용한다. 또한 대장에 작용하여 이질과 설사를 치료한다.

●주요 함유 성분과 물질

뿌리에는 Bicalein, Bicalin, Wogonin, Wogonoside, Neobicalein 등이 함유되어 있다.

●채취시기와 사용부위

봄에서 가을에 재배 3~4년생 뿌리를 채취하여 사용한다.

●효과적인 용량과 용법

하루 4~12g을 복용한다.

●사용상 주의사항

상백피, 지모 등과 배합하여 폐의 열로 인한 기침, 가래를 다스린다.

【알기 쉽게 풀어쓴 임상응용】

### 청열조습(항균소염)

• 급성 장염으로 복통, 발열, 심한 물 같은 설사를 보이면 황금 5전에 갈근 3전을 가하여 3공기의 물로 1공기가 될 때까지 달여 1일 2첩씩 복용하면 1일만에 복통이 멎고 설사 회수도 줄어든다. 2일째에는 증상이 억제되어 설사가 멎고, 3일째는 대편이 정상이 된다.

• 황금은 간염에 나타나는 황달에도 좋다. 보통 황금을 군으로 하고 인진, 치자, 백작을 가하고 달여서 복용시킨다. 특히 간염 초기에는 황금을 다량으로 사용하면 이담소황의 효과를 얻을 수 있다.

### 조경안태

• 황금은 부인과 질환에도 광범위하게 이용된다. 빈발월경으로 경혈이 선홍색이고 양이 많은 경우에는 황금을 군으로 하고 천초근, 포황, 목단을 가하여 쓰면 월경주기를 정상화하는 효과가 있다.

• 월경기가 연장되어 소량의 출혈이 지속되면 초탄한 황금에 측백엽, 당귀, 백작을 가하여 쓰면 조경지혈의 효과를 얻는다.

### 혈압강하

• 각종 원인으로 일어난 혈압상승에 황금을 군으로 하고, 조구등, 석결명, 국화, 백질려, 하고초, 황련을 가하여 쓰면 강압효과가 빨리 나타나고 효과도 지속되어 좋다. 약을 복용하는 것만이 아니라 환자의 정신상태도 고려하여 조언을 해주어야 한다. 혈압이 오르는 것은 화난 마음의 연속일 때이므로 특히 화를 내지 않아야 한다. 화를 내지 않으려면 부딪혀오는 모든 일에 감사하면 된다.

• 황금에는 정신신경 안정작용이 있으므로 정신적 흥분에 의한 불면증에도 쓰면 좋다.

### 혈중지질감소

• 황금은 혈압 및 혈중지질을 내리는 작용이 뛰어난 약물로 알려져 있다.

### 기타응용

• 황금은 간장과 담낭의 기능을 높이는 작용이 있다.

• 황금에는 이뇨작용이 있어 요폐의 치료에 비해, 차전자 등과 같이 쓴다.

* 보건복지부 한약처방100 가지 한초

열이 나는 불면증, 갱년기 수족이 아픈데, 심장이 두근거리는 홍안에 사용하는

# 황련(깽깽이풀)

학명: Coptis chinensis, C. japonica
이명: 천련, 왕련, 지련, 깽깽이풀뿌리, Coptidis rhizoma

황련(깽깽이풀)의 뿌리를 제거한 뿌리 줄기

■■■전문가의 한마디

열이 나는 불면증, 갱년기 수족이 아픈데, 심장이 두근거리는 홍안, 혓바늘이 돋는데 효과가 있다. 목향 등과 배합하여 설사에 복통이 있는 증상과 복통은 있지만 변이 잘 나오지 않는 증상을 다스린다.

●식물의 특성과 형태

뿌리줄기가 굵고 담황색이며 차츰 색이 짙어진다.

●약초의 성미와 작용

맛은 쓰고 성질은 차갑다. 심장과 간과 위와 대장에 작용한다.

●약리효과와 효능

열이 있으면서 가슴이 답답하고 잠을 못 이루는 증상과 코피나 피를 토하는 증상을 다스리고 위장에 작용하여 배가 더부룩하고 설사하면서 아픈 것에 효과가 있다.

●주요 함유 성분과 물질

berberine, coptisine, woorenine 등 여러가지 알칼로이드를 함유하고 있다.

●채취시기와 사용부위

청열약 (청열조습약)

128

가을에 채취하여 흙을 제거한 후 햇볕에 건조시켜 이용한다.

●효과적인 용량과 용법

하루 1~5g을 달여 복용한다.

●사용상 주의사항

소화기가 약한 사람은 복용을 피해야 한다.

【알기 쉽게 풀어쓴 임상응용】

조습해독
· 황련에는 항균작용이 있는데 특히 티푸스균에 강하므로 장티푸스로 고열이 내리지 않고 의식이 혼미할 때 쓰면 균을 죽임과 동시에 열을 빨리 내려 의식을 맑게 하는 효과가 있다. 중국에서는 식물성 항생물질로써 각광을 받는 약이다.(황련해독탕) 또한 간균에 대한 항균력도 강하기 때문에 세균성, 아메바성 이질의 치료에도 효과를 낼 수 있다.(향련환)
· 황련은 결핵균에도 항균효과가 있으므로 폐결핵의 조열을 내리게 한다. 또 소아가 만경풍으로 열이 내리지 않고 사지가 뒤틀리고, 정신을 차리지 못할 때도 좋으나 효과는 더디다. 이때에는 지골피, 생지황, 백작 등과 같이 쓸 필요가 있다.
· 황련은 폐염쌍구균에 대한 항균작용이 있으므로 폐염 초기에 고열이 내리지 않고 심한 기침으로 흉통이 있을 때 마황, 행인, 석고, 반하를 가하여 쓰면 좋다.
· 피부종기로 환부가 붓고 열이 나며 통증이 있을 때는 황련즙을 바르면 소염, 소종 및 화농을 방지하는 효과가 있다. 이때에 황금과 같이 식초로 끓여 쓰면 소염효과가 더욱 좋아진다.

기타응용
· 황련은 소화불량 및 위산과다에 의한 위부팽만감, 위통, 구토산수의 증상을 치료하는 작용이 있어 위장 습열로 인한 설사, 이질, 구토, 탄산 등에 활용한다. 설사나 이질로 열이 있으면 갈근, 황금을 가하고(갈근금련탕), 이급후중을 보이면 목향을 같이 쓰며(향련환), 간화범위로 인한 탄산에는 오수유를 가하거나(좌금환) 혹은 반하, 죽여 등을 가한다.(황련귤피죽여반하탕) 흉중한사에는 건강을 가하고, 심하비에는 지실을 가한다.(실증의 심하비에 쓰고 허증이면 지각, 길경을 이용한다)
· 황련은 안저동맥경화로 인한 혈관파열을 방지할 수 있다. 파열된 후에도 황련과 결명자를 달여 자주 복용하면 혈관외의 조직내에 있는 어혈을 없애는 효과가 있다.
· 과도한 정신적 긴장으로 혈압이 올랐을 때 황련 3전을 달여 3회로 나누어 복용하면 강한 혈압강하 효과를 얻을 수 있다.
· 소량을 쓰면 건위작용이 있어 소화불량에 응용한다.

# 황백

학명: Phellodendron amurense, P. molle, P. insulare
이명: 황벽, 황경피, 황백피, Phellodendri cortex

황백나무의 줄기 껍질

**■■전문가의 한마디**

신장에 허열이 생겨
서 식은땀과 유정, 다
리에 힘이 없는데 사
용한다.

열을 내려주고 습을
제거해준다. 해독작
용, 지혈, 안태 효과가
있다. 주로 습하고 더
운 것으로 인한 가슴
이 답답하고 구역질
이 나는 증세, 습열,
이질, 황달, 폐열로 인
한 기침, 고열, 갈증,
혈열, 코피, 종기, 태
동불안 등을 치료한
다.

## ●식물의 특성과 형태

다년생 초본 식물이며 높이는 30~80cm이다. 줄기는 사각형이며
녹색 혹은 자주색도 있고 세밀한 문양이 있다. 개화기는 6~9월이
고 결실기는 8~10월이다. 주로 양지의 건조한 산비탈과 황무지에
서 자란다. 길가에서 자주 볼 수 있다.

## ●약초의 성미와 작용

맛은 쓰고 성질은 차갑다. 신장과 대장, 방광에 작용한다.

## ●약리효과와 효능

설사와 이질, 방광의 습열로 인해 소변이 뿌옇게 나오는 것, 대하
가 있는 것, 신장에 허열이 생겨서 식은땀이 흐르고 정액이 새며

130

다리가 약해지는 것 등을 다스린다.

●주요 함유 성분과 물질

berberine, palmatine 등이 함유되어 있다.

●채취시기와 사용부위

한여름 전후에 채취하여 수피를 벗기고 햇볕에 말려서 이용한다.

4월경에 수피를 벗기고 조피를 제거하여 양건한 것을 쓴다.

●효과적인 용량과 용법

하루에 3~10g을 복용한다.

말린 약제 5~10g에 물 800ml를 넣고 약한 불에서 반으로 줄 때까지 달여 하루 2~3회로 나누어 마신다.

●사용상 주의사항

소화기가 약해 설사를 할 때와 음식을 잘 먹지 못하는 사람은 복용을 피해야 한다.

●임상응용 복용실례

신장에 허열이 생겨서 식은땀과 유정, 다리에 힘이 없는데 사용한다. 외용제로 습진이나 소양증에도 사용한다.

백두옹과 황연 등과 배합하여 설사, 복통과 배는 아픈데 막상 변은 안 나오는 증상을 다스린다.

*보건복지부 한약처방100 가지 약초

# 목단피(모란)

학명: Paeonia suffruticosa
이명: 목단피, 목작약, 모란뿌리껍질, Moutan cortex

목단의 뿌리 껍질

■■■**전문가의 한마디**

진정, 최면, 진통, 혈압강하, 부종억제, 항균 등 작용이 있고, 생리불순이나 생리통, 토혈, 코피, 혈반에 사용한다.

생지황, 서각 등과 배합하여 반진이 나거나 코피 나는 증상을 호전시키는 효과가 있다.

●식물의 특성과 형태

높이 1~1.5m, 꽃은 양성으로 5월에 붉은색으로 피며, 지름 15츠, 꽃받침잎은 5개, 꽃잎은 8개 이상으로 크기와 모양이 다르다.

●약초의 성미와 작용

쓰고 매운 맛이며 성질은 약간 차고, 심과 간과 신장에 작용한다.

●약리효과와 효능

생리불순이나 생리통, 멍든 것이나 토혈, 코피, 반점이 나타나는 증상에 사용한다. 기타 진정과 최면, 진통작용, 혈압 강하작용, 다리 부종을 억제하는 작용, 항균작용이 있다.

●주요 함유 성분과 물질

paeonol, Paeoniflorin, Paeonside, Paeoniflorin, 정유, 알카로이드 등을 함유하고 있다.

●채취시기와 사용부위

3~5년생 뿌리를 가을에 채취하여 속심을 제거하고 햇볕에 말린다. 생용하거나 술에 볶아 사용한다.

●효과적인 용량과 용법

한번에 6~12g을 달여서 복용한다.

●사용상 주의사항

혈이 부족한 사람이나 임신부, 월경량이 많은 사람은 피해야 한다.

【알기 쉽게 풀어쓴 임상응용】

### 항균소염
• 목단에는 상당한 항균작용이 있고 부작용은 없다. 단 몸이 냉한 사람에게 용량이 과하면 축 처진다는 호소가있다.
• 콜레라균에도 치료효과가 있다고 한다.
• 폐렴균에 대해서도 억제작용이 있으므로 다른 처방과 같이 쓰면 좋다.

### 청열화어
• 목단에는 청열량혈의 작용이 있으므로 온열병의 열사가 혈분으로 들어가 반진을 보이거나, 혈열망행으로 인한 출혈 증후에 서각, 생지황, 적작 등을 가하여 응용한다.(서각지황탕)
• 목단에는 통혈행어의 효능이 있으므로 어혈로 인한 경폐, 징하적취 및 타박, 섬상, 좌상에 응용한다. 전자에는 도인, 적작, 계지를 같이 쓰고(계지복령환), 후자에는 유향, 몰약, 적작, 택란, 소목, 홍화, 향부자, 도인등을 같이 쓴다. 중국에서는 목단분제를 만들어 타박손상에 와용하는데 효과가 좋다고 한다.
• 목단은 원인이 무엇이든 고열로 일어나는 출혈에 대하여 치자, 백모근, 지유 등과 같이 쓰면 청열지혈작용을 발휘한다. 지혈후에도 쓰면 재출혈을 방지하고, 어혈이 남는 것의 방지에도 도움이 된다.
• 월경직전에 하복통이 있거나 과소희발월경으로 혈괴를 보일 때는 당귀, 작약, 홍화 등과 같이 쓰면 어혈을 없애고 복통을 멈추며 월경을 정상으로 회복시킨다.

### 기타응용
• 목단은 만성비염이나 비갑개의 종창에 백지와 같이 쓰면 효과적이다.
• 목단에는 항알레르기작용이 있으므로 알레르기성 비염에도 효과가 있다. 특히 시호, 황금과 같이 쓰면 항알레르기작용이 증가된다.
• 목단에는 강압작용이 있는데 단삼과 같이 쓰면 더욱 좋다.
• 류머티즘열의 초기나 중기에 적혈구혈침속도가 증가되어 통증이 심할 경우에 목단과 단삼을 같이 쓰면 혈침을 지연시켜 통증을 멎게 하는 효과가 있다.

* 보건복지부 한약처방100 가지 약초

# 생지황

학명: Rehmanniaglutinosa, R. glutinosa f, hueichingensis
이명: 생지황, 원생지, 건지황, Rehmanniae radix

134

지황의 신선한 뿌리

■■■**전문가의 한마디**

현삼, 맥문동 등과 배
합하여 열이 나면서
목이 마르고 헛소리
를 하는 등의 증상을
다스린다.

●**식물의 특성과 형태**

높이 20~30cm, 꽃은 6~7월에 연한 홍자색, 줄기 끝에 총상화서, 열
매는 삭과로 타원상 구형이다.

●**약초의 성미와 작용**

맛은 달고 성질은 차갑다. 심장과 간, 신장에 작용한다.

●**약리효과와 효능**

신장을 보하고 혈액을 보충하여 주며, 열을 내려주는 작용이 있어
각종 발열성 질환, 토혈이나 코피, 목이 붓고 아플 때 등에 일정한
효과를 나타낸다.

●주요 함유 성분과 물질

주요성분은 $\beta$sitosterol 과 mannitol이며, 소량의 stigmasterol과 미량의 campesterol, rehmanin, alkaloid, 지방산 catalpol, glucose, vitamin A 등을 함유하고 있다.

●채취시기와 사용부위

봄과 가을에 채취하여 잘 씻은 후 천천히 불에 쬐어 말려서 이용한다.

●효과적인 용량과 용법

하루에 12~20g을 복용한다.

●사용상 주의사항

소화기가 약하고 뱃속이 그득하면서 변이 무른 사람은 복용을 피해야 한다.

●임상응용 복용실례

지혈촉진작용, 강심작용, 이뇨작용, 혈당량 강하작용 등이 있다.

【응·용】 숙지황 참조

* 보건복지부 한약처방100 가지 약초

# 자근(지치, 자초)

학명: Lithospermum erythrorhizon
이명: 지초, 자단, 자근, 자초용, Lithospermi radix

136

●식물의 특성과 형태

봄이 되면 묵은 포기에서 연녹색을 띤 3,4개의 줄기가 나와 곧게 서는데, 윗부분에서
가지가 갈라져 위가 편평하게 넓어지는 형태를 취한다.

●약초의 성미와 작용

맛은 달고 성질은 서늘하다. 심장과 간에 작용한다.

●약리효과와 효능

반진의 색이 자홍색인 것이나 아직 심하지 않은 것이나 습진 등에 쓰고 대장에 열이
있어 변이 딱딱한 데에도 사용한다.

●주요 함유 성분과 물질 지치에는 Lithospermic acid, octa 6,9,12,15-Tetraenoic acid와
Shikonin 등의 Naphthoquinone계의 자색색소, 탄수화물, 옥시산 등이 있다.

●채취시기와 사용부위 봄, 가을에 뿌리를 캐서 물에 씻어 햇볕에 말려 쓴다.

●복용방법 하루 6~12g을 달여 먹는다.

●사용상 주의사항 설사하는 데는 사용하지 않는다.

●임상응용 복용실례 해열, 해독 작용이 있고 피부병의 반진, 습진 및 외용
제로 습진, 화상, 동상 등의 환부에 붙인다. 적작약, 선퇴 등과 배합하여
반진을 다스린다.

어혈로 인한 월경통, 옆구리 통증에 사용하는

# 적작약

학명: Paeonia lactiflora, P. veitchii
이명: 목작약, 홍작약, Paeonia radix rubra

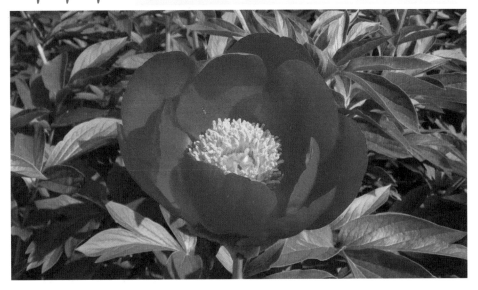

137

●식물의 특성과 형태

높이 50~80cm, 뿌리는 방추형이며 자르면 붉은색, 뿌리잎은 1~2회 깃꼴로 3출엽, 꽃은
5~6월에 흰색 또는 붉은색으로 피고, 열매는 골돌과이다.

●약초의 성미와 작용 맛은 쓰고 성질은 약간 차갑다. 간에 작용한다.

●약리효과와 효능

 어혈로 인한 월경통, 옆구리 통증, 배에 덩어리 있으면서 아픈 것, 타박상 등을 다스
리며, 기타 반진이나 혈열로 인한 코피나 피를 토하는 것에 효능이 있다.

●주요 함유 성분과 물질 paeonol, paeonin, paeoniflorin, 안식향산, 정유, 지방유, 수지, 탄
닌, 당, 전분 등이 함유되어 있다.

●채취시기와 사용부위 봄, 가을에 채취하여 쪄서 말린다.

 복용방법 8~16g을 복용한다.

●사용상 주의사항

 허약하고 배가 찬 사람의 생리통이나 무월경에는 복용을 피해야 한다.

●임상응용 복용실례 진정, 진통, 진경, 해열, 항암, 항궤양, 혈압강하 작용이
있다. 당귀, 천궁 등과 배합하여 생리통, 무월경 등을 다스린다.

# 현삼

학명: Scrophularia buergeriana, S. koraiensis, S. kakudensis
이명: 중태, 정마, 녹장, 현태, Scrophulariae radix

현삼의 뿌리

■■■전문가의 한마디

해열, 혈압강하, 혈당
량강하, 항균 작용이
있고, 변비, 갈증, 발
진 및 눈의 충혈과 인
후통 등에 좋다. 생지
황, 맥문동 등과 배합
하여 열병으로 진액
을 상한 사람의 변비
를 다스린다.

●식물의 특성과 형태

높이 80~150cm, 잎은 마주나며 긴 난형, 꽃은 8~9월에 황록색으로
피고, 열매는 삭과로 불규칙한 난형이다.

●약초의 성미와 작용

맛은 달고 쓰며 짜고 성질이 차갑다. 폐와 위, 신장에 작용한다.

●약리효과와 효능

열병으로 진액이 부족해진 것이나 가슴이 답답하면서 갈증이 있
는 것, 발진 등에 효과가 있다.

●주요 함유 성분과 물질

알카로이드, 스테롤, 아미노산, linoleic acid 등이 함유되어 있다.

●채취시기와 사용부위

가을과 겨울에 채취하여 반복하여 햇볕에 말려 현삼의 속까지 흑
색으로 변하게 한 다음 썰어서 이용한다.

●효과적인 용량과 용법

하루 9~12g을 복용한다.

●사용상 주의사항

몸이 허약하고 몸에 열이 없거나 소화기가 약하여 밥을 잘 먹지 못하고 설사를 하는 사람은 복용을 피해야 한다.

【알기 쉽게 풀어쓴 임상응용】

청열생진

• 현삼은 자양생진, 청열해독의 효능이 있으므로 고열로 진액이 소모되어 일어나는 신열, 구건, 설강, 신혼, 섬어 등의 증후에는 생지황, 맥문동, 황련, 연교 등을 가하여 쓴다.(청영탕) 열병을 심하게 앓고 난 후 번조불면증이 보일 때는 맥문동, 생지황, 천화분과 같이 쓰면 양음생진, 제번지갈의 효능을 얻을 수 있다. 만일 권태감이 있고 숨이 차면 사삼을 가하여 쓰면 좋다.

• 열이 심하면 진액이 손상되어 변비가 일어나는데 이때에는 생지황, 맥문동을 가하여 쓴다.(증액탕) 《온병조변》에도 현삼 1양에 맥문동, 생지황, 대황을 배합하여 열이 심하여 일어난 변비에 진액을 증가하여 변비를 치료한다고 기록되어 있다. 현삼은 맥문동과 배합될 때 양음생진의 효과가 가장 좋아진다.

• 현삼은 강압작용이 있으므로 뇌졸중에 의한 중풍에 하고초, 조구등, 백질려 등과 같이 쓰면 좋다.

연견해독

• 현삼에는 연견해독의 효능이 있어 경부임파절결핵의 치료에 요약이다. 이때는 자궤유무와 상관없이 현삼을 보통 1양으로 하고 패모, 생지황, 모려를 가하여 탕제로 하거나 환제, 고제로 만들어 복용하면 좋다. 또 고약처럼 만들어 환부에 발라도 좋은데 이때는 빙편, 유향을 가하면 더 좋다. 또 아직 터지지 않는 경부임파절결핵에는 현삼 1~2양에 모려 2양을 가하여 쓰면 종괴가 점차로 소퇴한다. 이미 터졌을 때는 다시 천산갑, 천화분을 넣어 쓰면 배농효과가 강화된다.

• 갑상선기능항진으로 종창이 클 경우에는 처음이든 만성이든 현삼을 쓰면 좋다. 일본에서는 여기에 나력가감방을 자주 쓴다.

• 현삼은 독을 제거하고 종양소퇴의 작용이 있으므로 종물이 붉게 부어오르고 통증이 있으면 금은화, 연교, 토복령, 생지황을 가하여 쓰고, 화농하면서 아직 터지지 않았을 때는 천산갑, 조각자, 포공영, 천화분을 가하여 쓴다. 한방의 해독고약에는 현삼과 생지황이 자주 쓰이고 있다. 또 옹종창독에는 금은화, 연교, 지정 등을 가하여 쓰고, 탈저에 이용할 때는 금은화, 감초, 당귀 등을 가하여 쓴다.(사묘용안탕)

• 유선염에는 포공영, 지정과 함께 쓰면 좋다.

# 금은화(인동덩굴)

학명: Lonicera japonica, L. japonica var. reoens for. Chinensis
이명: 금은화, 잔털인동덩굴, 인동화, 겨우살이덩굴, 능박나무, Lonicetae flos

인동덩굴의 꽃봉우리

140

■ ■ ■전문가의 한마디

염증성 질병에 효과가 있어 대장염, 위궤양, 방광염, 인두염, 편도선염, 결막염 및 창양, 부스럼을 치료한다. 포공영, 야국화, 자화지정과 배합하여 피부의 창양, 종독을 다스린다.

●식물의 특성과 형태

잎은 마주나고, 타원형이다. 꽃은 6~7월에 잎겨드랑이에 1~2개가 달리며, 꽃통은 길이 3~4cm이고 흰색~노란색으로 겉에 털이 있고 끝이 5갈래이다.

●약초의 성미와 작용

달며 성질은 차며 폐와 위와 심에 작용한다.

●약리효과와 효능

대장염, 위궤양, 방광염, 인두염, 편도선염, 결막염 및 창양, 부스럼을 치료한다. 기타 열로 인하여 생긴 병이나 감기, 호흡기 질병, 매독 등에 효과가 있다.

●주요 함유 성분과 물질

Saponin, Tannin, 섬유당이 함유되어 있다.

●채취시기와 사용부위

꽃은 꽃송이가 피기 직전에 따서 그늘에 말리고 잎과 줄기는 가을철에 베어서 그늘에 말려 두고 사용한다.

● 효과적인 용량과 용법

15~30g(열중독이 강한 환자에게는 60g까지 사용)을 달여서 복용한다.

● 사용상 주의사항

몸이 허약하면서 설사하는 사람은 피해야 한다.

【알기 쉽게 풀어쓴 임상응용】

## 청열해독

· 금은화는 청열해독의 상용약으로 강한 항균작용을 가지고 있어 한방의 항생제라고 불린다. 약리 실험에서도 항균작용은 증명되어 있다. 그러므로 각종 염증성질환과 풍열 감기로 인한 발열 및 외과의 창옹이나 절종 등에 적용한다. 금은화를 증류해서 얻은 금은화수(은화로)는 여름철에 청량음료수로 좋으며, 열성병의 예방과 치료에 효과가 있다. 단독으로 응용할 때는 1~2양을 쓰는데 청열해독작용이 현저하다. 복방으로 쓸 때는 연교, 생지황, 황금과 같이 쓴다.

· 금은화는 바이러스 억제작용이 있으므로 유행성 감기나 악성 유행성 감기에는 군약으로 쓴다. 또 열이 그다지 높지 않을 때에 써도 좋다. 열이 심할 때는 시호, 황금, 형개와 같이 쓰고, 열이 가벼우면 연교, 박하, 행인과 같이 쓰면 좋다.

· 금은화에는 해독량혈, 지리의 효과가 있으므로 열독으로 인한 사리, 하리농혈 등의 증후에는 황금, 적작, 백두옹 등을 가하여 쓰거나 단독으로 진하게 달여 복용하는 것도 좋다.

· 유행성 이하선염으로 인한 고열에도 금은화를 대량으로 쓰면 좋다.

· 담마진으로 소양증이 있을 때는 연교, 생지황, 형개, 방풍과 같이 쓰면 혈열 및 습독을 제거하는 작용을 한다. 또 예방약으로 이용할 수 있고, 생지황, 목단과 같이 쓰면 항알레르기 작용을 한다.

· 옹저의 초기에는 금은화 반근을 10공기의 물을 붓고 2공기 정도로 달여 다시 당귀 2양을 넣고 1공기 정도로 달여 복용하면 좋다. 또 술과 함께 복용해도 된다.

· 깊은 부위에 생긴 화농성 농종에는 금은화 2양과 생지황 1양, 황금, 천산갑 각 5전을 달여서 복용하면 좋다. 각종 화농성 감염증에는 항상 금은화를 활용하면 좋다.

· 폐결핵으로 상기도감염을 겸하고 있을 경우에는 금은화를 군약으로 하고 지해화담약을 같이 쓰면 효과가 좋다.

· 자궁경부의 미란에도 금은화를 진하게 달여 씻으면 좋다.

\* 보건복지부 한약처방100가지 약초

# 대청엽

학명: Isatis indigorica
이명: 대청, 송람, 생약명: Isatidis folium

청열약 (청혈해독약)

142

●식물의 특성과 형태 높이 30~70cm로 털이 없으며 분백색, 근생엽에는 엽병이 있으나 경생엽에는 엽병이 없는 긴 타원형 또는 타원상 피침형이다.

●약초의 성미와 작용 쓰고 성질은 차며 심장과 폐와 위에 작용한다.

●약리효과와 효능 열이 나는 사람의 정신이 어지럽거나 반진이 나거나 설사, 황달 등의 증상이 있는 것을 다스린다.

●주요 함유 성분과 물질 Istan, Daucosterol, Glucobrassicin, Hypoxanthine, Indigo, Tryptanthrin, Uracil, Uridine 등이 함유되어 있다.

●채취시기와 사용부위 여름과 가을에 채취하여 말려서 사용한다.

●복용방법 12~20g을 복용한다.

●사용상 주의사항

소화기가 약한 사람은 복용을 금지해야 한다.

●임상응용 복용실례

전염성이하선염, 부스럼, 단독, 입안염, 폐염, 일본뇌염, 설사, 황달 등에 사용한다. 금은화, 형계, 우방자 등과 배합하여 두통, 발열, 구갈이 있는 것을 다스린다.

열을 내리고 설사를 멈추는 효과가 뛰어나는

# 백두옹(할미꽃)

학명: Pulsatilla koreana
이명: 백두옹, 조선백두옹, 노고초, Pulsatillae radix

143

●식물의 특성과 형태 북반구에 30여 종이 분포하며 뿌리는 원주형으로 굵다. 작은 잎 5개인 우상복엽, 꽃은 4~5월에 피며 밑을 처짐, 꽃받침 조각은 6개, 적자색이다.

●약초의 성미와 작용 맛은 쓰고 성질은 차며 독은 없고, 위와 대장에 작용한다.

●약리효과와 효능 열을 내리고 설사를 멈추는 효과가 뛰어나다. 따라서 이질이나 혈성 설사, 치질 출혈, 월경 이상 등에 사용하여 좋은 효과를 거둔다.

●주요 함유 성분과 물질 뿌리에는 Protoanemonin, Puchinenoside, Betulinic acid, Anemonin, Saponin(9%) 등이 함유되어 있다.

●채취시기와 사용부위

봄과 가을에 채취하여 뿌리를 잘라서 햇볕에 말려서 사용한다.

복용방법 10~20g을 섭취하고 장기복용은 피해야 한다.

●사용상 주의사항 신체가 허약하고 속이 찬 사람의 설사에는 금해야 한다.

●임상응용 복용실례

항균, 진정, 진통, 피부점막자극, 심장독 작용 등이 있고, 이질, 아메바성 이질, 경부림프절염, 치질출혈, 혈성설사, 월경이상 등에 좋고, 독과 어혈을 풀어주어 신경통, 말라리아, 종기에 해독제, 수렴제로 사용한다.

열을 내려주고 해독작용과 함께 혈액순환을 촉진하는

# 사간

학명: Belamcanda chinensis
이명: 사간, 오선, 사간붓꽃, Belamcandae rhizoma

●식물의 특성과 형태 높이 50~100㎝, 꽃은 7~8월에 황적색 바탕에 짙은 반점, 열매는 난형 삭과, 종자는 검은색으로 윤채가 있다.

●약초의 성미와 작용 맛은 쓰고 성질은 차갑다. 폐에 작용한다.

●약리효과와 효능 사간은 열을 내려주고 해독작용과 함께 혈액순환을 촉진하고 종기를 없애는 작용이 있으며, 인후염이나 가래가 많으면서 기침을 할 때 효과가 있다.

●주요 함유 성분과 물질 뿌리에는 Belamcandin, Iridin, Tectoridin, Tectorigenin, Isotectoricidine Mangiferin 등이 함유되어 있다.

●채취시기와 사용부위
봄과 가을에 채취하여 물에 담그었다가 햇볕에 건조하여 이용한다.

●복용방법 하루에 4~12g을 복용한다.

●사용상 주의사항 비위가 허한 사람은 복용을 피해야 하며 특히 임산부는 복용을 금해야 한다.

●임상응용 복용실례 해열작용과 항염작용, 진통작용, 혈압강하작용, 항균작용 등이 있다. 우방자, 금은화, 길경, 감초 등과 배합하여 인후의 붓고 아픈 거나 가래가 많이 끓는 증상을 다스린다.

혈압강하작용, 항암작용, 혈중 콜레스테롤을 낮추는 작용이 있는

# 산두근(새모래덩굴)

학명: Sophora subprostrata, Indigofera kirilowii
이명: 산두근, 산대두근

●식물의 특성과 형태

덩굴성 초본으로 1~3m, 잎은 방패모양, 꽃은 6월에 연한 황색의 원추화서이다.

●약초의 성미와 작용 맛은 쓰고 성질은 차갑다. 폐와 위에 작용한다.

●약리효과와 효능

폐와 위의 열을 내려주고 해독작용과 함께 종기를 없애는 작용이 있어 인후가 붓고 아플 때, 치은염 등에 효과가 있으며 조기의 폐암과 인두암에도 일정한 효과가 있다.

●주요 함유 성분과 물질 Matrine, Oxymatrine, Anagyrine, N-Methylcytisine 등의 Alkaloid, Flavon Inducer, 고급알코올에테르 등이 함유되어 있다.

●채취시기와 사용부위 가을에 채취하여 잔뿌리를 제거한 뒤 건조시켜 이용한다.

복용방법 하루에 4~12g을 복용한다.

●사용상 주의사항 소화기가 약하고 속이 찬사람, 조금만 먹어도 곧 설사를 하는 사람은 복용을 피해야 한다.

●임상응용 복용실례 혈압강하작용, 항암작용, 진경작용, 근육이완작용과 함께 혈중 콜레스테롤을 낮추는 작용이 있다. 시간, 판람근, 연교, 현삼 등과 배합하여 인후와 치은이 붓고 아픈 것을 다스린다.

# 연교(개나리)

학명: Forsythia koreana, F. saxatilis, Abeliophyllum distichum
이명: 연교, 한련자, 대교자, Forsythiae fructus

개나리의 과실을 건조한 것

■■■전문가의 한마디

강심작용, 이뇨작용, 항균작용, 항바이러스 작용이 있다. 금은화, 박하 등과 배합하여 열병 초기나 감기로 인해 열이 나고 머리가 아프면서 갈증이 있거나 목이 아픈 증상을 다스린다.

●식물의 특성과 형태

높이 3m, 잎은 마주나고, 꽃은 3~4월에 노란색, 열매는 난형으로 종자는 갈색이고 5~6mm 날개가 있다.

●약초의 성미와 작용

맛은 쓰고 성질은 약간 차갑다. 심장과 폐, 담에 작용한다.

●약리효과와 효능

해열작용이 있어 감기에 효과가 있으며, 급성 열성 전염병으로 인한 의식혼미, 피부 발진 등에 효과가 있다.

●주요 함유 성분과 물질

과실에는 forsythol, sterol 화합물, saponin, flavonol 배당체류, matairesinoside 등이 함유되어 있다. 껍질에는 oleanolic acid가 함유되어 있다.

●채취시기와 사용부위

청열약 (청혈해독약)

146

가을에 과실이 익었을 때 채취하여 쪄서 햇볕에 말려서 이용한다.

　복용방법

하루에 6~12g을 복용한다.

●사용상 주의사항

소화기가 약한 사람이나 몸이 허약하여 열이 나는 사람, 종기가 이미 터져버린 증상
에는 복용을 피해야 한다.

【알기 쉽게 풀어쓴 임상응용】

### 청열해독
• 연교의 효능은 금은화와 비슷하여 발열증상 초기나 외과의 질환 치료에 배합하여 자주 쓴다. 연교는 청
열해독, 소종배농의 작용이 있고 약이 가벼워 약성이 위로 올라가므로 특히 상반신의 염증 치료에 좋다.
그러므로 청양의 요약으로 불린다. 연교는 발열성 병증에 대하여 해열효과가 있으며 소아의 발열이나
(뇌염에도 쓴다) 바이러스 감염에 의한 발열에도 적합하다. 금은화, 황금, 황련과 같이 쓰면 그 효능이 더욱
강해진다.
• 급성기관지염, 편도선염, 급성인두염 및 이들이 화농된 단계에 연교 2양을 진하게 달여 복용하면 아주
좋은 효과가 있다. 폐농양에는 연교 2양과 금은화 1양을 진하게 달여 복용하면 좋다.
• 연교는 해독작용이 강하므로 화농성 감염증의 치료에 자주 쓴다. 연교만 단독으로 쓸 때는 1~2양을 내
복이나 외용에 이용하는데 모두 효과가 좋다.
• 연교는 유선염의 발적과 종창을 치료하는 작용도 있다.

### 강심이뇨
• 연교의 과피에 강심, 이뇨작용을 한다.
• 연교는 방광의 습열을 제거하는 효과가 있으므로 비뇨기계의 각종 염증이나 결석의 치료에도 사용된
다. 특히 급성일 때 효과가 더욱 좋다. 또 백모근이나 차전자와 같이 써도 좋고, 결석에는 석위
와 같이 쓴다.
• 연교에는 이뇨를 돕고 요의 단백을 제거하는 작용이 있으므로 만성신염으로 요에
단백이 검출되면 염분을 삼가고 연교를 달여 음료로 하면 좋다. 또 신기능을 돕는
녹용, 육종용, 산약, 백출, 파고지 등과 같이 써도 좋으며 이때는 연교를 많이 쓸
필요는 없다.

종기를 없애고 고름을 제거하고 모든 열독과 종기에 효과가 있는

# 어성초(약모밀)

학명: Houttuynia cordata
이명: 어성초, 자배어성초, Houttuyniae herba

●식물의 특성과 형태 높이 50cm, 잎은 심장형, 꽃은 5~6월에 흰색 수상화서, 열매는 삭과, 잎과 줄기에서 고기비린내가 난다.

●약초의 성미와 작용 맛은 맵고 성질은 약간 차갑다. 폐에 작용한다.

●약리효과와 효능

해열과 해독작용을 가지고 있으며 종기를 없애고 고름을 제거하고 모든 열독과 종기에 효과가 있으며 폐렴, 기침과 함께 피를 토하는 증상 등에도 효과가 있다.

●주요 함유 성분과 물질 정유 0.0049%가 함유되어 있으며 decanoyl acetaldehyde, methyl-n-nonylketone, myrcene, lauric aldehyde, capric acid 등이 함유되어 있다.

●채취시기와 사용부위 여름철에 가지와 잎이 무성하고 꽃이 많을 때 채취하여 햇볕에 말려서 이용한다.

복용방법 하루에 12~20g을 복용한다.

●사용상 주의사항 몸이 허약하고 찬 사람은 복용을 피해야 한다.

●임상응용 복용실례 강심작용, 이뇨작용, 항균작용 등이 있다.

길경, 노근, 의이인, 과루 등과 배합하여 폐에 염증이 생겨 고름을 토하는 것을 다스린다.

# 조휴(삿갓나물)

학명: Paris verticillata
이명: 조휴, 중루, 중태, 삿갓나물, Rhizoma paridis

●**식물의 특성과 형태** 뿌리줄기는 지름이 3~4mm로서 옆으로 길게 뻗고 끝에서 줄기가 나온다. 높이는 30~40cm, 잎은 긴 타원형으로 6~8개가 둘러 난다.

●**약초의 성미와 작용** 맛은 맵고 쓰며 성질은 차다. 독성이 있다. 심, 간, 폐에 작용한다.

●**약리효과와 효능** 소종지통, 식풍정경, 청열해독, 효능이 있으며 종기치료약으로 좋다. 모든 열로 인한 종기나 종양, 인후부가 붓고 아픈 증상, 독사 등의 뱀에 물린 상처, 타박상 등에 약용한다.

●**주요 함유 성분과 물질** Pariphyllin, Dioscin, Dehydrotrillenogenin, 20-Hydroxyecdysone, Citric acid, Ecdysterone, L-Asparagine, Paridin, Piristidin 등이 함유되어 있다.

●**채취시기와 사용부위** 연중 혹은 가을과 겨울에 채취하여 수염뿌리를 제거하고 햇볕에 말려서 사용한다.

**복용방법** 하루에 3~6g을 복용한다.

●**사용상 주의사항** 구토, 설사, 전신마비 등을 일으키기 때문에 반드시 주의해야 한다.

●**임상응용 복용실례** 임상보고는 만성기관지염에 한 번에 3g씩 하루에 2번, 식후에 복용하여 제 1단계의 174명에게서 유효율은 78%였다. 제 2단계의 122명에게서 유효율은 96.7%이고 3치료 기간을 경과한 92명에게서 유효율은 97.3%였다.

# 청대(야청수)

학명: Persicaria tinctoria
이명: 청항화, 청합분, Indigo naturalis

●식물의 특성과 형태 높이 50~60cm, 꽃은 8~9월에 붉은색 또는 흰색으로 핀다. 열매는 수과로 흑갈색이고, 꽃 덮이로 싸여 있으며, 세모진 달걀 모양이다.

●약초의 성미와 작용 맛은 짜고 성질은 차갑다. 간과 폐와 위에 작용한다.

●약리효과와 효능 발진, 객혈, 토혈, 코피 등의 출혈증상과 발열, 인후동통, 경련 등을 풀어 주고 고열로 인한 소아들의 경련을 치료한다.

●주요 함유 성분과 물질 식물전체 특히 잎에 indican(indoxyl-3-$\beta$glucoside) 산화반응으로 indigo와 indirubin이 함유되어 있다.

●채취시기와 사용부위 봄과 여름에 채취하여 2~3일 동안 깨끗한 물에 담근 후 가지를 건져내고 잎과 석회를 10:1의 비율로 섞어서 그 침액이 붉은색으로 변하면 물위에 떠 있는 거품을 걷어내고 햇볕에 건조한다.

　복용방법 하루에 2~4g을 다른 약재와 함께 환으로 만들어 복용한다.

●사용상 주의사항 소화기가 약한 사람은 복용을 피해야 한다.

●임상응용 복용실례　발진, 객혈, 토혈, 코피 등의 출혈증상과 발열, 인후동통, 경련 등을 풀어 준다.

석고, 생지황, 승마 등과 배합하여 발진을 다스린다.

폐농양과 간농양에도 효과가 있는

# 패장

학명: Patrinia villosa, P. scabiosaefolia
이명: 마초, 녹장, 야고채, 말냉이, Patrinae radix

●식물의 특성과 형태 높이 1~1.5m, 꽃은 7~8월에 노란색, 열매는 타원상 구형, 약재는 원주형의 근경과 분지된 뿌리로 갈색이다.

●약초의 성미와 작용 맛은 맵고 쓰며 성질은 약간 차갑다. 위와 대장, 간에 작용한다.

●약리효과와 효능 장옹(충수돌기염)을 치료하며 폐농양과 간농양에도 효과가 있다.

●주요 함유 성분과 물질 Triterpenoid saponin, Volatile oils, Tannic Acid, Patrinoside, Coumarin, Scabioside 등이 함유되어 있다.

●채취시기와 사용부위

가을에 채집하여 깨끗이 씻어 그늘에 말려 토막 내어 썰어서 약으로 한다.

복용방법 하루 10~30g 달여서 복용한다.

●사용상 주의사항 과량 복용 시 머리가 어지럽거나 오심 등의 증상이 나타날 수 있으므로 주의하여야 한다.

●임상응용 복용실례

급성 황달성 간염, 포도상구균, 연쇄상구균 및 바이러스 감염, 폐농양, 자궁부속기염, 난소낭종 등에 좋다.

의이인, 부자 등과 배합하여 이미 화농된 장옹을 다스린다.

# 백미(백미꽃)

학명: Cynanchum atratum
이명: 백미, 미초, 골미, Cynanchi atrati radix

청열약 (청허열약)

152

●식물의 특성과 형태 박주가리과 초본으로 높이 30~60m, 줄기는 곧고 유즙이 있고, 원주형 긴 뿌리는 말꼬리 모양이다.

●약초의 성미와 작용 성질은 차고 맛은 쓰고 짜다. 위와 간에 작용한다.

●약리효과와 효능 열병 후나 산후에 인체의 기혈과 진액을 소모하여 미열이 가시지 않고 몸이 노곤한 증상을 치유한다. 또한, 폐의 열을 식혀서 기침을 없애는 작용과 이뇨작용도 가지고 있다.

●주요 함유 성분과 물질 Arsenic, Cynanchol, 방향성 정유, Cynatratosides, Atratosides, Cynaversicoside 등이 함유되어 있다.

●채취시기와 사용부위 봄과 가을에 채취하여 그늘에서 말린 후 사용한다.

●복용방법 하루에 6~15g을 복용한다.

●사용상 주의사항 감기나 열성 전염병 등으로 인해 땀이 많이 나고 오한을 느끼는 사람과 속이 허하고 찬 사람은 복용을 피하는 것이 좋다.

●임상응용 복용실례 약리실험 결과 해열작용과 강심작용, 이뇨작용, 혈압 상승작용 등이 밝혀져 있다. 생지황, 청호, 지골피와 배합하여 열병에 열이 오래 지속되는 증상과 산후에 허하여 열이 뜨는 것을 다스린다.

병이 오래되어 은근하게 열이 지속되는 증상에 주로 사용하는

# 은시호(대나물)

학명: Stellaria dichotoma var. lanceolata
이명: 은주시호, 호, 산채근, Stellariae radix

●식물의 특성과 형태

흰색 꽃이 산방상 취산화서를 이루어 많이 달리고, 열매는 삭과로 둥글고 4개로 갈라지며 8~9월에 익는다.

●약초의 성미와 작용 맛은 달며 성질은 약간 차며 독은 없다. 간과 위에 작용한다.

●약리효과와 효능

몸이 허해지거나 병이 오래되어 은근하게 열이 지속되는 증상에 주로 사용된다.

●주요 함유 성분과 물질 triterpenoid, saponins, gypsogenin 등이 함유되어 있다.

●채취시기와 사용부위 봄과 가을에 채취하여 그늘에서 말린다.

복용방법

3~9g씩 복용한다.

●사용상 주의사항

추운 날씨로 감기 걸렸거나 혈이 허하나 열이 나지 않을 때는 쓰지 않는 것이 좋다.

●임상응용 복용실례 거담, 콜레스테롤강하, 해열 작용이 있으며 열병, 어린이의 감기로 인한 저열, 수척, 조급 등에 사용한다. 청호, 별갑, 지골피등과 배합하여 음이 허하여 열이 나거나 땀나는 증상을 개선한다.

# 지골피(구기자)

학명: Lycium chinense L, barbarum
이명: 지골, 구기근, 구기자뿌리껍질

구기자의 뿌리

청열약 (청허열약)

154

■ ■ ■전문가의 한마디

혈압강하, 혈당량강하, 해열, 항균 작용이 있다. 상백피, 감초 등과 배합하여 폐의 열로 인한 해수를 다스린다.

●식물의 특성과 형태

구기자는 높이 1~2m, 꽃은 6~9월에 연한 자색, 열매는 붉은 타원상 구형이다. 약재는 구기자 뿌리이다.

●약초의 성미와 작용

맛은 달며 성질은 차갑다. 폐와 간, 신장에 작용한다.

●약리효과와 효능

강장, 해열제로 폐결핵, 당뇨, 간과 신의 허약증이나 신경통, 두통, 어깨통증, 근육통, 요통, 허리와 무릎의 무력감, 절상, 화상 등에 이용한다.

●주요 함유 성분과 물질

Betaine, $\beta$sitosterol, Zeaxanthin, Physalien, Meliscic acid, Rutin, Kukoamine A, Steroid Saponin 등이 함유되어 있다.

●채취시기와 사용부위

입춘이나 입추 후에 채취하여 근피를 벗겨 그늘에서 말린다.

●효과적인 용량과 용법

하루에 9~15g을 끓여서 마신다.

●사용상 주의사항

소화기가 약한 사람은 복용을 피해야 하며, 설사를 하거나 식욕부진이 있는 사람은
복용량을 줄여서 복용해야 한다.

【알기 쉽게 풀어쓴 임상응용】

### 퇴허열
• 폐결핵은 매일 오후에 미열이 난다. 초기일 때는 지골피 5전, 백미 4전을 진하게 달여 조석으로 복용하
면서 결핵치료약과 병용해야 한다. 또 복방으로 쓸 때도 지골피를 쓰면 좋고 주로 별갑, 호황련, 석곡과 같
이 쓴다. 또 모려를 같이 쓰면 도한을 멎게 하는 작용도 나타난다.
• 몸이 허약하면 결핵이 아니더라도 오후에 미열이 나는 수가 있다. 이때도 지골피에 인삼을 넣고 달여서
1개월 정도 지속하면 미열이 없어진다.

### 양혈지혈
• 몸이 허약하면 잇몸이 붓고 출혈의 증상이 발생하는데 이럴 때 상백피, 석고, 석곡을 달여 복용하면 좋다.
• 방광습열로 배뇨통이 있으면서 혈뇨가 보일 때는 지골피를 군으로 하고 비해, 백모근, 측백엽, 차전자,
황백, 목통을 같이 쓰면 소염지혈 효과가 있다.

### 기타응용
• 구강궤양 초기에 지골피 8전, 석고 1양 진하게 달여 양치질을 하면 즉각 낫는다. 궤양이 완전히 형성되
어 있는 경우에는 황련, 금은화를 넣고 달여 계속 복용시킨다.
• 눈이 항상 충혈되고 소양감과 통증을 호소할 때는 목적, 감국과 같이 쓰면 소염퇴열 효과가 있다.
• 당뇨병으로 자주 물을 마시는 경우 천화분, 갈근과 같이 쓰면 갈증도 멎게 하고 당뇨병 치료에도 도움
이 된다.
• 고혈압에도 지골피 2양을 달여 1일 4회로 나누어 먹으면 강압효과가 있다.
• 이내종양으로 농이 나오면 지골피와 오배자를 아주 미세한 가루로 만들어 귓속에
넣으면서 지골피탕을 복용하면 더욱 좋다.
• 뇌일혈에 의한 중풍으로 혈압이 떨어지지 않을 때는 지골피 5~8전에 희첨을
넣고 쓰면 좋다.

음이 허하여 생긴 발열, 황달 등에 사용하는

# 청호

학명: Artemisia annua
이명: 청호, 야란호, 제비쑥, Artemisiae annuae herba

●식물의 특성과 형태 높이 1~1.5m, 꽃은 6~8월에 녹황색으로 피고, 수과는 길이 0.7mm 정도이다. 약재는 잎이 거의 없는 꽃대가 줄기이다.

●약초의 성미와 작용 맛은 쓰고 매우며 성질은 차갑다. 간과 담에 작용한다.

●약리효과와 효능 혈의 열로 인한 증상, 여름에 더위를 먹었을 때, 학질로 인한 발열 및 소아의 하절기 발열, 음이 허하여 생긴 발열, 황달 등에 사용한다.

●주요 함유 성분과 물질 abrotanine, αpinene,artemisia ketone,daphnetin,7-hydroxy-8-methoxy coumarin 등이 함유되어 있다.

●채취시기와 사용부위

여름과 가을에 꽃이 필 때 채집하는데 지상부분을 베어 그늘에서 말려 사용한다.

●복용방법 하루에 3~9g을 복용한다.

●사용상 주의사항

설사를 하는 사람과 땀이 많이 나는 사람은 주의하여 복용하여야 한다.

●임상응용 복용실례

위통, 각종암, 폐암, 간암, 위암, 유선암, 열내림약, 지혈약, 해독약, 악창, 말벌에 쏘인데 사용한다. 생지황, 별갑, 지모 등과 배합하여 한열왕래 등을 다스린다.

소화불량, 복부팽만감, 설사, 황달, 치질 등에 효과가 있는

# 호황련

학명: Picrorrhiza kurrooa
이명: 호황연, 호련, Picrorrhizae rhizoma

157

●식물의 특성과 형태 약재는 원주형, 길이 3~12cm, 색은 어두운 갈색, 질은 단단하면서
도 부스러지기 쉽다. 맛이 매우 쓰다.

●약초의 성미와 작용 맛은 쓰고 성질은 차갑다. 심장과 간, 위, 대장에 작용한다.

●약리효과와 효능

허해서 생긴 열을 내리므로 열이 왔다 갔다 하는 것과 자다 땀나는 것을 없애며 장위

의 열과 적체를 없애 소화불량, 복부팽만감, 설사, 황달, 치질 등에 효과가 있다.

●주요 함유 성분과 물질 kutkin, d-mannitol, vanillic acid, kutkiol 등이 함유되어 있다.

●채취시기와 사용부위 가을에 채취하여 수염뿌리를 제거한 후 건조하여 이용한다.

　복용방법 하루 4~12g을 복용한다.

●사용상 주의사항

소화기가 약하고 속이 찬 사람은 복용을 피해야 한다.

●임상응용 복용실례

피부사상균 억제작용, 항균작용 등이 밝혀졌다.

은시호, 지골피 등과 배합하여 몸에 진액이 부족하여 허열이 있거나 식

은땀을 흘리는 증상을 다스린다.

가슴에 열감이 있으면서 입 안이 마르고 갈증이 나는 병에 좋은

# 서과(수박)

학명: Citrullus vulgaris
이명: 서과, 수과, 한과, 시과라고도 한다.

●식물의 특성과 형태

전신에 털이 나 있고 잎겨드랑이에는 덩굴손이 달려 있다. 잎은 하나씩 달리는데, 어긋나고 넓은 계란모양이다.

●약초의 성미와 작용 맛은 달고 싱거우며 성질은 차다. 심경, 위경에 작용한다.

●약리효과와 효능 서열로 인해 가슴에 열감이 있으면서 입 안이 마르고 갈증이 나는 병, 피하 결합 조직 중에 수분이 고인 상태에 효능이 있다.

●주요 함유 성분과 물질 껍질은 wax질, 과즙은 phosphoric acid, malic acid 등이다.

●채취시기와 사용부위

수박 속을 먹은 다음 외과 껍질과 남은 과육을 제거하고 절단해서 햇볕에 말려 사용한다.

●효과적인 용량과 용법 하루에 9~30g을 복용한다.

●임상응용 복용실례

성분 치트룰린과 아르기닌은 간에서 요소의 생성을 빠르게 하고 이뇨 작용을 하며 수박 속살은 혈압 강하 작용을 나타낸다는 것이 실험으로 밝혀졌다.

※ 보건복지부 한약처방100 가지 약초

# 본초학 제 **3** 장
## 사하약

대변을 묽게 하거나 설사를 일으키는 한약을 말한다.

### 공하약
설사작용이 센약

### 윤하약
설사작용이 경미한 것

### 준하축수약
극렬한 복통과 설사를 일으켜 대량의 수분을 배출시키는 약. 개중에는 이뇨작용도 가진 것도 있다.

어혈과 노폐물을 제거시키고 열을 식혀주는

# 대황(장협대황)

학명: Rheum officinale, R, palmatum var, palmatum
이명: 대황, 황근, 약용대황, 장군풀

장군풀의 뿌리줄기

■ ■ ■ 전문가의 한마디

배변, 어혈과 노폐물 제거 효능과 월경이상, 퇴행성관절염, 열병, 각기, 종창, 화상 등에 약용한다. 일반적으로 감초 등과 함께 달여 복용하며 변비가 심할 땐 대황의 양을 증가시킨다.

●식물의 특성과 형태

노란색의 굵은 뿌리줄기가 있고, 높이 1m, 꽃은 7~8월에 피며 가지와 원줄기 끝에 원추화서, 황백색 꽃이 달린다.

●약초의 성미와 작용

쓰고 성질은 차며 독은 없고, 비장, 위, 대장, 간, 심포에 작용한다.

●약리효과와 효능

장관 내에 쌓인 것을 배변시켜 어혈과 노폐물을 제거시키고 열을 식혀주며, 월경이상, 퇴행성관절염, 열병, 열이 있으면서 헛소리하는 증상, 각기, 종창, 화상 등에 사용한다.

●주요 함유 성분과 물질

Emodin, Chrysophanol, Rhein, Aloe-emodin, Gludogallin, Sennoside A, B, C, D, E, F 등이 함유되어 있다.

●채취시기와 사용부위

가을에 3년 이상 된 뿌리줄기를 채취하여 껍질, 노두와 잔뿌리를 제거하여 풍건, 홍건, 햇볕에 말린다. 법제로 생용 혹은 술로 볶거나 술에 쪄서 사용한다.

● 효과적인 용량과 용법

4~16g을 복용하나 배변이 목적이면 오래도록 달이지 않도록 해야 한다.

● 사용상 주의사항

오래 달여서는 안 되고 성질이 강하여 정기를 손상하기 때문에 임산부와 부인의 월경, 해산기, 포유기(수유하는 기간)에는 쓰지 못한다.

【알기 쉽게 풀어쓴 임상응용】

### 사하해열
• 대황은 열성변비를 치료하는 요약으로 응용범위가 광범위하다. 대편을 통하게 할 뿐만 아니라 항균, 이담, 지혈, 항종양 등의 작용이 있다.
• 열성질병 때문에 체액의 소모로 변비가 계속되어 복창하고 심할 경우에는 40℃ 이상의 고열이 나며 의식이 몽롱해져서 헛소리를 하게 된다. 이럴 때는 대량의 대황(3전)에 지실, 망초, 후박을 넣어 써서 열로 건조된 대편을 소통시킬 필요가 있다.

### 항균소염
• 구내염, 구순미란, 후두염, 편도선염, 급성결막염 등으로 열이 나고 붉게 부어 아플 때는 변비유무를 가릴것 없이 모두 황련해독탕에 대황을 넣어 쓰면 매우 좋다. 항균소염효과가 있어 더욱 좋다.

### 화어지혈
• 객혈, 비혈, 변혈, 위궤양의 출혈이 급성으로 일어났을 때는 소량의 대황과 지혈약을 같이 쓰면 지혈효과가 더욱 빨라진다.
• 무월경 혹은 경혈량이 적고 혈괴가 나오는 경우에는 조경약에 대황1전을 넣어 쓰면 통경효과를 강화시킨다.

### 기타응용
• 대황은 외과의 상용약으로 창절이나 정독 등이 초기에 발적종통할 때 대황을 군약으로 한금황산이 아주 좋은 외용약이다.
• 피부습진, 만성하퇴궤양, 피부화상에도 대황을 쓰면 좋다. 편법으로 삼황사심탕을 물에 녹여 화상부위에 발라줘도 좋다. 또 기름에 대인 화상의 치료에는 가루 내어 바르거나 지유말을 배합하여 참기름으로 섞어 바른다.

피부에 놀라운 보습력을 전달하여 인체에 면역조절과 항암작용을 하는

# 노회(알로에)

학명: Aloe vera, Aloe arborescens
이명: 노회, 상담, 눌회, 알로에, Aloe

162

●식물의 특성과 형태 줄기는 짧고, 잎은 줄기 끝에 모여나며 곧게 서고, 육즙이 많음, 잎은 길이 15~40cm, 너비 3~6cm, 꽃은 2~3월에 핀다.

●약초의 성미와 작용 맛은 쓰고 성질은 차며 독은 없고 간과 대장에 작용한다.

●약리효과와 효능 피부에 놀라운 보습력을 전달하여 인체에 면역조절과 항암작용을 하고 얼굴이 검은 사람은 알로에의 즙을 화장수로 자주 바르면 좋다.

●주요 함유 성분과 물질 알로인, 젤리질과 황색 수액층의 안트론 (Anthrone)계와 크로먼(Chromene)계성분이 함유되어 있다.

●채취시기와 사용부위 연중 채취하여 잎의 밑부분을 잘라 흘러내린 즙을 모아 끓여 엿처럼 졸여 분쇄하여 사용한다.

●사용상 주의사항
비위가 허약하여 소식하고 설사하는 사람과 임신부는 피해야 한다.

●임상응용 복용실례 변비와 기생충에 유효, 항균작용으로 위와 장의 염증 소멸시켜 위의 기능을 정상화, 장활동을 좋게 한다. 용담초, 치자, 청대 등과 배합하여 변비로 인하여 간에 열이 쌓여 생긴 두통이나 어지럼증을 치유한다.

딴딴한 것을 무르게 하며 열을 내리는 효과가 있는

# 망초(황산나트륨 박초)

학명: Mirabilite
이명: 박초, 분소, 망소, 마아초, 피초, Natrii sulfas

●식물의 특성과 형태 불규칙한 무색투명하거나 백색의 반투명한 덩어리, 단면은 유리 모양의 광택, 망초라고도 부른다. (황산나트륨 박초를 두 번 달여서 만든 약재)

●약초의 성미와 작용 맛이 짜고 쓰며 성질이 차고, 독은 없으며 위와 대장에 작용한다.

●약리효과와 효능 복용 후 쉽게 흡수되지 않고 장관을 자극하여 연동운동을 증강시켜 딴딴한 것을 무르게 하며 열을 내리는 효과가 있다.

●주요 함유 성분과 물질 Na2SO4(초산나트륨)이 96~98%로 대부분을 차지하며, 미량의 염화나트륨 염화마그네슘 초산마그네슘 초산칼슘 등이 함유되어 있다.

●채취시기와 사용부위 천연산의 망초를 뜨거운 물에 용해하고 상층액만 걸러내어 건 조시키고, 복용시에는 분말로 만들어 사용한다.

　복용방법 9~15g을 내복하거나 외용하기도 한다.

●사용상 주의사항 소화기가 약한 사람이나 임산부는 이 약의 사하는 기운을 이기지 못 하므로 피해야 한다.

●임상응용 복용실례 장의 연동운동 증가, 해열, 배변촉진 등의 효능이 있으며 외용제로 눈이 충혈되고 아픈데, 인후통 등의 치료에 사용한다.

　외용하여 눈이 붉어지고 아플 때나 인후통, 붕사와 함께 사용한다.

* 보건복지부 한약처방100 가지 약초

# 마자인(삼씨)

학명: Cannabis sativa
이명: 마자인, 화마인, 대마인, Cannabis fructus

삼의 성숙된 열매

■ ■ ■전문가의 한마디

혈압강하, 변비 특히
노인변비, 출산 후 변
비 등에 좋다. 마약류
로 유통이 금지되어
있다. 대황, 지실 등과
배합하여 변비를 다
스린다.

●식물의 특성과 형태

 크기는 3m 내외, 줄기는 세로 골이 지며 혁피질이다. 섬유길이는
3~10cm 정도, 잎은 5~9개 작은 잎이 있는 장상복엽이다.

●약초의 성미와 작용

 맛은 달고 성질은 평하다. 비장과 위, 대장에 작용한다.

약리효과와 효능

 화마인은 마약류의 일종인 대마초의 씨앗이다. 지방이 풍부하고
윤기가 있어 대장을 윤활하게 하여 진액이 부족하여 발생하는 변
비를 다스린다. 화마인은 현재 유통이 금지되어 있는 약재이다.

●주요 함유 성분과 물질

 지방유, 단백질, 버섯독소, Choline, 비타민 B1 등을 함유하고 있
다.

사하약 (윤하약)

채취시기와 사용부위

가을에 열매가 익었을 때 채취하여 햇볕에 말려 사용하고, 살짝 볶아 빻아서 사용한다.

복용방법

하루에 3~9g을 복용한다.

●사용상 주의사항

변이 무른 사람은 복용을 피해야 한다. 또한 과량을 복용하였을 경우 구토, 설사, 사지마비, 번조불안, 정신착란 등의 중독증상이 나타난다.

【알기 쉽게 풀어쓴 임상응용】

윤장
• 만성질환 환자가 일상적인 변비나 소화불량을 일으켰을 때 사하약을 쓰면 다른 질병을 초래할 가능성이 있으나 마자인은 약성이 완만하고 영양분을 함유하고 있으므로 장을 부드럽게 하여 변비를 치료하는 이상적인 약이다. 일반적인 용량은 1~3전이며 계속 복용해도 이상이 없다. 또 꿀로 환을 만들어 매일 3전씩 복용해도 좋다.
• 노인이 변비로 번조불안을 보이면 마자인 3전을 자기 전에 복용하면 다음 날 아침 기상시에바로 대변이 나온다. 단 배변은 일정시간에 하도록 유도하고 음식 역시 정시에 정량을 먹도록 주의를 해야 한다.
• 중풍 후유증으로 변비를 보일 때는 마자인, 상엽 각 3전을 쓰면 혈압도 안정하고 변을 소통하는 효과가 있다.
• 열병 후 진액이 부족하여 생긴 변비에는 천화분, 현삼, 맥문동, 진피, 생지황을 넣어 쓰면좋다. 이것은 산후나 노인의 변비, 번조, 구갈이나 코로 냄새를 맡을 수 없을 때도 효과가 있다.
기타응용
• 마자인은 관상동맥경화성 심장질환으로 인한 고혈압에 현저한 강압작용을 한다. 환제로 만들어 자기 전에 2전을 복용시키거나 또는 상엽, 택사 각 3전, 갈근 2전을 넣어 써도 좋다. 또 장기간 복용하여도 해롭지 않고 강압효과도 안정된다.
• 해수가 낫지 않고 점액담이 많으며 변비가 있으면 천화분, 전호, 현삼, 행인을 넣어 쓰면 좋다. 만성기관지염일 경우에도 쓰면 좋다.
• 중국의 한 지방은 장수자가 많은데 그 비결은 마자인을 매일 3전씩 먹는다고 한다. 마자인을 자주 복용하면 신체를 자보하고 신진대사를 증진시키며 대편을 부드럽게 하는 작용을 일으킨다.

변비를 치료하고 오줌을 잘 누게 하고 덩어리진 것과 담을 삭이는 효능이 있는

# 감수(개감수의 뿌리)

학명: Euphorbia kansui
이명: 주전, 감택, 고택, Euphorbiae kansui sadix

●식물의 특성과 형태 높이 25~40mm, 유즙이 나옴, 둥근 뿌리줄기, 잎은 어긋남, 꽃은 6~9월에 피며, 잔모양의 취산화서 5-9개 줄기가 있다.

●약초의 성미와 작용 쓰고 성질이 차며 독이 있으며 신장에 작용한다.

●약리효과와 효능 변비를 치료하고 오줌을 잘 누게 하고 덩어리진 것과 담을 삭이는 효능이 있어 붓는다거나 가슴과 배에 물이 차거나 복강내에 덩어리가 만져지는 것과 변비, 종양 등에 사용한다.

●주요 함유 성분과 물질

괴근에 Kansuinin A와 B(독성분), γEuphorbol, Tirucallol (Triterpenoid, Euphol, Kauzuiol)

●채취시기와 사용부위 봄이나 늦가을에 채취하여 말리어 환이나 산제로 사용한다.

복용방법 하루에 0.6 ~ 0.9g을 복용하고, 탕제로는 1.5~3g정도 복용 한다.

●사용상 주의사항

독이 있고 변을 내보내는 힘이 강하고 부작용이 비교적 크기 때문에 허증, 임신부에는 쓰지 못한다. 감수를 쓸 때는 감초, 원지와는 배합하지 않는다.

●임상응용 복용실례 견우자와 배합하여 부종이나 배에 물 찬 것을 다스린다.

소변과 대변을 소통시키는 효과가 강력한

# 대극(대극의 뿌리)

학명: Euphorbia pekinensis, E. esula
이명: 하마선, 버들옷, 공거, Euphorbiae pekinensis radix

사
하
약
(준하축수약)

167

●식물의 특성과 형태 높이 80cm, 줄기는 곧게 자람, 자르면 유액이 나옴, 잎은 어긋나며 꽃은 6월에 원줄기 끝에 달린다.

●약초의 성미와 작용 맛이 쓰고 성질이 차며 독이 있고, 폐, 비장, 신장에 작용한다.

●약리효과와 효능

소변과 대변을 소통시키는 효과가 강력하다. 덩어리인 적을 없애며 붓는데 배나 가슴에 수기가 있는 증상에 주로 쓰며, 변비, 정신분열증, 옹종, 습창에도 사용한다.

●주요 함유 성분과 물질 Euphorbon을 함유하며 대극은 여러 가지 Triterpenoid의 복합체이다.

●채취시기와 사용부위 가을에 뿌리를 캐서 물에 씻어 햇볕에 말려서 사용하며, 누렇게 볶거나 2시간 이상 쪄서 사용한다.

복용방법 하루 2~3g을 알약, 가루약, 다리는 약 형태로 복용한다.

●사용상 주의사항 임신부와 몸이 약한 사람, 신장염 환자에게는 쓰지 않는다.

●임상응용 복용실례

소변과 대변을 소통, 변비, 정신분열증, 옹종, 습창에 약용한다.

감수, 원화 등과 배합하여 복수로 배가 부풀어 오른 증상을 개선시킨다.

# 원화(팥꽃나무)

학명: Daphnegenkwa Siebold
이명: 거수, 패화, 적화, Genkwa flos

168

●식물의 특성과 형태 꽃봉오리로 짧은 꽃대에 3~7개의 봉오리가 달려 있고, 꽃봉오리는 길이 1~1.7cm, 지름 약 0.2cm로 원통형이며 약간 눌려 있다. 겉면은 회황색~회갈색이며 짧고 부드러운 털로 덮여 있다.

●약초의 성미와 작용

맛은 맵고 쓰며 성질은 따뜻하며 독이 있다. 폐경, 비경), 신경에 작용한다.

●약리효과와 효능 심한 설사를 일으키고 소변을 잘 누게 하며 해독한다. 부종, 가슴이나 배에 물이 찬 데, 부스럼, 악성 종기(malignant boil), 물고기 중독 등에 쓴다.

●주요 함유 성분과 물질 전초에는 Genkwanin, Apigenin, Yuanhuanin, Genkdaphin가 있고, 꽃에는 Yuanhuacine, Genkwadaphnin가 함유되어 있다.

●채취시기와 사용부위 봄의 개화직전에 채취하여 식초를 넣고 약한 불로 충분히 볶아 그늘에서 건조하여 사용한다.

●복용방법 하루 1.5~3g(식초에 불려 노르스름하게 닦은 것)을 탕제나 산제, 환제 형태로 만들어 먹는다.

●임상응용 복용실례 이뇨 작용, 설사 작용, 항균 작용 등이 밝혀졌다. 담, 수종, 기침, 소변과 대변 잘 나오게 하는데 사용한다.

변비, 오줌이 잘 안 나오는 것, 복수가 찬 것 등을 다스리는

# 흑축(견우자)

학명: Pharbitis nil, P. purpurea
이명: 견우자, 견우, 나팔꽃씨, Pharbitdis semen

●식물의 특성과 형태 길이 4~8mm, 너비 3~5mm이며 표면은 흑색이나 담황백색으로 단단하고, 횡단면은 담황색 또는 황록색의 쭈그러진 자엽이 있으며 기름기를 띤다.

●약초의 성미와 작용 맛은 쓰고 성질이 차가워 폐와 신장과 대장에 작용한다.

●약리효과와 효능 변비, 오줌이 잘 안 나오는 것, 복수가 찬 것 등을 다스린다. 그 외에도 복통, 체한 것, 기생충으로 인한 통증 등에 사용된다.

●주요 함유 성분과 물질 pharbitin, gallic acid, nilic acid가 함유되어 있다.

●채취시기와 사용부위 가을에 완숙종자를 채취하여 햇볕에 말린다. 술에 버무려 6시간을 찌거나 볶아 익혀서 사용한다.

복용방법 4~12g을 복용한다.

●사용상 주의사항 기운이 없는 이의 소화기증상에는 피하는 것이 좋다.

●임상응용 복용실례 변비, 배뇨, 복수가 찬데, 과량복용하면 혈뇨증, 복통, 설사, 파두유와 함께 복용하지 않는다.

산사, 신곡, 맥아를 배합하여 체하여 트림이 나고 배가 아프며 대소변이 잘 안 나오는 것을 다스린다.

# 파두

학명: Croton tiglium
이명: 강자, 노양자, 파숙, Tiglii semen

170

●식물의 특성과 형태

높이 5m, 잎은 어긋나며 꽃은 4~9월에 피며, 황백색의 작은 홑꽃이 많이 핀다.

●약초의 성미와 작용 맛은 맵고 성질은 뜨거우며 독성이 있다. 위와 대장에 작용한다.

●약리효과와 효능 속이 찬 사람의 한성 변비, 위염, 소화불량, 장염, 복부의 덩어리, 심한 붓기, 옴, 악창 등에 사용한다.

●주요 함유 성분과 물질 croton oil, glycerol, phorbol ester 및 crotin 등이 함유되어 있다.

●채취시기와 사용부위 가을에 채취하여 껍질을 제거하고 종자만 그늘에서 말린다.

복용방법 보통은 0.07~0.375g, 중량은 0.4~0.7g, 대량은 0.9~1.5g을 사용하되, 반드시 한의사의 지도하에 복용한다.

●사용상 주의사항 자극성과 독성이 세므로 쓸 때 반드시 기름을 짜버리고 사용한다. 견우자와 같이 쓰면 안된다.

●임상응용 복용실례

일본뇌염바이러스에 대한 억제, 적혈구용혈, 세포괴사 작용 등이 있다.

대황, 건강 등과 배합하여 속이 차면서 생긴 복통과 변비를 다스린다.

# 본초학 제 4 장
# 거풍습약

풍습사를 없애고 풍습사로 생긴 병증을 낫게 하는 한약. 거풍습약은 일반적으로 맛이 맵거나 쓰고 성질이 따뜻하며 주로 간경, 신경에 작용한다. 거풍습약은 풍습사를 없애고 경맥이 잘 통하게 하며 통증을 멎게 하므로 주로 비증, 관절이 아픈 증세와 운동 장애, 반신 불수, 팔다리가 오그라드는 데 쓴다.

# 낙석등 (털마삭줄 줄기)

학명: Trachelospermum asiaticum var intermedium
이명: 낙석등, 털마삭줄, 마삭줄, Trachelospermi caulis

●식물의 특성과 형태

줄기덩굴은 원주형으로 지름 1~5mm, 잔가지가 많으며 구부러지며 바깥면은 적갈~

다갈색이며 세로 주름, 반연근 또는 점상으로 돌기한 뿌리의 자국이 산재한다.

●약초의 성미와 작용 쓰고 약간 차며 심장과 간에 작용한다.

●약리효과와 효능 저리고 움직임이 원활하지 않은 증상, 근육이 당기는 증상, 허리와

무릎이 시리고 아픈 증상, 타박상을 치료한다.

●주요 함유 성분과 물질 Dambonitol, Arctiin, Tracheloside 등이 함유되어 있다.

●채취시기와 사용부위

가을에 잎이 떨어지기 전에 채취하여 햇볕에 말려서 사용한다.

●복용방법 8~16g을 복용한다.

●사용상 주의사항 소화기가 약한 사람은 사용하지 말아야 된다.

●임상응용 복용실례

근육이 당기는 증상, 허리와 무릎이 시리고 아픈 증상, 타박상을 치료한다.

목과, 의이인, 독활, 위령선 등을 배합하여 사지가 저리고 근육이 땅기

는 증상을 다스린다.

감기, 기관지염, 폐렴 등으로 기침을 심하게 하는 경우에 탁월한 효과가 있는

# 모과(목과)

학명: Chaenomeles sinensis, C. speciosa
이명: 목과, 목과실, 철각리, Chaenomelis fructus

● 식물의 특성과 형태 흔히 모과로 부르며 크기는 높이 7~10m, 잎은 어긋나며 턱잎은 바늘모양이고, 꽃은 연한 붉은색으로 5월에 핀다.

● 약초의 성미와 작용 맛은 시고 성질은 따뜻하며, 간과 비장에 작용한다.

● 약리효과와 효능 감기, 기관지염, 폐렴 등으로 기침을 심하게 하는 경우에 탁월한 효과가 있다. 또한 주독을 풀고 가래를 없애주며 울렁거리는 속을 가라앉힐 뿐 아니라 구워 먹으면 설사에 좋다.

● 주요 함유 성분과 물질 Amygdalin, malic acid, tannin acid, stone cell 등을 함유하고 있다.

● 채취시기와 사용부위 가을에 성숙한 과실을 채취하여 열수처리(5~10분)하여 건조하다가 4~5조각으로 잘라 완전히 말려서 사용한다.

복용방법 하루 6~10g을 탕약, 알약, 가루약 형태로 복용한다.

● 사용상 주의사항 많이 먹으면 치아와 골을 상하며, 소화가 안 되어 체한 증상이 있으면서 변비가 있는 사람은 피해야 한다.

● 임상응용 복용실례

소화촉진, 구역질과 담을 삭인다. 감기, 기관지염, 폐렴 등으로 기침이 심할 때 효과가 좋다.

# 독활

학명: Heracleum moellendorffii
이명: 독활, 강활, 멧두릅, Angelicae pubescentis radix

거풍습약

174

독활(땃두릅의 뿌리)

■■■전문가의 한마디

인체하부의 저리고
아픈데 효과적이고
류머티즘, 관절통 등
각종 신경통과, 위암,
당뇨병 등 사용한다.

●식물의 특성과 형태

높이 1.5m, 잎은 어긋나고 2회 깃꼴겹잎, 꽃은 7~8월에 가지와 원
줄기 끝 또는 윗부분의 잎겨드랑이에 핀다.

●약초의 성미와 작용

맵고 쓰며 약간 따뜻하며 신장과 방광에 작용한다.

●약리효과와 효능

인체의 허리 아래쪽에 작용하여 허리나 대퇴부 등의 근골이 저리
고 아픈 데에 효과가 있다. 류머티즘, 관절통 등 각종 신경통에 통
증과 경련을 진정시키는 빠질 수 없는 약초이다.

●주요 함유 성분과 물질

정유에는 Limonene, Sabinene, Myrcene, Humulene, 뿌리에는 1-
Kaur-16-en-19-oic acid가 함유되어 있다.

●채취시기와 사용부위

봄과 가을에 채취하여 절편한 후 그늘에서 말려 사용한다.

복용방법

3~9g을 끓여 복용한다.

사용상 주의사항

기나 혈이 부족한 이의 각기증에는 조심해서 써야 한다.

●임상응용 복용실례

강활, 방풍, 백지, 천궁 등과 배합하여 오한이 들면서 열나고 두통이 있고 몸이 아프면서 무거운 증상을 다스린다.

【알기 쉽게 풀어쓴 임상응용】

발한퇴열
• 독활의 발한작용은 약하고 거습작용은 강하다. 감기 초기에 열을 높지 않으나 좀처럼 내리지 않고 바람을 싫어하며 땀이 적고 전신의 근육이나 관절에 통증을 수반하는 경우 방풍, 강활, 생강과 같이 쓰면 땀을 내고 풍습을 제거하여 감기도 낫는다.

거습지통
• 독활은 한습에 요약이다. 풍한습사가 기육과 관절에 머무를 때 통증이 오고 수족에 쥐가 난다.(비증이라 함) 이때도 독활을 쓰면 자체에 거풍산습작용이 있으므로 비증을 제거할 수 있다. 특히 하부의 비증에 좋고 급, 만성을 가리지 않고 쓰며, 급성으로 극심한 통증이 올 때는 강활과 같이 쓰는 것이 좋다.(제병주약에 전신통에는 창출과 강활을 쓰도록 되어 있다)
• 근육 류머티스에도 독활은 아주 좋다. 급성으로 심한 통증이 있을 때는 독활 2전에 진교 3전, 오가피 1냥, 창출 2전을 가하여 쓴다. 만성에서는 독활에 당귀, 위령선, 목과를 가하여 쓴다. 허리 근육의 손상에도 위의 방법을 쓰면 좋다.
• 각종 신경통에도 효과가 있으며 특히 좌골신경통에 쓸 기회가 많다. 급성에는 독활에 지룡, 위령선, 당귀미, 백작 등을 가하여 쓰고, 삼차신경통 치료에도 도움이 되므로 백지, 세신, 천오, 지충 등을 가하여 쓰면 좋다.

기타응용
• 혈압을 하강시키는 작용이 있으나 약하고 지속성이 없으므로 임상에서 자주 쓰이지는 않지만, 뇌일혈로 반신불수가 되면서 고혈압을 수반하면, 독활에 진교, 희첨, 적작을 가하여 쓰면 뇌의 혈액순환을 촉진하고 혈압을 내리는 데 도움이 된다. 또 독활은 동맥경화에 의한 고혈압으로 협심증이 수반될 경우에도 치료의 보조약으로 사용할 수 있다.

# 방기

학명: Stephania tetrandria, S, acutun
이명: 목방기, 한방기, Stephaniae tetradrae radix

댕댕이덩굴, 목방기의 뿌리

■■■**전문가의 한마디**

다이어트에 방기차를 마시는데 방기 20g과 감초 3g을 깨끗하게 씻어 약 600cc의 물에 넣고 은은하게 30~40분간 끓인 후에 3등분해서 만들어, 하루에 3회 정도 식사하기 30분전에 마시면 식욕을 억제해 주고 소변 배출이 활발하게 해준다.

●식물의 특성과 형태

길이 7m이며 잎은 어긋난다. 꽃은 암수 딴그루로 6월에 피는데, 잎겨드랑이에서 나오는 총상화서에 달린다. 열매는 핵과로 둥글며 10월에 검은색으로 익는다.

●약초의 성미와 작용

성질은 평하고 따뜻하며 맛은 맵고 쓰며 독이 없다. 방광과 신장, 비장에 작용한다.

●약리효과와 효능

찬바람을 쐬거나 하여 입과 얼굴이 비뚤어진 것, 손발이 아픈 것이나 열나고 추운 것을 치료한다.

●주요 함유 성분과 물질

Trilobine, Isotrilobine, Trilobamine 등을 함유하고 있다.

●채취시기와 사용부위

거풍습약

봄과 가을에 채취하여 코르크 껍질을 벗기고 햇볕에 말려서 사용한다.

복용방법

하루 6~12g을 탕약, 알약, 가루약형태로 복용한다.

●사용상 주의사항

신체가 허약하고 음이 부족한 사람과 비위가 허약한 사람은 피해야 한다.

【알기 쉽게 풀어쓴 임상응용】

거습지통
• 방기는 습열이 쌓여 일어나는 하지동통, 부종, 마목, 침중 등의 증상을 제거하는 작용이 우수하며 각기나 류머티즘열, 류머티스성관절염 등의 치료에 쓴다. 방기는 거습리뇨, 소종지통의 작용이 아주 우수하여 잠사, 창출, 의이인을 넣어 쓰면 더욱 좋다. 또 약성이 고한이므로 초기에 좋고, 만성일 때는 보신약을 배합하여 쓸 필요가 있다. 단 장기간 대량으로 쓰는 것은 바람직하지 않다.
• 관절염으로 환부에 열감, 통증, 발적, 종창이 나타나고 미열이 있으며 소변불리를 보이면 방기를 군으로 하여 창출, 황백, 의이인, 진교 등을 넣어 쓰면 좋다. 만약 국부에 열감과 통증이 심할 때는 석고를 더 넣어 쓴다. 방기에 석고를 배합하면 해열과 진통의 효과가 보다 강해진다.
• 풍습으로 인한 류마티스에 방기를 쓸 때는 주로 요슬에 편중하여 나타날 때 특히 좋다. 이런 통증은 침중감과 함께 종창을 수반하므로 독활기생탕에 방기를 넣어 쓰면 좋다. 방기를 쓸 때는 체력이 약한 사람에게 항상 보익약과 같이 쓰고 습사에 의한 증상이 명확할 때만 단기간 써야 한다.
• 방기는 좌골신경통의 치료에 오가피, 지룡, 위령선 등과 함께 쓰면 좋다.

이뇨소종
• 방기에는 이뇨소종의 효능이 있으므로 급성신염으로 빈뇨, 핍뇨, 부종이 있을 때 복령, 택사, 백출, 차전자를 넣어 쓰면 좋다. 임상경험으로 방기가 소염작용에 우수하다는 것이 알려져 급성신염에는 필수약으로 쓴다.
• 만성신염으로 부종이 반복하여 나타나고 단백뇨가 좀처럼 제거되지 않을 때 온보약에 방기를 넣어 쓰면 좋다. 또 산약, 백출, 황기와 같이 쓰면 더욱 좋다. 단 용량이 과다해서는 안 된다.

기타응용
• 방기는 이완작용이 있으므로 중풍후유증으로 지체의 구련, 근긴장의 항진 등이 있을 때 좋다. 보양환오탕에 넣어 써도 좋다.

강한 해독작용과 종기를 없애는 작용을 가지고 있는

# 백화사(살모사)

오보사 및 은환사의 내장을 제거한 몸체

●식물의 특성과 형태  성숙한 뱀의 전체 길이는 약 140cm정도이다. 머리 부분은 타원형이고 앞에 홈니를 가지고 있다. 눈이 작고 코 비늘은 2개인데, 콧구멍이 그 사이에 있고 뺨의 비늘은 결상이며, 위아래 입술의 비늘이 각각 7개씩 있다.

●약초의 성미와 작용  풍사를 제거 하고, 낙맥을 소통시켜, 경련을 멈추게 한다 .

●채취시기와 사용부위  여름과 가을에 포획하는데, 포획한 후에는 내장을 제거하고 원형을 유지시키기 위해 대꼬챙이로 끼워 햇볕에 말린다.

●주요 함유 성분과 물질  독액 choline esterase, 단백질 분해효소, ATPase, 5-핵, 인산2에스테르, 인에스테르화 효소 A, 투명질산透明質酸 등의 효소.

●약초의 성미와 작용  맛이 달고 짜며, 성질이 따뜻하다. 독이 있다.

●복용방법  하루에 3~4.5g을 복용한다.

●임상응용 복용실례

중풍으로 입과 눈이 한쪽으로 비뚤어지는 것, 반신불수, 상처로 풍독사가 들어가 경련을 일으키는 병, 오래가면서 잘 낫지 않는 버짐에 사용한다.

# 오가피

학명: Acanthopanax sessiliflorus, A. seoulense, A. chiisanensis
이명: 남오가피, 엽목, Acanthopanacis cortex

179

●식물의 특성과 형태 높이 3~4m, 줄기 껍질은 회색, 잎은 3~5개 장상, 꽃은 8~9월에 자줏빛으로 피고, 열매는 장과로 타원형이다.

●약초의 성미와 작용  맛은 맵고 쓰며 성질은 따뜻하다. 간과 신장에 작용한다.

●약리효과와 효능 몸이 저리고 아픈 증상이나 근골이 약하고 힘이 없는 증상 등에 효과가 있다. 또한 부종과 각기 등에도 이용된다.

●주요 함유 성분과 물질 정유, acanthoside B, β-sitostanol, campesterol, daucosterol, savinin, sesamin, stigmasterol 등이 함유되어 있다.

●채취시기와 사용부위 여름과 가을에 채취하여 햇볕에 말려서 이용한다.

●복용방법 하루에 8~16g을 복용한다.

●사용상 주의사항

음액이 부족하여 몸에 열이 나는 사람은 복용을 피해야 한다.

●임상응용 복용실례

중추, 흥분, 비특이적 면역강화, 강심, 강장 작용 등이 있고, 몸이 저리고 아픈데, 부종과 각기 등에 이용된다. 우슬, 두충, 속단, 상기생 등과 배합하여 간과 신이 허약하여 근육과 뼈가 뒤틀리는 증상을 다스린다.

# 상기생

학명: Loranthus parasiticus
이명: 상기생, 기생초, 우목, 완동, 기설, Taxilli ramulus

뽕나무 겨우살이

180

■■■전문가의 한마디

혈압강하작용, 혈중
콜레스테롤을 감소시
키는 작용, 이뇨작용,
항균작용, 항바이러
스작용 등이 있다.

●식물의 특성과 형태

키 30~60cm, 잎은 Y자 모양으로 마주나며, 이른 봄인 3월에 가지
끝에 연노란색 꽃이 핀다.

●약초의 성미와 작용

맛은 쓰고 달며 성질은 평하다. 간과 신장에 작용한다.

●약리효과와 효능

인체의 풍습을 제거하고 간과 신장의 기운을 보충하고 근골을 강
하게 하는 작용이 있으며 혈압을 낮추는 효과도 있다.

●주요 함유 성분과 물질

βAmyrin, Inositol, Avicularin, Quercetin, Quercitrin, Viscotoxin,
Viscine, Arabinose, Oleanolic acid 등이 함유되어 있다.

●채취시기와 사용부위

겨울부터 봄 사이에 채취하여 햇볕에 말려서 사용한다.

복용방법

하루에 12~24g을 복용한다.

●사용상 주의사항

풍습의 사기가 없는 사람은 복용을 피해야 한다.

●임상응용 복용실례

독활, 세신, 진구, 두충 등과 배합하여 풍습으로 팔다리가 저리고 아프거나 허리와 무릎이 시리고 아픈 증상을 다스린다.

【알기 쉽게 풀어쓴 임상응용】

### 거습강근
• 상기생은 거습진통, 강근장골의 효능이 뛰어나 주로 류머티즘 등 만성화된 풍습병에 쓴다. 체력이 허약할 때는 보신약과 같이 쓰면 풍습을 제거하는 작용이 증가된다. 장기간 복용하여도 해가 없으며 관절동통이나 발적종창, 열감이 없을 때는 당귀, 천궁, 황기, 당삼과 같이 산제나 환으로 써도 좋다.

### 안태지혈
• 상기생은 유산방지에 중요한 약으로 유산의 징조가 있으면 하수오, 당귀, 당삼 등과 같이 쓰면 유산방지와 지혈이 된다. 유산방지의 양약인 보태무우탕에 상기생을 넣어 쓰면 더욱 좋다. 간신부족이나 충임불고로 인한 태루, 태동불안에 황금, 백출, 속단, 토사자, 아교 등을 가하여 쓰면 좋다. 습관성유산이 있는 부인은 미연에 두충, 속단, 황기, 하수오, 당귀 등과 같이 환을 만들어 쓰면 아주 좋은 효과를 얻을 수 있다.
• 상기생은 혈소판감소에 의한 자반병, 만성위궤양 출혈, 폐결핵출혈 등 만성출혈증상을 치료하는 효과가 있으므로 증에 따라 가감하여 쓰면 좋다.

### 기타응용
• 상기생에는 강압효과가 있으나 곡기생(수기생)이 더욱 좋다. 동맥경화에 의한 심질환과 고혈압치료에 쓰며 또 콜레스테롤치를 내리는 효과도 있다. 강압효과는 완만하지만 지속되며 안정되어 있고 혈압상승이 반복되는 일은 적다. 간신음허로 인한 두통, 현운, 이명, 동계 등을 보이는 음허양항형 고혈압에는 생지황, 적작, 인동 등을 넣어 쓰면 좋다.
• 상기생은 관상동맥을 확장하고 혈류의 저항을 줄이며 혈류를 촉진하는 작용이 있으므로 협심증에 써도 좋다. 1회에 상기생 2전, 강향 5분을 복용시켜 지통효과를 얻을 수 있다.

* 보건복지부 한약처방100가지 약효

사지마비, 요통, 사지동통, 근육마비, 타박상을 치료하는

# 위령선

학명: Clematis manshurica
이명: 노호수, 능소, 영선, 위령선, 로선, 철선연, 소목통 등이 있다.

으아리의 뿌리와 줄기

182

■■■전문가의 한마디

혈압강하, 평활근 흥분, 이뇨작용, 혈당하강작용, 진통, 항균작용이 보고되었다.

●식물의 특성과 형태

길이 2m, 잎은 마주나며 깃꼴겹잎, 꽃은 6~8월에 흰색 취산화서, 열매는 수과로 난형 9월에 익는다.

●약초의 성미와 작용

냄새가 없고, 맛은 맵고 짜며 성질은 따뜻하다. 방광에 작용한다.

●약리효과와 효능

위령선은 풍습을 제거하고 관절굴신불리, 사지마비, 요통, 사지동통, 근육마비, 타박상을 치료한다. 오장의 기능 항진, 경락이 막혀 생기는 통증에 사용한다.

●주요 함유 성분과 물질

Anemonin, Anemol, Saponin, Clematoside, Hederagenin, Sitosterol, Oleanolic acid, 당류 등이 함유되어 있다.

●채취시기와 사용부위

으아리, 큰꽃으아리, 참으아리의 뿌리를 가을에 채취하여 말려서 사용한다.

복용방법

3-9g, 전복한다.

●사용상 주의사항

병이 풍습으로 인하지 않은 자, 기혈이 허한 사람은 사용을 하지 않는다.

【알기 쉽게 풀어쓴 임상응용】

거습지통
• 위령선은 만성관절염으로 유주성의 나른한 통증이 반복 발작할 경우의 치료에 뛰어난 효과가 있다. 성미가 신온하여 같은 거풍습약과 같이 쓰면 피부표면의 풍습을 제거하고, 또한 풍습이 신경이나 관절의 심부에까지 침투한 증상에 대해서도 효과가 있다. 병의 과정이 긴 경우에는 온보자양약과 같이 쓸 필요가 있다.
• 풍습성관절염의 발병 초기에는 방풍, 강활, 독활, 고본을 넣어 쓰면 좋다. 산통이 한곳에만 고정되어 있을때는 부자, 현호색을 더 넣어 쓴다. 또한 산통은 그리 심하지 않으나 종창으로 압박감이 생길 때는 비해, 방기, 우슬을 넣어 쓰면 좋다. 만성단계가 되어 빈혈증상이 나타나면 당귀, 숙지황, 단삼을 넣어 쓴다. 관절산통이 있고 항상 동계가 있을 때는 황기, 산조인, 원지를 넣어 쓴다.

기타응용
• 위령선은 인후통에도 효과가 있으므로 급성편도선염, 인두염에 쓴다.
• 위령선에는 경락소통의 효능이 있으므로 중풍 후유증으로 반신불수, 구안와사 등의 치료에 쓴다. 특히 마비의 후기에 관절이나 근육에 구련이 있을 때는 적작, 도인 등을 넣어 쓰면 좋다.
• 자궁내막염, 자궁경부염, 질염에서 백대하의 증상이 보일 때 금앵자, 연자를 넣어 쓰면 좋다.
• 위령선은 평활근경련에 이완작용이 있으므로 생선뼈가 목에 걸렸을 경우 4전을 달여 서서히 삼키거나 식초와 함께 복용하면 빠진다.
• 흉격정담 혹은 숙음, 천해구역에 반하, 조각을 넣어 활용한다. 본초강목의 치정담숙음방이다.

마비감이나 감각이 둔화될 때나 황달, 고혈압, 장출혈 등에 쓰는

# 진교

학명: Gentiana macrophylla
이명: 진교, 진규, Gentiana macrophyllae radix

진교의 뿌리

**■■■전문가의 한마디**

혈압강하, 장연동운
동억제, 자궁수축 작
용 등이 있으며 황달,
고혈압, 장출혈, 치통,
신경통, 두통에 사용
한다.

●식물의 특성과 형태

높이 50~80cm, 자줏빛이 돌고, 뿌리잎은 원심형으로 5~7개로 갈
라진다.

●약초의 성미와 작용

맛은 매우 쓰고 매우며 성질은 평하다. 위와 대장, 간, 담에 작용한
다.

●약리효과와 효능

팔다리가 오그라들면서 아픈데, 마비감이나 감각이 둔화될 때나
황달, 오후에 미열 나는데, 고혈압, 장출혈 등에 쓴다.

●주요 함유 성분과 물질

리카코니틴, 미오스틴 등이 함유되어 있다.

●채취시기와 사용부위

가을 또는 봄에 뿌리를 캐서 잔뿌리를 다듬어버리고 물에 씻어 햇볕에 말린다.

복용방법

하루 6~12g을 탕약, 가루약, 알약 형태로 먹는다.

●사용상 주의사항

오랜 질환으로 몸이 허약해진 사람과 변이 묽은 사람은 복용을 피하는 것이 좋다.

●임상응용 복용실례

강활, 독활, 방풍, 상지 등과 배합하여 사지가 저리거나 마비되고 관절이 아픈 증상을 개선한다.

【알기 쉽게 풀어쓴 임상응용】

거습지통
• 진교는 거습지통에 좋은 효과가 있어 '풍한습비 필용지약' 이다. 풍습으로 일어나는 관절통, 신경통, 근육통, 두통 등을 모두 치료할 수 있다. 거풍습약은 거의 온성이고 조하여 장기간 쓸 수 없으나 진교는 윤하므로 안심하고 쓸 수 있으며 허열을 제거하는 작용도 있어 허실과 한열을 가리지 않고 응용할 수 있다.
• 류머티스 초기에 견, 슬, 완, 발목 부위의 관절에 유주성의 통증이 있을 때는 방풍, 적작, 강활을 주로 하고 증상에 따라 가감하여 쓰면 좋다. 만약 관절이 아프면서 환부에 발적과 종창이 나타나면 대량의 진교에 미황기, 석고, 우슬, 방기를 넣어 쓰면 지통소종 효과가 아주 좋다.
• 풍한습비에는 독활, 상기생, 방풍 등을(독활기생탕), 열비로 관절이 붉게 붓고 열감이 있거나 혹은 열을 수반하면 방기, 지모, 금은화, 인동등 등을, 한을 수반하면 강활, 독활, 계지, 부자를 넣어 쓰면 좋다. 만약 풍을 경락에 맞아 수족을 쓰지 못하면 강활, 독활, 당귀, 천궁 등을 넣어 쓴다.
• 진교는 신경과질환에도 쓴다. 중풍 후유증으로 사지가 당기면 진교에 신근초, 야교등을 가하여 쓰면 좋다. 척수의 손상으로 일어나는 경련성 마비에는 진교를 대량으로 쓰면서 백작, 우슬, 생건지황등을 가한다.

퇴열소황
• 진교에는 허열을 제거하는 작용이 있으므로 풍습병으로 인한 미열이 장기간 내리지 않을 때는 진교를 군약으로 하고 우슬, 황백, 별갑 등을 가하여 1개월 이상 복용한다. 또 폐결핵으로 조열골증, 미열, 도한이나 소아가 감적으로 미열이 계속되는 증상에는 진교에 시호, 호황련, 청호, 별갑, 지모, 지골피 등을 가하여 쓰면 좋다.

# 희렴초(진득찰)

학명: Sigesbeckia pubescens, S, glabresecenes
이명: 희렴, 희렴초, 화렴, 진득찰, Sigesbeckia herba

186

●식물의 특성과 형태

높이 30~60cm, 줄기는 네모지며 잎은 대생하며 난형, 열매는 난형 4각 능각이 있다. 약재는 잎이 많고 황록색이다.

●약초의 성미와 작용

특이한 냄새가 조금 있고 맛은 쓰며 성질은 차다.

●약리효과와 효능

풍습을 제거해 관절염, 사지동통마비, 굴신불리, 하지무력 및 중풍으로 인한 반신불수 등에 쓰고, 종기, 발진, 피부가려움증, 습진 등에 쓴다. 고혈압, 두통, 어지럼증, 급성간염 등에 사용한다.

●주요 함유 성분과 물질

βSitosterol, Darutigenol, Darutine, Darutinoside, Isodarutigenol, Diterpene-daturoside, Stigmasterol 등이 함유되어 있다.

●채취시기와 사용부위

여름 꽃이 개화할 무렵 채취하여 생용하거나 황주에 쪄서 사용한다.

●임상응용 복용실례

약리작용으로 관절부종억제, 혈압강하작용이 보고되었다.

# 본초학 제 5 장
# 방향학습약

 방향성과 온조한 성질을 가지고 있어 습을 없애고 비를 건강하게 하는 약물의 총칭. 방향성을 통해 비를 깨우고, 온조한 성질을 통해 습을 없앤다. 이에 의해 비의 운화 실조로 인한 복부의 비만감, 구토, 탄산, 묽은 대변, 입맛이 없고 몸에 힘이 없는 증상, 입이 달고 침이 많이 나오는 증상, 설태가 희고 점액성이 많은 상태 등에 응용한다. 대부분 신온하고 방향성이 있으며 건조한 성질이 있으므로, 기와 음을 손상시키기 쉽다. 따라서 음허한 자, 혈이 부족한 자, 기가 허한 자 등에는 신중하게 사용한다. 유효성분이 쉽게 날아가므로, 전탕할 때는 반드시 뒤에 넣어야 하며, 오래 달여서는 안 된다.

# 곽향(배초향)

학명: Agastache rugosa
이명: 곽향, 토곽향, 배초향, Agastachis herba

188

배초향, 광곽향의 전초를 말린 것

■ ■ ■ 전문가의 한마디

입덧에 향부자, 곽향, 감초 각각 같은 양을 부드럽게 가루 내어 한 번에 5~6g씩 끓인 소금물(죽염수면 더욱 효과적)로 복용한다.

● 식물의 특성과 형태

높이 1m, 향이 강하고 짧고 부드러운 털이 많다. 잎은 마주나고, 꽃은 자주색 7~9월에 윤상화서, 꽃잎은 자색으로 5개로 갈라진다.

● 약초의 성미와 작용

맛은 맵고 성질은 약간 따뜻하며 비장, 위, 폐에 작용한다.

● 약리효과와 효능

소화불량, 설사 등의 증상이 있는 감기에 좋다.

● 주요 함유 성분과 물질

정유를 약 1.5% 함유하고 주성분은 Methylchavicol이 80%이상을 차지하고 아울러 anethole, anisaldehyde 등을 함유하고 있다.

● 채취시기와 사용부위

여름, 가을에 꽃이 필 때 채취하여 그늘에서 말려서 사용한다. 오래 달이면 약성이 약해진다.

### 복용방법

하루 6~12g을 달임약, 알약, 가루약 형태로 복용한다.

●사용상 주의사항

오래 달이면 약성이 경청하여 날아가므로 오래 달이지 말아야 하며, 위가 허하여 구토하는 사람, 열병으로 열이 있거나 음이 부족하여 열이 있는 사람에게는 쓰지 말아야 한다.

●임상응용 복용실례

소화기계통의 기능을 향진시켜 소화불량, 설사, 감기에 좋다.

【알기 쉽게 풀어쓴 임상응용】

### 화습건위

• 곽향은 방향성이 있고 위장의 습열을 제거하며 건위 및 식적을 없애고 구토, 설사를 중지시키며 소화기능을 증강하는 효능이 있어서 위장질환에 상용되는 약물이다. 몸이 허약하고 소화기능 감퇴를 보일 때는 온보약을 배합하여 쓰면 위액 분비를 촉진하므로 식욕을 증진시킬 수 있다.
5. 곽향은 위경련으로 인한 동통에 쓰면 경련과 통증을 멎게 하고 위산을 억제하여 식욕을 증진시킨다. 또 곽향정기산에 백두구, 천궁, 현호색을 넣어 쓰면 식욕을 증진하고 위경련을 덜하게 하는 효과가 있다.

### 발산해서

• 곽향은 여름철의 발열질환에 상용되는 약물로서 더위를 푸는 효과가 아주 좋다. 여름감기로 열이 내리지 않고 악한은 없으나 사지가 시큰거리고 가슴이 답답하여 시원치 않고 식욕이 없을 때는 곽향을 군으로 하고 형개, 방풍, 반하, 복령, 백두구 등을 넣어 쓰면 좋다. 여름철의 유행성감기 때도 위의 증상이 있으면 곽향을 넣어쓰면 좋다. 이외에 곽향 3전에 백두구 4분을 넣어 다처럼 복용하면 해열, 식욕증진을 돕는다.

### 기타응용

• 여름철에 주변 환경이 청결하지 못하면 학질을 일으키기 쉽다. 곽향은 말라리아를 억제하는 것을 보조하고 식욕과 소화를 촉진한다. 곽향산은 곽향과 양강 각 5전을 쓰는 것으로 여름철 말라리아에 양방이다.
• 곽향은 청위, 구취치료 효과도 있다. 위의 소화흡수력이 나빠 구취가 있을 때는 신선한 곽향 3전을 차와 같이 달여 복용하면 소화흡수를 보조하고 구취를 제거하는 효과가 있다.
• 임신중 구토를 하고 식욕이 떨어지는 경우가 있는데 이때는 백출, 반하, 상기생과 같이 쓰면 좋다.

* 보건복지부 한약처방100 가지 약

기름 잘 돌게 하여 비위를 덮혀주는 효능이 있는

# 백두구

학명: Amomum cardamomum
이명: 다골, 백구, 각박, Amomi rotundus fructus

190

●식물의 특성과 형태 다년초로 뿌리줄기는 포복하고 굵고 크며 마디가 있고 목질이다. 줄기는 직립하고 원주상이며 높이는 2~3m, 잎은 2줄로 어긋나고 잎자루는 없다.

●약초의 성미와 작용 맛은 맵고 성질은 따뜻하며, 폐, 비장, 위에 작용한다.

●약리효과와 효능 기를 잘 돌게 하여 비위를 덮혀주는 효능이 있으므로 기체로 헛배가 부르며 아픈 데나 비위가 허한하여 소화가 잘 안되고 배가 아프며 트림이 나고 메스 껍거나 토할 때 딸꾹질 등에 쓸 수 있다.

●주요 함유 성분과 물질

정유 2.4%를 함유하며 주성분으로 d-borneol과 d-camphor 등을 함유하고 있다.

●채취시기와 사용부위

10~12월 사이 과실이 성숙하여 갈라지기 전에 채취하여 그늘에서 말려서 사용한다.

복용방법 하루 2~4g을 탕약, 알약, 가루약 형태로 복용한다.

●사용상 주의사항 위의 기능이 항진되어 있으면서 토하는 경우에는 쓰지 않는다.

●임상응용 복용실례 방향성 건위, 구풍, 위액분비 촉진, 헛배부름, 소화불량, 구토, 딸꾹질에 약용한다. 후박, 진피, 창출 등을 배합하여 가슴이 답답하고 더부룩하며 배가 고픈 줄을 모르는 증상에 사용한다.

체하거나 속이 차면서 구토, 설사를 할 때 효과적인

# 사인(축사)

학명: Amomum xanthioides, A. villosum(양춘사0, A. longiligulare
이명: 축사인, 축사밀, 공사인, 축사씨, Amomi fructus

● 식물의 특성과 형태 미얀마와 타이 원산, 크기는 90~120cm, 잎은 2갈래로 갈라짐, 꽃은 수상화서로 50~60개 과실이 달린다.

● 약초의 성미와 작용 맛은 맵고 성질은 따뜻하다. 비장과 위, 신장에 작용한다.

● 약리효과와 효능 비위의 작용을 돕고, 체하거나 속이 차면서 구토, 설사를 할 때 효과를 나타내며 또한 태아를 안정시켜 태동불안을 치료하는 작용도 있다.

● 주요 함유 성분과 물질 양춘사의 종자에는 3% 이상의 정유가 함유되어 있고, 주성분은 borneol, bornyl acetate, linalool, nerolidol 등과 saponin 0.69%를 함유하고 있다.

● 채취시기와 사용부위
여름과 가을 사이에 성숙한 과실을 채취하여 햇볕에 말려서 이용한다.
복용방법 하루에 4~8g을 복용한다.

● 사용상 주의사항 진액이 부족하면서 열이 나는 사람과 더위를 먹어 설사를 하는 사람, 몸에 열이 있으면서 태동이 불안한 임산부는 복용을 피해야 한다.

● 임상응용 복용실례 건위 및 위장 자극 효능이 있으며 구토, 설사, 태아의 태동불안을 치료한다. 후박, 목향, 진피, 지실 등과 배합하여 배가 더부룩하고 식욕이 없는 것을 다스린다.

* 보건복지부 한약처방100 가지 약초

# 창출

학명: Atractylodes japonica
이명: 창출, 선출, 삽주, 산정, Atractylodis rhizoma

방향화습약

192

삽주의 덩이줄기를 건조한 것

■■전문가의 한마디

소화불량이나 설사,
복부팽만, 발한, 감기,
발열, 중풍, 배뇨곤란,
결막염, 고혈압, 현기
증, 노인의 천식 등에
사용한다.

●식물의 특성과 형태

높이 30~100cm, 뿌리줄기가 굵고 마디가 있다. 줄기 잎은 긴 타원
형, 열매는 수과로 긴털과 관모가 있다.

●약초의 성미와 작용

맛은 쓰고 매우며 성질은 따뜻하다. 비장과 위, 간에 작용한다.

●약리효과와 효능

체온이 낮아져 생기는 모든 병과 기가 허해서 생기는 병, 발열, 중
풍, 배뇨곤란, 결막염, 고혈압, 현기증, 노인의 천식 등에 사용한다.

●주요 함유 성분과 물질

정유에는 Hinesol, $\beta$Eudesmol, Elemol, Atractylodin, $\beta$Selinene, 2-
Furaldehyde, Atractylon, Atractylodinol 등이 함유되어 있다.

●채취시기와 사용부위

가을 또는 봄에 뿌리줄기를 캐서 흙을 털어 버리고 물에 씻어 햇볕에 말린다.

복용방법

하루 6~12g을 탕약, 알약, 가루약, 약엿 형태로 먹는다.

●사용상 주의사항

기가 약하고 부족하여 땀이 나는 자와 음이 허하여 몸에 열이 나는 사람은 복용을 피

해야 한다.

●임상응용 복용실례

후박, 진피 등과 배합하여 식욕이 부진하고 배가 더부룩하면서 설사하는 것을 다스린

다.


【알기 쉽게 풀어쓴 임상응용】

이기건비
• 창출에는 건위, 제습, 이기, 소적의 효능이 있어 습도가 높아 일어나는 위장불량증상, 즉 위부팽만, 설태
후니, 식욕감소, 두훈, 피로, 설사 등의 증상을 치료하는 효과가 있다. 창출은 위장에 습이 정체했을 때는
건위, 소화력을 발휘하고 습이 관절이나 하지에 머물렀을 때는 습을 제거하는 작용을 한다.
• 창출에는 지사작용이 있으므로 급성장염으로 물 같은 설사를 하며 탈수증상이 보일 때는 복령, 차전자,
신곡, 석류피를 넣어 쓰면 빨리 멈추게 할 수 있다. 평소에 대변이 묽고 복창복명이 있을 경우에는 백편두,
백출을 넣어 쓰면 좋다. 창출은 보통 1~2전 쓰면 좋고 황기, 후박을 넣어 쓰면 복창을 제거하고 식욕을 증
진하며 만성장염을 치료하는 효과가 있다.

거습지통
• 창출은 신산온조하여 하지의 습열로 인한 수종을 없애는 작용을 한다. 다리가 무력하고 마비증상과 부
종이 생기는 것은 수습이 모여 있기 때문이며 그로 인해 하지관절과 근육에 통증을 일으킬 수 있다. 발열
종창을 보이면 황백을 넣은 이묘환을 쓴다. 종창이 심할 때는 후박, 비해, 복령, 차전자, 우슬, 의이인을 넣
어 쓰면 거습효과가 더욱 강해진다.
• 각기에도 창출과 백출을 넣어 회습소종효과를 증가하면 좋고 우슬, 적소두, 의이인을 넣
어 쓰면 소종효과가 더욱 좋아진다. 신진대사의 불량으로 인한 수종이나 영양불량성수
종에도 창출을 넣어 쓰면 좋다.

기타응용
• 창출에는 비타민 A가 풍부하게 함유되어 있어서 야맹증이나 각막연화증의 치
료에 쓴다. 단독으로도 효과를 얻을 수 있다.

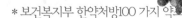

# 초과

학명: Amomum tsao-ko
이명: 초과인, 초과자, Tsaoko fructus

194

초과(초두구와 비슷)의 익은 열매를 말린 것

■■전문가의 한마디

방향, 소화촉진, 거담, 항진질 등 작용이 있고, 복통, 소화장애, 복부 팽만감, 구토, 묽은 설사 등에 사용한다.

●식물의 특성과 형태

높이 2~3m, 뿌리줄기는 짧고 굵은 녹백색, 매운 향기, 잎몸은 긴 타원형, 화관은 흰색, 열매는 삭과로 타원상 원형이다.

●약초의 성미와 작용

맛은 맵고 성질은 따뜻하다. 비장과 위에 작용한다.

●약리효과와 효능

비위에 습이 정체되고 허한하여 나타나는 복통, 소화장애, 복부 팽만감, 구토, 기가 허한 것 및 묽고 무른 설사 등에 사용한다.

주요 함유 성분과 물질

정유를 함유하는데 과실에는 1.6%, 종자에는 2.2%, 과피에는 0.38%를 함유하고 있다.

●채취시기와 사용부위

늦가을에 열매가 익기 시작하여 붉은 밤색으로 될 때 벌어지지 않은 것을 따서 햇볕에 말린다.

●효과적인 용량과 용법

하루 3~6g을 탕약, 가루약, 알약 형태로 먹는다.

●사용상 주의사항

기혈이 부족한 사람과 열이 있는 사람은 주의하여 복용하여야 한다.

●임상응용 복용실례

후박, 창출, 반하 등과 배합하여 복부가 팽팽하게 부풀고 혀에 설태가 많은 증상을 다스린다.

【알기 쉽게 풀어쓴 임상응용】

거담절학
• 초과는 완고한 담을 제거하는 작용이 있으므로 백색담이 많고 점조하여 뱉어내기 어려울 때는 기타 거담약에 넣어 쓰면 좋다.

난위산한
• 초과와 초두구는 같은 과 식물로 성미와 효능이 비슷하다. 난위산한의 효능이 있으므로 위산과다증에 쓰면 좋다. 또 위장이 습이나 냉의 침입을 받는 것을 배제하고 소창지통 및 구토와 설사를 멎게 한다.
• 초과는 위통을 멎게 하는 작용을 한다. 각종 만성위병으로 수한 또는 냉한 음식을 많이 먹고 통증이 발작할 경우에 쓰면 온난하여 통증을 서서히 없애준다.
• 초과는 위산과다를 멎게 하고 때로는 산액이나 청수를 토하는 증상을 멎게 하는 작용을 한다. 위궤양이나 위축성위염의 경우에는 온난약을 사용하여 위의 소화력을 증강하고 위의 연동력을 강화하면 구토를 멎게 할 수 있다. 이 때는 오수유, 양강, 반하와 같이 쓰면 좋다.

소식화적
• 초과는 급, 만성의 장염치료에 쓴다. 갑작스런 복부창통, 복명이 있을 경우에 초과를 쓰면 소창지통, 지사에 좋다. 석류피와 같이 쓰면 지사효과는 더욱 강해진다. 만성이질에 초과를 써도 좋다. 증상이 장기화할 때는 초과를 보조약으로 타약과 같이 쓰면 좋다.
• 평소 소화기능감퇴, 위산과다, 흉복팽창, 식욕부진과 함께 설태가 두터우며 때처럼 낄 경우에는 패란, 곽향, 창출을 넣어 쓰면 좋다. 이 증상은 하추 2계절에 발생하기 쉬우며 몸도 나른하고 미열이 빨리 내리지 않으면 초과를 군약으로 하고 다른 약을 넣어 쓰면 좋다.

*보건복지부 한약처방100 가지 약초

비위를 덥혀 주고, 습을 없애며, 담을 삭이는

# 후박

학명: Magnolia officinalis, M, obovata
이명: 중피, 후피, 적박, 열박, Magnoliae cortex

후박나무의 줄기 또는 뿌리껍질을 말린 것

■■■전문가의 한마디

항균 및 이뇨작용 등
이 있고, 장과 위의 음
식 적체, 기침이 나고
숨이 찬데, 헛배와 토
하고 설사하는데 좋
다.

●식물의 특성과 형태

높이 20m, 수피는 회백색, 잎은 새가지 끝에 모여 나며 꽃은 황백
색으로 핀다. 열매는 긴 타원형, 홍자색으로 익는다.

●약초의 성미와 작용

맛은 맵고 쓰며 성질은 따뜻하다. 비장과 위, 대장에 작용한다.

●약리효과와 효능

기를 잘 돌게 하고 거꾸로 치솟은 기를 내려주며, 비위를 덥혀 주
고, 습을 없애며, 담을 삭이고 대소변을 잘 소통시킨다.

●주요 함유 성분과 물질

Magnolol, Honokinol, Machiol, $\alpha$ 및 $\beta$Eudesmol, $\alpha$ 및 $\beta$Pinene,
Camphene, Limonene, Magnocur 등이 함유되어 있다.

●채취시기와 사용부위

여름에 15~20년생 수피를 채취하여 생용하거나 생강즙과 같이 볶
아서 사용한다.

●효과적인 용량과 용법

하루 3~9g을 복용한다.

●사용상 주의사항

임신부에게는 주의하여 써야 한다. 택사, 초석, 한수석과는 함께 쓸 수 없는 약이다.

●임상응용 복용실례

창출, 진피 등과 배합하여 복부가 더부룩하고 아픈 증상과 구토하고 설사하는 증상을 다스린다.

【알기 쉽게 풀어쓴 임상응용】

이기건위
• 후박은 위장의 적기를 통창시키고 건위소식하는 작용이 있어 위장질환의 상용약으로 소창, 지통, 통변, 식욕증진 등에 쓴다.
• 갑자기 위통이 일어났을 때 후박의 이기지통효과는 대단히 좋다. 위통, 토산, 트림, 식욕감소에는 곽향, 백두구, 오수유를 넣어 쓰면 좋다. 통증이 멎은 후에는 황기, 당귀, 백작 등을 넣고 환으로 만들어 복용시켜 강위지통을 도모한다. 또 위, 십이지장궤양, 위축성위염 등의 만성질환에도 좋다.
• 후박은 장내의 가스제거에 효과가 있다. 배에 가스가 정체하여 복창하는 증상은 소화기질환이나 복부 및 부인과 수술 후에 흔히 보이는데 후박 2전을 쓰면 복창을 줄일 수 있다. 수술 전에 복용하면 더욱 좋은 예방효과가 있다.
• 후박에는 건위산한의 효능이 있다. 위한에는 당삼, 황기, 건강 등과 같이 쓰면 건위산한, 소창의 효과가 있다. 소화기가 냉하여 일어난 통증에는 건강, 초두구, 목향 등과 같이 쓰면 좋다.
화담평천
• 후박은 가래가 많고 가벼운 천식을 치료하는 작용이 있으므로 가래가 많아 똑바로 눕기가 어려울 때 마황, 행인, 소자 등을 넣어 쓰면 좋다. 후박은 정천약을 배합할 때 화담평천의 효과를 발휘할 수 있다.

【참고】 생강으로 법제하면 온중산한하는 효능이 강해진다. 습체에는 창출을 도와 건비조습기체에는 목향을 도와 행기지통식체에는 지실을 보좌하여 소비제창담체에는 반하를 보좌하여 조습화담한응에는 건강을 도와 온중산한열결에는 대황을 도와 사열도체폐기용체에는 마황, 행인을 보좌하여 하기 평천 우리나라에서는 예로부터 토후박(또는 후박)이라 하여 장과 식물 의 수피를 사용해왔고 지금도 이를 계승하는 예가 적지 않다.

# 패란

학명: Eupatorium fortunei
이명: 패란, 수향, 목택란, 향등골나물, Eupatorii herba

방향화습약

198

●식물의 특성과 형태

 줄기는 원주형, 표면은 황갈색~황록색으로 마디와 세로로 능선이 있고, 맛은 맵고 성질은 평하다.

●약초의 성미와 작용

맛은 맵고 성질은 평하다. 비장과 위, 폐에 작용한다.

●약리효과와 효능

 여름에 발열, 두통, 혈압강하작용과 생리를 고르게 하고 부종, 황달에도 사용한다.

●주요 함유 성분과 물질 p-cymene,nerylacetate,5-methyl thymol ether 등이 함유되어 있다.

●채취시기와 사용부위 여름철 꽃이 필 때 전초를 베어 햇볕이나 그늘에서 말린다.

 복용방법하루 4.5~9g, 신선한 것은 9~15g을 달여 먹는다.

●사용상 주의사항

 진액이 부족한 사람이나 기가 허하고 약한 사람은 복용을 피해야 한다.

●임상응용 복용실례  혈압강하, 생리조정하며 부종, 황달에 약용하고, 설태와 구취, 오심, 구토 증상에 좋다. 곽향, 박하, 후박 등과 배합하여 여름철 감기로 오한 발열이 있고 가슴과 머리가 답답한 증상을 다스린다.

# 본초학 제 ⑥ 장
# 이수삼습약

수도를 잘 통하게 하고 수습을 걸러내어 없애는 약으로 소변을 잘 통하
게 하고 소변량을 증가시키므로 이뇨약이라고도 부르며, 맛이 주로 감,
담하여 삼설하는 효능이 있기 때문에 담삼습약이라고도 부른다.

황달, 기관지천식, 만성기관지염, 이하선염, 부종, 옹종, 습진등에 사용하는

# 금전초(긴병꽃풀)

학명: Lysimachiae herba
이명: 백마편, 연전초, 적설초, Lysimachia christinae hance

●식물의 특성과 형태 줄기는 땅을 포복하며 담록색에 붉은색, 잎은 마주남, 잎몸은 심장형, 꽃은 노란색, 잎겨드랑이에 달렸다.

●약초의 성미와 작용

 맛은 맵고 약간 쓰며 성질은 약간 차고, 간과 담, 신장, 방광에 작용한다.

●약리효과와 효능 신장 결석증, 방광 결석, 방광염 및 기타 황달, 기관지천식, 만성기관지염, 이하선염, 부종, 옹종, 습진등에 사용한다.

●주요 함유 성분과 물질

Sterol, Flavone, Amino Acid, Tannin, 정유, Glechoma 등이 함유되어 있다.

●채취시기와 사용부위 봄에 채취하여 햇볕에 말리거나 혹은 생용한다.

 복용방법 하루 15~30g을 탕약, 약술 형태로 복용한다.

●사용상 주의사항 소화기가 약해 설사하는 사람은 복용하지 말아야 한다.

 ●임상응용 복용실례 해열, 이뇨, 소염, 진해, 가래 삭이는 작용, 신장결석증, 방광결석, 방광염 및 황달, 기관지천식, 만성기관지염, 이하선염, 부종, 옹종, 습진 등에 사용한다. 해금사, 활석, 계내금 등과 배합하여 소변이 껄끄럽게 잘 안나오면서 아픈 것을 다스린다.

변비, 오줌이 시원찮은 것 및 부종, 젖이 잘 나오지 않는 것을 치유하는

# 동규자(아욱씨)

학명: Malva verticillata
이명: 동규자, 규채자, 규자, Malvae semen

●식물의 특성과 형태 높이 90cm, 잎은 어긋나고 둥글며, 3~7개로 얕게 갈라짐, 봄~가을까지 작은 꽃줄기에 연한 분홍색 꽃이 핀다.

●약초의 성미와 작용 달며 성질은 차며 대장, 소장, 방광에 작용한다.

●약리효과와 효능 이뇨작용과 통변시키는 작용이 있다. 변비, 오줌이 시원찮은 것 및 부종, 젖이 잘 나오지 않는 것을 치유한다.

●주요 함유 성분과 물질 Mucilage, Polysaccharides, Flavonoids 등과 씨와 전초에 점액질이 있다. 전초에 Vit. B, E, Octacosane, 꽃에 Malvidindl 함유되어 있다.

●채취시기와 사용부위

가을에 익은 종자를 채취하여 햇볕에 말려서 사용한다.

복용방법 4~12g을 복용한다.

●사용상 주의사항 변이 무른 자와 임신부는 금해야 한다.

●임상응용 복용실례

이뇨, 통변 효능이 있어 변비, 부종, 젖이 잘 안 나오는데 사용한다.

차전자, 해금사 등과 배합하여 소변이 잘 나오지 않는 아픈 것을 치유한다.

# 동과피(박)

학명: Benincasa hispide
이명: 동과자, 과자, 동과인, 동아, Benincasae semen

박의 열매 껍질

■■■전문가의 한마디

해열, 진해, 거담, 이뇨, 소종 효능이 있고, 오줌을 잘 나오게 하고, 폐나 장에 종양, 탁한 소변에 좋다.

●식물의 특성과 형태

줄기는 굵고 네모지며 황갈색의 날카로운 털로 덮여 있음, 덩굴손은 2~3개로 갈라진다.

●약초의 성미와 작용

맛은 달고 성질은 차며 간에 작용한다.

●약리효과와 효능

열을 내리고 기침을 멈추고 담을 삭이며 고름을 빨아내고 오줌을 잘 누게 하며, 폐나 장에 종양이 생긴 것, 소변이 잘 안 나오거나 뿌옇게 나오는 증상 외에 각기, 붓는 데 등에 사용한다.

●주요 함유 성분과 물질

사포닌, 지방, 요소, citrulline 등이 함유되어 있다.

●채취시기와 사용부위

가을철에 익은 과실을 채취하여 종자 모아 햇볕에 말리고 볶아서 사용한다.

동과피는 이뇨작용, 부종과 구갈에 사용, Resin이 많고, 가을에 과피를 건조하여 약용한다.

복용방법

하루 8~16g을 탕약, 가루약 형태로 복용한다.

●사용상 주의사항

가래가 묽고 투명할 때는 피해야 한다.

●임상응용 복용실례

절패모, 비파엽, 지각, 전호 등과 배합하여 기침하면서 누런 가래를 뱉는 것을 다스린다.

* 보건복지부 한약처방100 가지 약초

# 등심초

학명: Juncus effusus var. decipiens
이명: 등심초, 등초, 골풀속살, 등심, Junci medulla

골풀의 줄기 혹은 전초

■■■전문가의 한마디

이뇨, 해열, 효능이 있고, 폐에 열기로 기침하는데, 후두염, 황달 등에 사용한다.
목통, 치자, 활석 등과 배합하여 열병에 소변이 적고 노랗고 불편한 것을 다스린다.

●식물의 특성과 형태

다년생 초본으로 높이 25~100cm 정도, 땅속줄기는 옆으로 뻗고 많은 짧은 마디가 있다. 잎은 없으며 줄기 밑에 비늘조각모양으로 엽초가 있다.

●약초의 성미와 작용

맛은 달고 성질은 차며, 심과 폐와 소장에 작용한다.

●약리효과와 효능

오줌을 잘 누게 하고 열을 내리므로 소변을 잘 못 누고 소변시 아프며 붓는 데에 사용한다. 기타 열로 가슴이 답답하고 잠을 자지 못하는 데, 폐에 열기로 기침하는데, 후두염, 황달 등에 사용한다.

●주요 함유 성분과 물질

속심에는 섬유질, 지방, 단백질 및 Flavonoid인 Glucoluteolin, Arabinose, Xylos 등과 줄기에는 다당류가 있다.

204

이수삼습낙약

● 채취시기와 사용부위

늦은 여름부터 가을 사이에 줄기를 베어 속살을 뽑아 햇볕에 말려서 사용한다.

복용방법

하루 2~4g을 탕약으로 복용한다.

사용상 주의사항

허약한 사람은 피해야 한다.

【알기 쉽게 풀어쓴 임상응용】

· 등심은 청열리수의 효능이 있으므로 열증으로 인한 소변불리, 소변단적, 임력삽통에 치자, 활석, 감초 초 등을 넣어 쓴다.
· 등심은 청심제번의 효능이 있으므로 심열번조, 소아야제, 경간에 죽엽을 같이 쓰거나 단독으로 끓여 다 로 대용한다. 야제에는 탄하여 젖꼭지에 발라 젖을 물린다.

【수치】 가루로 만들기가 매우 힘들다. 그래서 쌀가루와 함께 물에 버무려 말려 가루를 낸 후 물에 넣으면 쌀가루는 가라앉고 등심은 떠오른다. 이것을 거두어 모으면 된다. 스펀지처럼 가벼워 탕제에 넣었을 때 둥 둥 떠서 추출이 잘 되지 않으므로 활석을 등심에 발라 무겁게 해야만 달일 때 제대로 추출이 된다고 한다. 하지만 역시 추출기에서 추출할 때는 포에 넣어 달이므로 별 문제가 되지 않는다.

# 복령

학명: Poria cocos
이명: 복토, 복령, 운령, 복면, Poria

구멍쟁이버섯과에 속한 진균인 복령의 균핵

■■■전문가의 한마디

이뇨작용, 혈당량 강하작용, 진정작용 등이 밝혀졌으며, 또한 면역촉진작용, 항암작용을 가지고 있다는 보고가 있다. 계지, 백출 등을 배합하여 몸이 붓고 부종이 생기는 등의 증상을 다스린다.

●식물의 특성과 형태

지하 소나무뿌리의 균핵으로 지름 10~30cm의 감자모양 또는 타원형 암갈색 덩어리, 표면은 주름이 많다.

●약초의 성미와 작용

맛은 달고 담담하며 성질은 평하다.

●약리효과와 효능

심장과 비장과 폐에 작용한다. 비장의 기능이 허약하고 인체의 수액대사가 원활하지 못하여 발생하는 여러 증상에 모두 응용되는 약재이다. 또한 가슴이 놀란 것처럼 뛰고 잠을 잘 이루지 못하는 증상에도 이용된다.

●주요 함유 성분과 물질

β-Pacyman(7.5%), Triterpenoid 화합물인 Pachymic acid, Pinicolic acid, Ebricoic acid, Tumulosic acid, 3-β-Hydroxylanosta-7,9(11),24-trien-

21-oil acid 등이 함유되어 있다.

●채취시기와 사용부위 7월부터 다음 해 3월 사이에 소나무 숲에서 채취하여 이용한다.

●효과적인 용량과 용법 하루에 10~15g을 복용한다.

●사용상 주의사항

몸이 허약하고 차서 생긴 유정이나 또는 기가 약하여 소변이 자주 마려운 사람은 복용을 피해야 한다.

【알기 쉽게 풀어쓴 임상응용】

207

· 복령은 상용되는 보조적 장양약으로 이수삼습의 작용이 있어 습으로 인하여 일어난 병에 대하여 그 성이 한, 열 어느 쪽이든 활용할 수 있다. 또 모든 비뇨기계의 염증으로 인한 핍뇨, 빈뇨, 혈뇨, 배뇨통, 단백뇨 등의 증상이 나타날 때는 모두 복령을 사용하여 염증을 제거하고 요량을 증가시키며 배뇨력을 강화시키는 효과를 얻을 수 있다.

· 복령은 대사기능의 실조와 영양실조에 의하여 일어난 하지부종을 치료한다. 여성들에게 많이 보이며 월경불순을 수반하는 일도 있다. 이 경우에는 상당히 많은 용량을 필요로 하며 당삼, 백출, 산약 등을 넣어 쓴다. 빈혈성인 부종은 당귀, 하수오, 아교, 계혈등을 넣어 쓴다.

보기건비

· 만성위염, 위하수, 위궤양에서 많이 보이는 식욕부진, 무미, 완복창민에 통증이 있으며 찬 것을 먹으면 바로 재발하는 증상에는 황기, 백출, 당삼, 사인, 향부자를 넣어 쓴다. 복   은 약성이 평하여 보하는 작용은 있으나 체하는 일이 없기 때문에 상복시킬 수 있다.

· 복령은 혈당치를 내리는 작용이 있으므로 당뇨병으로 혈당이 올랐을 때 보조약으로 쓰면 좋다. 매일 복령 5전, 택사, 산약 각 3전을 달여서 2~4개월 간 계속 복용하면 혈당을 줄이는 효과가 있다.(이렇게 쓰는 것은 소양인에 특히 좋을 것이다)

보신안신

· 복령에는 보신의 효능이 있으므로 신기능의 쇠퇴로 안면초췌, 현훈이명, 건망, 안화, 요슬산연, 남자정소, 여자경폐, 허열도한(만성신염, 결핵, 당뇨병, 신경쇠약 등에서 보인 다)의 경우에 보조약으로 쓰면서 택사, 산수유, 여정자, 사삼을 넣어 쓰면 좋다. 또 안신의 효능이 있으므로 심계, 불면에 활용한다. 심비부족에 속하면 당삼, 원육, 산조인 등을 함께 쓰고(귀비탕), 담탁내요에 속하면 석창포, 원지 등을 넣어 쓰면 좋다.

* 보건복지부 한약처방100 가지 약조

# 의이인(율무)

학명: Coix lacryma-jobi var, mayuen, C, lacryma-jobi
이명: 의이인, 의인, 율무쌀, 율미, 울미, Coicis semen

율무의 건조된 씨앗

■■전문가의 한마디

항염, 콜레스테롤강하, 항암, 진통, 진정, 소염, 해열 작용이 있고, 부종 소변불리, 설사, 폐나 장의 농양 등이 있다.

●식물의 특성과 형태

높이 1~1.5m, 꽃은 7월에 피고, 수꽃이삭은 암꽃이삭을 뚫고 위로 나와 3cm정도 자라며, 열매는 달걀 모양이다.

●약초의 성미와 작용

맛은 달고 담담하며 성질은 서늘하다. 비장과 위와 폐에 작용한다.

●약리효과와 효능

부종, 소변이 잘 나오지 않는 증상, 설사, 부으면서 근육의 움직임이 둔해지는 증상, 폐나 장의 농양 등을 다스린다.

●주요 함유 성분과 물질

단백질, 지방, 탄수화물, 소량의 비타민 B 등이 함유되어 있다.

●채취시기와 사용부위

가을에 과실이 성숙하였을 때 채취하여 쪄서 말린 다음 껍질을 제거한다.

●효과적인 용량과 용법

하루에 12~40g을 복용한다.

●사용상 주의사항

대변이 딱딱한 사람이나 소변 량이 적은 사람, 수분이 부족한 사람, 임신부는 피해야

한다.

●임상응용 복용실례

복령, 저령, 목과 등을 배합하여 부종성 각기나 소변이 잘 안 나오는 것을 다스린다.

【알기 쉽게 풀어쓴 임상응용】

이수삼습

• 의이인은 이뇨의 작용이 있으므로 주로 핍뇨 및 부종의 치료에 적용한다. 부종에 핍뇨를 수반하는 증상에는 의이인을 군약 또는 보조약으로 쓴다. 의이인은 단순히 이뇨뿐만 아니라 영양보급의 효능도 겸하고 있어 많이 써도 부작용은 없다. 급성에 쓰면 더욱 좋고 만성에는 기타 보익약과 같이 쓰면 자보제가 되기도 한다.

• 급성신염은 부종이 먼저 눈에 나타나고 이어 안면, 사지, 복부에 미치면서 요량이 감소된다. 이에는 복령, 계지, 마황, 택사를 넣어 쓰면 좋다.

• 만성신염의 부종 및 심성부종이 소장을 반복하고 요복부 이하의 부종이 특히 심하여 손으로 누르면 움푹 들어가며 요량이 감소되어 맑아지고 대변이 설사로 되는 것은 비허로 인하여 수습을 제어할 수 없기 때문이다. 이런 경우에는 대량의 의이인에 부자, 건강, 백출, 복령을 넣어 쓰면 좋다. 의이인의 주된 작용은 건비에 있으며 이뇨작용은 비교적 약하다.

• 허약하고 빈혈을 보이는 백대하는 냄새도 심하지 않는데 비신의 기능이 약해져 습이 하초에 집중하기 때문이다. 이런 경우에는 귀비탕이나 보중익기탕에 의이인을 넣어 쓰면 좋다.

건비지사

• 의이인에는 지사효과가 있어 심한 하리나 만성하리에 적용된다. 급성하리에는 의이인 2양, 석류피 6전, 맥아, 신곡 각 1양을 진하게 달여 복용하면 좋다. 하리가 멎으면 투약을 중지하고 곽향, 후박, 신곡, 복령에 의이인 1양을 넣어 복용하면 좋다.

해독배농

• 의이인에는 해독배농의 효과가 뛰어나므로 폐옹, 장옹 등 내장의 농양에 상용되며 외과적인 화농성염증에 쓰는 일은 드물다. 폐옹에는 위경, 도인, 동과인을 함께 쓰고(위경탕), 창옹에는 패장초, 목단, 도인 등을 넣어 쓴다.

* 보건복지부 한약처방100 가지 약초

# 인진호(사철쑥)

학명: Artemisia capillaris
이명: 인진, 면인진, 더위지기, Artemisiae capillaris herba

사철쑥을 건조한 것

■■■ **전문가의 한마디**

이뇨, 해열 효능이 있고, 간과 담의 염증 질환에 두루 이용하며 간염, 지방간, 담낭염, 담낭 결석, 황달에 사용한다.

●식물의 특성과 형태

크기는 30~100cm, 잎이 가늘고 꽃이 없이 열매가 열린다. 겨울을 넘겨 봄에 마른 줄기에서 새순이 나온다.

●약초의 성미와 작용

맛은 쓰고 매우며 성질은 서늘하다.

●약리효과와 효능

열기와 습기를 제거하며 이뇨작용이 있다. 간염, 지방간, 담낭염, 담낭 결석, 황달에 효과가 있다.

주요 함유 성분과 물질

Abscisic acid(S-form), Aesculetin dimethyl ether, αCopaene, αPinene, αTerpineol, Apigenin, Arcapillin, Artemisia ketone 등이 함유되어 있다.

●채취시기와 사용부위

여름철 꽃이 핏기 전에 전초를 베어 그늘에서 말린다.

●효과적인 용량과 용법

하루 8~20g을 달여 먹는다. 엑기스를 뽑아 환약이나 알약에도 넣기도 한다.

●사용상 주의사항

간이 원인이 된 황달에만 사용한다.

●임상응용 복용실례

대황, 치자 등과 배합하여 황달을 다스린다.

【알기 쉽게 풀어쓴 임상응용】

### 황달소퇴

• 인진에는 우수한 이담작용이 있어 담즙의 분비를 촉진함과 동시에 담즙 중의 고형물질, cholic acid, billirubin의 배출을 증가하고, 현저한 해열작용이 있는 것이 과학적으로 증명되었다.

• 황달형전염성간염에 특히 좋으며 보통 인진 1양, 대황 2전, 치자, 황금, 울금 각 3전을 쓰면 좋다.

• 만성간염, 초기의 간경변 및 담도결석으로 눈과 피부가 누렇게 되고 안색이 나쁘며 소식해도 복창과 설사를 하면(즉 음황이면) 인진, 부자, 건강, 백출을 쓰는 것이 좋다. 단 황달이 소실된 뒤에는 인진을 쓰지 않는다.

• 인진은 간염예방에도 좋다. 단독으로는 1양을 복용시키고, 함께 쓸 때는 울금, 황금 각 3전과 쓰거나 금전초 1양, 시호 3전과 쓴다. 이것은 간염환자가 있는 가정이나 이웃에서 예방약으로 쓰면 좋다.

### 기타응용

• 인진은 습기가 많은 지역에 거주하여 감기에 걸려 열이 내리지 않고 흉민식소, 현훈, 피곤, 구점 등의 증상이 있어 보통의 감기약으로는 좀처럼 효과가 없을 때 쓰면 좋다.

• 인진은 이뇨작용이 있으므로 다른 감염으로 핍뇨, 빈뇨, 요혼탁, 배뇨통이 있는 경우에 쓰면 좋다.

• 인진에는 강압작용이 있어 일시적인 혈압 상승에는 효과가 있으나, 심장혈관에 의한 고혈압에는 효과가 없다.

• 인진은 모든 피부습진, 농가진, 절창 등의 초기에 소양증과 열통이 있을 때 내복하거나 달인 물로 환부를 씻으면 해독, 퇴열, 소염지양의 효과를 얻을 수 있다.

【참고】 고미가 있어 설, 하, 강하는 효능이 있고, 미한이어서 청열하는 효능이 있다. 따라서 한한 성미로 비위열을 청해하며, 또 간담의 울결을 풀어주어 이습청열하고 소변을 통리하여 퇴황한다. 습열이 해소되면 황달은 자연히 소퇴되므로 황달 치료의 요약이라 한다.

* 보건복지부 한약처방100 가지 약초

211

저령은 자양효능은 없고 이뇨작용은 복령보다 강한

# 저령

학명: Polyporus umbellatus
이명: 지오도, 야저령, 아저뇨, 주령, Polyporus

이수삼습약

212

단풍나무, 상수리나무, 떡갈나무의 기생하는 저령의 균핵

■■■전문가의 한마디

이뇨, 혈압강하, 항암 작용이 있으며 부종, 설사, 소변이 혼탁한 데, 대하 등에 약용한다.

●식물의 특성과 형태

균핵체는 가랑잎이 쌓인 땅 속에서 생김, 생강처럼 울퉁불퉁한 덩어리, 겉은 검은 밤색이다.

●약초의 성미와 작용

맛은 달고 담담하며 성질은 평하다. 신장과 방광에 작용한다.

●약리효과와 효능

습을 없애고 소변을 잘 보게 하여 수종과 배뇨장애를 치료하는 데 이뇨시켜 부종, 설사, 소변이 뿌옇게 나오는 것, 대하 등에 효능이 있다.

●주요 함유 성분과 물질

수용성 다당류인 αhydroxy-tetracosanoic acid, ergosterol, Biotin 등이 함유되어 있다.

●채취시기와 사용부위

봄과 가을에 채취하여 말린다.

●효과적인 용량과 용법

하루에 8~16g을 복용한다.

●사용상 주의사항

증상이 없으면 쓰지 않는다.

●임상응용 복용실례

택사, 복령 등과 배합하여 소변이 잘 나오지 않는 것을 다스린다.

【알기 쉽게 풀어쓴 임상응용】

· 급성핍뇨, 요폐, 방광결석 등에 대하여 치료효과를 나타낸다. 단 허약한 자의 핍뇨에 사용하는 것은 좋으나 이뇨효과가 얻어지면 곧 투약을 중지해야 한다.
· 요로감염으로 급성염증을 일으켜 소변불창, 요도자통, 하복창통 등에 검사상 적혈구나 농세포 등이 검출되었을 때는 저령을 군약으로 하고 차전자, 구맥, 편축을 넣어 쓰면 좋다. 이것을 써도 혈뇨가 멈추지 않으면 호박을,또 요의 혼탁이 낫지 않으면 비해, 목통을 더 넣어 쓴다.
· 비뇨기의 종양이나 결핵으로 빈뇨, 배뇨통, 요중에 혈사나 혈괴가 섞이거나 하복창통이 나타나면 대량의 저령에 대계, 생지황, 목단, 연근, 목통을 넣어 쓴다. 저령은 소염리뇨 및 목단과 연근의 지혈작용을 돕는 작용을 한다.
· 저령은 암치료에 추천할 만한 약이다.
· 신장결석, 방광결석, 요로결석으로 요중에 사석이 섞이거나 배뇨가 도중에 멈추며 허리와 배에 격통이 있을 때는 금전초, 계내금, 석위를 넣어 쓴다. 작은 결석은 흘러나오고 배뇨기능이 강화되며 다른 약과 같이 쓰면 결석을 세사로 만들어 소산시킬 수 있다.
· 전립선염, 치질수술후에 급성뇨폐가 있을 때는 즉시 저령 5전을 진하게 달여 복용하면 좋다.
· 저령은 임신기의 핍뇨, 빈뇨를 치료하는데 쓴다. 중증일 때는 저령, 애엽, 백출 각 3전을 달여 복용하면 좋다.단 배뇨가 자연스럽게 되면 중단해야 한다.
· 복부의 수종, 하지부종에 수반되는 핍뇨 등 이뇨를.요하는 병증에는 신기능의 강화약과 소간리기약을 동시에 쓰면 효과가 있다.
· 습이 모여 생기는 대하에는 백출, 당삼, 황기, 차전자 등과 같이 쓰면 좋다.
· 단독으로 발이 빨갛게 붓고 열이 나며 통증과 함께 요가 황색으로 적어지고 배뇨할 때에 열감을 느끼는 증상에는 방기, 토복령, 황련, 황백, 빈랑과 함께 쓴다.

*보건복지부 한약처방100 가지 약초

# 택사

학명: Alisma canaliculatum, A. orientale
이명: 수사, 급사, 택지

택사의 덩이뿌리를 건조한 것

**■■■전문가의 한마디**

이뇨, 혈압강하, 혈당강하, 콜레스테롤저하, 항균 작용이 있고, 빈뇨, 설사, 부종, 고지혈증, 어지럼 등에 사용한다.

●식물의 특성과 형태

뿌리줄기는 짧고 둥글며 수염뿌리가 있음, 잎은 난상 타원형, 꽃은 7~8월에 흰색, 열매는 수과로 환상으로 배열되어 있다.

●약초의 성미와 작용

맛은 달고 성질은 차갑다. 신장과 방광에 작용한다.

●약리효과와 효능

소변이 잘 나오지 않는 것, 설사하고 소변 량이 적은 것, 배뇨시 소변이 잘 나오지 않으면서 아픈 것, 배가 그득하면서 붓는 것, 부종이 있어 몸이 부은 것, 고지혈증, 어지럼 등에 사용한다.

●주요 함유 성분과 물질

트리터페노이드화합물, 알리솔A 모노아세테이트, 알리솔B 모노아세테이트, 알리솔C 모노아세테이트 등이 함유되어 있다.

●채취시기와 사용부위

겨울에 채취하며 술에 축여서 볶거나 소금물에 넣고 볶아서 사용한다.

●효과적인 용량과 용법

하루 6~12g을 복용한다.

●사용상 주의사항

유정이 있거나 신장이 안좋아 몸이 붓고 배뇨장애가 있는 사람은 복용을 피해야 한다.

●임상응용 복용실례

복령, 저령, 백출 등을 배합하여 소변이 잘 나오지 않는 것과 부종 등을 다스린다.

【알기 쉽게 풀어쓴 임상응용】

### 이수삼습
• 택사의 이뇨작용은 실험적으로 요량이 적고 배뇨화수가 많을 때 요량을 증가시키고 요소의 배설을 증가한다는 것이 증명되었다. 택사의 이뇨작용은 함유된 대량의 칼륨염과 관계가 있다. 택사는 비뇨기계통의 염증 특히 신염에 대하여 현저한 효과를 발휘한다.
• 택사는 이뇨작용을 강화시키고 비뇨기계의 결석, 특히 신장 결석에 쓰면 결석을 용해하는 작용을 가진다. 이 경우는 저령, 차전자, 금전초, 계내금을 넣어 쓰면 작용이 한층 강화된다. 방광 및 요로 결석에도 쓰는데 이때는 양을 약간 많게 하여 다른 약과 같이 쓴다.
• 택사는 수분과 Na을 배설하는 우수하므로 신성부종이나 간성부종의 치료에도 효과가 있다. 이외 영양불량성 부종, 임신기의 부종, 대사성의 부종에도 증에 따라 적당한 약물과 같이 쓰면 좋다.

### 강압
• 택사는 지속적인 강압작용이 있으므로 동맥경화에 의한 심장병으로 나타나는 고혈압에 좋다. 이 경우는 단삼, 적작, 조구등을 넣어 환으로 만들어 복용하면 아주 좋다.
• 택사의 강압작용은 뇌일혈에 의한 반신불수에도 적합하며 혈압이 항상 높아 있을 때는 이를 강하시키고 뇌혈관의 체혈을 제거하는 데 도움이 된다. 보통 3~5전을 쓰는데 갈근을 넣어 쓰면 더욱 좋다.

### 콜레스테롤 저하
• 택사에서 근년에 혈청지질을 줄이는 작용을 발견하였다. 콜레스테롤과 중성지방을 감하는 효과가 우수하며, 지방간의 형성을 막는 효과도 현저하다. 단독 또는 복방으로 써도 효과에는 차이가 없다. 고혈압이나 변비를 수반할 때는 결명자와 같이 쓰면 콜레스테롤의 저하효과가 훨씬 강해진다.

*보건복지부 한약처방100 가지 약초

# 차전자

학명: Plantago asiatiea, P. depressa, P. major var japonica
이명: 차전자, 차전실, 하마의자, Plantaginis semen

질경이씨

■ ■ 전문가의 한마디

이뇨작용, 거담작용,
진해작용, 항궤양작
용, 항염작용, 지혈촉
진작용, 콜레스테롤
강하작용 등이 밝혀
졌다.

●식물의 특성과 형태

타원형이거나 불규칙한 긴원형으로 약간 납작하고 길이는 약
2mm정도이다.

●약초의 성미와 작용

맛은 달고 성질은 차갑다. 간과 신장, 폐, 소장에 작용한다.

●약리효과와 효능

소변이 잘 나오지 않는 증상, 간의 열로 눈이 침침하고 잘 보이지
않는 증상, 폐에 열이 있어 기침을 하면서 가래가 나오는 경우에
효과가 있다.

●주요 함유 성분과 물질

차전자에는 Disaccharide, Plantenolic acid, Succinic acid, Adenine 등
이 함유되어 있다.

●채취시기와 사용부위

여름과 가을에 성숙한 종자를 채취하여 생용을 하거나 소금물에 담근 다음 약한 불로 볶아서 사용한다.

●효과적인 용량과 용법 12~20g을 복용한다.

●사용상 주의사항

스트레스성 무기력증이나 양기가 부족한 사람, 유정이 있는 사람은 복용을 피해야 한다.

●임상응용 복용실례

목통, 활석 등과 배합하여 소변이 잘 안 나오면서 아픈 것을 다스린다.

【알기 쉽게 풀어쓴 임상응용】
  이수삼습
• 차전자에는 대단히 우수한 이뇨작용이 있어 모든 비뇨기계통의 염증에서 오는 핍뇨, 혈뇨, 요폐 등의 증상에 적용된다. 배합만 적절하면 허약한 경우에도 좋다.
• 차전자는 결석의 용해를 돕는 작용을 하므로 차전자 5~8전에 금전초 1양을 넣고 진하게 달여 계속 복용하면 좋다.
• 차전자는 전립선의 염증 또는 비대에 기인한 급성뇨폐에 대하여 소염리뇨의 작용을 한다. 이 경우에는 택사, 저령, 대황 등과 같이 쓴다. 만성이면 차전자3전을 육미에 넣어 쓰면 좋다. 약성이 차지만 자음약을 배합하면계속 복용도 가능하다.
  청열명목
• 차전자는 안과질환의 상용약으로 세균의 감염을 억제하는 작용을 한다. 이 경우에는 결명자, 상엽, 국화, 적작을 넣어 쓴다. 또 간열로 인한 목적종통에는 국화, 황금, 용담 등을 넣어 쓰고, 간신부족으로 인한 시물혼화에는 구기자, 숙지황, 토사자 등을 넣어 쓴다.(주경환)
  기타응용
• 차전자는 유정, 소변불창, 황적색뇨의 경우에 비해, 복령, 택사, 연자 등을 넣어 쓰면 불면증도 방지하고 유정을 치료하는 데도 효과가 있다.
• 차전자는 강압작용이 있으므로 결명자, 여정자, 황금, 하고초, 국화 등을 넣어 쓰면 좋다. 이 완기압에 대한 효과가 수축기압에 대한 것보다도 우수하다. 상복해도 좋다.
【참고】 차전초는 무형의 습열을 통리시키며 청열해독, 양혈지혈의 특징. 포에 넣어 달여야 한다. 그렇지 않으면 약이 끓는 동안 전부 뚜껑에 달라 붙어 버린다. 하지만 요즘에는 전부 추출기로 달이므로 별 신경 쓸 필요는 없지만 가정에서 달일 때는 따로 포장하여 주어야 한다. 이뇨지사에는 초하여 사용하고, 화담지해에는 바로 쓴다. 대량 사용하면 발진이 생긴다.

* 보건복지부 한약처방100 가지 요약

# 활석

학명: Talc
이명: 액석, 탈석, 석냉, Talcum

활석의 덩어리

**■■■전문가의 한마디**

방광의 열을 내려서 소변을 잘 나오게 하고, 여름철 더위 먹은 증상에 좋다. 외용으로는 습진 등에 사용한다.

●식물의 특성과 형태

백색이나 황백색 덩어리로 질은 연하고, 손으로 만지면 까끌까끌한 느낌이 있으며 수분을 흡수하는 성질이 없다.

●약초의 성미와 작용

맛은 달고 담담하며 성질은 차갑다. 방광과 폐, 위에 작용한다.

●약리효과와 효능

폐와 위에 열이 쌓이거나 더위를 먹었을 때 가슴이 답답하고 갈증이 나는 것을 해소해 준다. 외용으로 쓰면 습진에 효과가 있다.

●주요 함유 성분과 물질

규산마그네슘으로 이루어져 있다. 소량의 점토, 석회, 철 등을 함유한다.

●채취시기와 사용부위

충주에서 다량 생산되며 물속에서 갈아서 물에 떠오르는 미세 분말을 건져 내서 사용한다.

●효과적인 용량과 용법

하루에 12~32g을 복용한다.

●사용상 주의사항

소화기가 약하고 기운 없는 사람이나 열병을 앓은 후 진액이 고갈된 사람은 복용을 피해야 한다.

●임상응용 복용실례

차전자, 목통 등과 배합하여 소변이 잘 나오지 않거나 찔끔거리면서 아픈 것을 다스린다.

【알기 쉽게 풀어쓴 임상응용】

### 이뇨화습
• 활석에는 이뇨작용이 있어 방광의 습열을 제거하는 것이 주된 효능이다.
• 활석은 방광과 요도의 염증에 좋다. 급성염증에는 차전자, 저령, 편축, 구맥 등을 넣어 쓰면 좋다. 특히 여름철의 더위에는 활석을 쓰는 것이 가장 적합하다.
• 활석은 급성전립선염의 요폐에 상용약으로, 차전자, 저령, 비해, 목통을 넣어 쓰면 좋다. 약량은 1양 이상을 요한다. 효과가 없을 때는 다른 치료법을 택해야 한다.
• 활석은 청열이습의 효능이 있으므로 황달성간염의 치료에 쓰면 황염증상을 소실하는 데 도움이 된다. 요가 적황색으로 소량이며 배뇨불창일 때는 인진, 택사, 복령을 도와 이뇨소황의 효과를 강화한다.
• 습열로 인한 각기, 하퇴단독이나 기타의 하지종창에 대하여 보조약으로 쓴다. 단 증상이 좋아지면 투약을 중지하고 건비뇨약으로 바꿔야 한다.

### 청열소서
• 활석은 청열해서의 효능도 겸하고 있으므로 여름철 열성병에 상용약이다. 습도가 높은 지역에서 서열을 받아 신열소한, 두혼, 두통, 피로권태, 흉민불창 등을 보일 때 가벼우면 육일산4전을 설탕에 섞어서 복용시키고, 중증이면 곽향, 패란, 청호, 향유 등을 넣어 쓰면 좋다. 육일산은 여름철에 서열을 풀고 체온을 내리는 효과가 대단히 좋은 약이다.

### 기타응용
• 활석은 혈분에 열이 있기 때문에 일어나는 코피의 치료에 쓴다. 주로 목단, 생지황, 괴화를 넣어 쓰면 지혈효과를 얻을 수 있다.

* 보건복지부 한약처방100 가지 약초

# 적소두(팥)

학명: Phaseolus calcaratus, P. angularis
이명: 홍소두, 주소두, 팥, Phaseoli semen

이수삼습약

●식물의 특성과 형태 긴 원형이면서 조금 납작하고 길이 5~8mm이다. 표면은 홍갈색으로 광택이 없거나 조금 있다.

●약초의 성미와 작용 맛은 달고 시며 성질은 평하다. 심장과 소장에 작용한다.

●약리효과와 효능 독을 없애고 농을 잘 배출시켜 부종이 있으면서 배가 부푼 것, 각기, 황달, 소변이 진하게 나오는 것, 종기, 창양 등에 효능이 있다.

●주요 함유 성분과 물질 적소두의 54%가 당질, Saponin이 0.3%, 단백질은 21%(약80% Globulin), α-Globulin, Arginine 등이 함유되어 있다.

●채취시기와 사용부위 가을에 과실이 성숙할 때 채취한다.

　복용방법 하루에 12~20g을 복용한다.

●사용상 주의사항

혈이 부족한 이나 많이 마른 사람은 피하고 많은 양을 오래 복용하는 것은 좋지 않다.

　　●임상응용 복용실례

해독, 배농, 이수소종 효능이 있으며 각기, 황달, 소변불리, 종기, 창양, 수종 등에 좋다. 의이인, 동과피 등과 배합하여 부종, 각기, 소변이 잘 나오지 않는 것을 다스린다.

# 본초학 제 7 장
# 온리약

　중초를 따뜻하게 하고 한사를 물리치며, 불을 더하고 양기를 돕는 약물. 구역, 설사, 복통, 냉통 등의 장한증에 응용한다. 심신의 양기가 허하여 발생하는 발한, 오한, 궐역 등의 망양증에도 응용한다.

# 건강

학명: Zingiber officinale
이명: 건생강, 백강, 균강, Zingiberis rhizoma

온리약

222

생강의 뿌리줄기를 말린 것

■■■ **전문가의 한마디**

약리실험 결과 구토
를 멈추게 하고 소화
작용, 억균작용, 트리
코모나스를 죽이는
작용 등이 밝혀졌다.

● 식물의 특성과 형태

높이 30~50cm, 뿌리줄기는 굵은 육질이고, 꽃은 8~9월에 노란색
으로 핀다.

● 약초의 성미와 작용

맛은 맵고 성질은 따뜻하며 비, 위, 폐에 작용한다.

● 약리효과와 효능

지혈작용을 하고 배가 차고 아프며 설사하는 데, 손발이 찬 데, 기
침이 나고 숨이 찬 데, 감기 등에 사용한다.

● 주요 함유 성분과 물질

정유 성분으로 Zingiberene, Zingiberone, Camphene 등이 함유되
어 있고, 매운맛으로 Gingerol, Shogaol, Asparagin Acid 등이 함유되
어 있다.

● 채취시기와 사용부위

가을에 뿌리줄기를 캐서 물에 씻어 햇볕에 말려 사용한다.

●효과적인 용량과 용법

하루 3~9g을 탕약으로 먹는다.

●사용상 주의사항

열성 질환을 앓고 있거나, 고혈압, 경련 등의 양기가 성한 질환에는 쓰지 않는다.

●임상응용 복용실례

인삼, 백출, 감초 각 4g과 건강 4g을 넣은 것을 이중탕 혹은 인삼탕이라고 하는데 속이 차서 자꾸 설사하고, 구토하는 증에 자주 쓰는 유명한 처방이다.

【알기 쉽게 풀어쓴 임상응용】

### 건위산한

• 건강은 온열성이 있어 주로 비위허한증, 부인과의 출혈, 허통에 쓴다. 평소에 맥지, 설담, 백태, 구담무미, 불갈, 외한, 무열의 증상이 보이면 건강을 써서 치료하면 좋다. 여기에 보신, 이기, 보혈의 약을 넣어 쓰면 더욱 좋다. 건강은 만성위통에 좋은 효과가 있다. 위에 통통이 있으며 뜨거운 음식을 좋아하고, 맑은 물을 토하거나 소화력이 떨어지고 설담, 맥침지의 경우에는 인삼, 백출, 감초를 넣어 쓴다.(이중탕) 비교적 증상이 심하면 여기에 부자를 넣은 부자이중탕을 활용한다. 궤양에는 오적골, 백작과 같이 쓰면 좋다. 하수증에는 당삼, 백출, 황기를 넣어 쓰고, 창기가 많은 때는 사인, 향부자를 넣어 쓴다. 또 비위허한이나 비위양허로 인한 완복냉통, 구토, 설사 등에도 쓴다. 비위수한하여 중양이 부족할 때는 고량강을 넣어 쓴다.(이강환)

• 설사가 장기간 낫지 않고 복부냉통이 오며 복명이 있을 때는 백출, 당삼, 보골지, 오수유 등을 넣어 쓰면 좋다. 이 약은 과민성장염에도 효과가 있다. 만성이질, 장유착으로 복냉통이나 냉한이 나와서 안색이 창백하고 사지가 냉할 때도 증상에 따라 건강을 쓰면 좋다.

### 온난통맥

• 건강은 극도의 허약증상에 쓰면 온난통맥의 효과를 나타내며, 허탈증상이 있을 경우에는 부자와 같이 쓴다.(사역탕) 몸이 허약한 사람이 외한, 무한을 수반하는 감기에 걸려 신온해표약을 과용한 나머지 대한, 동계, 면청, 두혼, 지냉, 맥미무력 등을 보일 때도 사역탕으로 치료한다.

• 건강을 부자와 같이 쓰면 부자의 회양구역작용을 증강하고, 부자의 독성을 저하한다.

• 건강은 한냉의 자극으로 인한 천식을 치료하는 작용이 있다. 한음으로 인한 해천으로 담이 많고 희박하면 마황, 반하, 세신, 오미자 등을 넣어 쓰거나(온폐화음탕=소청룡탕), 이중탕을 기초로 진피, 복령, 반하를 넣어 쓰기도 한다.

* 보건복지부 한약처방100 가지 약초

만성위염을 치료하고, 식욕증진, 지통, 지구의 효과가 있는

# 고량강

학명: Alpinia officinarum
이명: 양강, 신강, Alpiniae officinarum rhizoma

224

양강의 뿌리줄기를 말린 것

■■■**전문가의 한마디**

양강은 온위산한하고 위의 소화기능을 증강하며 위액분비를 촉진하므로 만성위염을 치료하고, 식욕증진, 지통, 지구의 효과가 있다. 주로 당삼, 황기, 후박, 향부자와 같이 쓴다.

●식물의 특성과 형태

뿌리줄기는 옆으로 뻗고 자홍색을 띠며, 마디가 많다. 잎은 2줄로 배열되며, 꽃은 봄에서 여름에 걸쳐 줄기 끝에 원추화서로 핀다.

●약초의 성미와 작용

맛은 맵고 쓰며 성질은 따뜻하며 비, 위에 작용한다.

●약리효과와 효능

비위를 따뜻하게 하여 한사(찬 기운)가 위장에 정체되어 설사, 구토하며, 통증을 일으키는 것에 사용된다.

●주요 함유 성분과 물질

정유의 중요성분은 cineole, cinnamic acid, methyl ester 등이다.

●채취시기와 사용부위

늦여름~초가을에 4~6년 근경을 채취하여 햇볕에 말리거나 썰어서 기름에 볶아 사용한다.

●효과적인 용량과 용법

하루 4~8g을 탕약, 환약, 가루약 형태로 복용한다.

●사용상 주의사항

열성질환이나 음액이 부족하여 허열이 있는 데는 사용하지 않는다.

●임상응용 복용실례

비위를 따뜻하게 하며 설사, 구토 등에 사용한다.

반하, 생강 등과 배합되어 위가 냉하여 일으키는 복통, 설사를 다스린다.

【알기 쉽게 풀어쓴 임상응용】

온위산한

• 양강만 단독으로써도 위경련으로 인한 통증을 멎게 할 수 있다. 대개 냉한 음식을 잘못 먹어 일어나므로 양강 2전에 백두구 4분을 넣고 다처럼 끓여 복용하면 효과가 좋다. 또 양강 2전에 곽향 3전, 오수유 4분을 넣고 끓여 복용해도 좋다.

• 구토가 오래 지속되면 얼굴은 파래지고 입술은 희어지며 정신이 피로해지면서 음식을 조금만 과식해도 즉시 구토가 일어나 토하다가 멎고 멎었다가 다시 토하며 따뜻한 것을 좋아하고 추워하며 연변을 보일 때는 양강 1.5전에 반하 3전, 지각 1전, 정향 8분을 넣고 달여 따뜻하게 복용하면 구토가 신속하게 멎는다. 멎은 후에는 백출, 반하, 후박, 향부자 등을 넣고 가루 내어 환으로 만들어 장기간 복용하면 이와 같은 위병은 근치할 수 있다. 위한으로 인한 심하지 않는 구토에는 대조와 달이거나 혹 반하, 생강, 진피 등을 넣어 쓰고, 한산복통에는 소회향을 넣어 쓴다.

• 양강은 신체허약과 장의 한냉으로 인한 설사를 치료한다. 예전에는 양강에 대조를 넣고 달여 멈추지 않는 설사를 치료했다고 한다. 또 양강만 써서 갑자기 일어난 설사와 복통을 치료했다고 한다. 대변이 물 같거나 연변이 반복발작하여 식욕부진하고 기름기를 섭취하면 설사의 회수가 증가하고 변중에 항상 미소화물이 섞여 있을 때는 삼령백출산에 양강을 넣어 쓰거나 혹은 부자, 육계를 넣어 쓰면 좋다.

이기지통

• 양강 8분~1전을 쓰면 장내의 팽만감을 없애고, 복부의 연동기능 감퇴에는 백두구, 곽향을 더 넣고 다처럼 복용하면 좋다. 분식을 과식했을 때도 양강을 맥아, 후박과 같이 쓰면 좋다. 위장수술 후에 장내의 창기발생을 억제하는 데는 양강 5분에 목향 1전을 넣어 쓰면 좋다.

• 차게 하여 일어난 복통으로 안색이 창백하며 땀이 날 때는 양강 1전에 천초 3분, 백두구 3분을 넣어 다처럼 마시면 좋다.

# 부자(바꽃)

학명: Aconitum carmichaeli
이명: 부자, 오두, 바꽃, Aconiti iateralis preparata radix

바꽃의 덩이뿌리

■■전문가의 한마디

항염작용, 진통작용, 강심작용 등이 있다. 건강, 감초 등과 배합하면 사역탕이라 하여 심한 설사, 땀, 구토로 인한 탈수로 손발이 차가워지고 의식이 몽롱해지는 증상을 다스린다.

●식물의 특성과 형태

높이 60~120cm, 뿌리줄기는 흑갈색 방추형, 잎은 어긋나며, 꽃은 9~10월에 피며 꽃받침은 남자색으로 5개, 꽃잎은 2개로 긴 발톱모양으로 구부러져 있다.

●약초의 성미와 작용

맛이 맵고 달며 성질은 뜨겁고 독성이 강하다. 심장, 비장, 신장에 작용한다.

●약리효과와 효능

부자는 양기가 부족하여 손발이 차고 맥이 약하면서 기운이 없을 때, 허리와 무릎이 시리고 아프면서 음위증이 나타날 때 등에 효과를 나타낸다.

●주요 함유 성분과 물질

진통과 독성작용- Aconitine과 Mesaconitine, 강심작용 Higenamine

온리약

과 Coryneine, 그 외 Talatisamine 등이 함유되어 있다.

●채취시기와 사용부위

6월 말에서 8월 초에 부자의 덩이뿌리를 채취하여 잔뿌리 등을 제거한 후 물에 씻어 햇볕에 말려서 이용한다.

●효과적인 용량과 용법

하루에 4~12g을 복용한다. 단, 부자는 독성이 매우 강하므로 반드시 한의사나 한약사가 적절하게 법제(가공)한 것을 사용하여야 한다.

●사용상 주의사항

몸에 진액이 부족하여 허열이 뜨거나 열이 심한 사람, 임산부에는 절대 복용하여선 안된다.

【알기 쉽게 풀어쓴 임상응용】

온난구급

• 부자의 약성은 대신, 대열하며 온난, 산한, 강장의 효능이 있으므로 맥상이 침세, 침지, 허대하고 설질이 유하며 사지냉, 약한, 권태, 구토, 설사등에 쓴다. 이들 증상은 여러 허약증에서 보이는데 부자의 신열한 성질은 양기를 돋우어 위험한 고비를 피하게 해 준다. 2. 부자에는 강심작용이 있으므로 가벼운 심장기능쇠약을 치료한다. 양기가 미약하여 음한이 생기고, 대한, 대토, 대하에 기인한 사지궐냉, 냉한,

【참고】

부자는 독성이 강하기 때문에 일반적으로 가공, 서제한 것을 사용함. 회양구역에 활용하고, 망양허탈에는 잠깐 동안만 쓴다.

# 산초(초피나무)

학명: Zanthoxylum schinifolium
이명: 분자나무, 상초, 젠피나무, Zanthoxyli fructus

산초나무의 성숙한 과피

228

■■■전문가의 한마디

만성장염으로 설사나 하리가 장기간 멎지 않으면 육두구, 부자, 건강, 백출과 같이 쓰면 좋다.

●식물의 특성과 형태

전국 산기슭 양지쪽 자생, 키 3m 가시가 호생, 잎은 깃꼴겹잎, 작은 잎은 13~21장, 길이 1.5~5cm, 피침형, 가장자리에 톱니가 있다.

●약초의 성미와 작용

맛이 맵고 성질은 뜨겁고 약간 독성이 있다. 위, 비, 신에 작용한다.

●약리효과와 효능

과피를 복부냉증을 제거, 구토와 설사 치료, 회충, 간디스토마, 치통, 지루성피부염 등에 효과가 좋다.

●주요 함유 성분과 물질

과피에 Acid amide계인 Sanshool, 정유가 있고, 주요성분은 Geraniol, Hyperin, Sanshoamide 등, 열매에는 Xanthoxin(경련),

Xanthoxinic acid(마비) 독성분도 있다.

● 채취시기와 사용부위

가을철 열매가 익을 때 채취하여 종자를 제거하고 과피만 건조하여 사용한다.

● 효과적인 용량과 용법

하루에 1.5~4.5g을 복용한다.

【알기 쉽게 풀어쓴 임상응용】

### 온위지통
• 천초는 온위산한 하는 효능이 있어 위약 및 위한과다로 토산청수, 식욕감퇴, 체력허약에 당삼, 백출, 부자, 황기, 사인, 계지, 교이 등과 같이 쓰면 좋다.(대건중탕) 환제로 써도 좋다. 천초는 식욕을 촉진하고 위부 연동운동의 증가시키며, 위액분비를 촉진한다. 또 경련완화, 지통효과도 있으므로 갑자기 일어난 동통에 도 쓴다.
• 위산과다는 항상 새콤한 물이 상승하여 구토증상이 나타나는데 여기에도 천초를 소량 넣어 쓰면 위부를 따뜻하게 하며 식욕을 촉진하는 효과를 얻을 수 있다. 또 신경성 식욕부진에도 상당한 효과가 있다. 위축성위염, 위하수, 위절제술후에 때때로 구토할 때도 천초를 주초하여 온복하면 좋다. 혹은 천초를 초하여 밀가루와 혼합하고 작은 환을 만들어 식후에 10개씩 복용해도 좋다.
• 천초는 만성장염으로 설사나 하리가 장기간 멎지 않으면 육두구, 부자, 건강, 백출과 같이 쓰면 좋다. 보제방의 '초출환' 이란 방제는 천초와 창출의 2미로 구성되었으며 과민성장염에 아주 잘 듣는다.

### 구충
• 천초에 함유된 천초유에는 회충구제효과가 있다. 담도회충에는 오매환에 넣어 쓰면 좋다.
• 천초는 요충을 살멸하는 효과도 있으므로 요충으로 항문이 가려우면 천초 1양을 달인 물을 식혀 그것으로 항문을 씻으면 좋다. 이것을 관장으로 매일 1회씩 3일 정도 하면 요충을 없앨 수 있다.
• 트리코모나스질염으로 질구가 가렵고 소변이 빈삭할 때는 천초와 사상자, 백반을 끓여 씻으면 좋다. 외음부, 항문, 음낭, 피부 등의 습진에도 고삼, 지부자, 백반과 같이 끓여 씻으면 효과가 있다.

### 기타응용
• 산증 혹은 고환염이 경과가 오래되어 잘 낫지 않을 때는 오약, 현호색, 천련자 등과 같이 쓰면 좋다.
• 천초는 치아신경통을 치료하는 효과가 있으므로 천초 5분에 세신 5분을 같이 미세한 분말로 만들어 아픈 부위에 밀어 넣으면 좋다.

* 보건복지부 한약처방100 가지 약

음식물이 위액에 잠겨서 발생한 기포가 일으키는 위병을 치료하는 요약

# 오수유

학명: Evodia officinalis, E. rutaecarpa
기원: 운향과 낙엽관목

오수유의 미성숙 과실을 약한 불로 건조한 것

■■■**전문가의 한마디**

위병이 오래되어 냉기를 받으면 새콤한 물이나 맑은 물을 토하는 일이 많고, 소화불량을 일으키는 증상, 부녀의 월경통 등이 적응증이다. 단 고열이 있을 때는 쓰지 않는 것이 좋다.

●식물의 특성과 형태

높이 5m, 잎은 마주나고 홀수 1회 깃꼴겹잎, 꽃은 5~6월에 녹황색 산방화서, 열매는 둥근 삭과로 붉은색이다.

●약초의 성미와 작용

맛이 맵고 쓰며 성질은 뜨겁고 약간 독성이 있다. 간, 비, 위에 작용한다.

●약리효과와 효능

건위작용, 진통작용, 진토작용, 이뇨작용, 항균작용, 자궁수축작용, 혈압상승작용과 두통, 옆구리 통증 및 구토, 치통, 습진 등을 치료한다.

●주요 함유 성분과 물질

Evodene, Evodine, Evodiamine, Rutaecarpine, Evolitrine, Limonin, Evodol, Synephrine, Higenamine 등이 함유되어 있다.

온리약

230

● 채취시기와 사용부위

가을에 미성숙한 과실을 채취하여 햇볕에 말려 사용하거나, 감초 달인 물에 침지하여
약하게 화건한다.

● 효과적인 용량과 용법

하루에 1.5~4.5g을 복용한다. 혹은 환으로 만들어 사용한다.

● 사용상 주의사항

음허증, 손기동화, 유열무한 사람, 한체유습이 없는 사람은 사용해서는 안된다.

【알기 쉽게 풀어쓴 임상응용】

난위지통

• 오수유는 난위산한의 효능이 있으므로 위산이나 한수과다, 음식물이 위액에 잠겨서 발생한 기포가 일
으키는 위병을 치료하는 요약이다. 위병이 오래되어 냉기를 받으면 새콤한 물이나 맑은 물을 토하는 일이
많고, 소화불량을 일으키는 증상, 복부냉통과 설사를 자주 하는 증상, 부녀의 월경통 등이 적응증이다. 단
고열이 있을 때는 쓰지 않는 것이 좋다.

• 위에 상처가 있어 통증이 있을 때 오수유를 쓰면 난위, 이기, 지통의 효과가 나타난다. 위에 가벼운 통증
이 있거나, 통증이 없어도 위액을 심하게 토하면 오수유로 위산을 억제해야 한다. 위가 부풀고 가슴이 답
답하면서 트림을 할 때도 오수유로써 이기지통하면 좋을 때가 있다. 단 이상의 증상에는 제량을 반드시 조
절해야 하고 배합 또한 정확을 기해야 한다.

• 복부의 냉통이 멎지 않아 그 부위에 습포를 하면 시원하게 느껴지는 증상은 만성장염이나 위장의 신경
성수축증 및 장내 기생충으로 인한 것이다. 이때는 건강, 현호색, 정향, 육계, 백작을 넣어 쓰면 좋다.

• 오수유에는 각기를 치료하는 효능이 있다. 한습각기상역으로 인한 심한 복통으로 사람을 알아보지 못
할 때는 목과, 빈랑 등을 넣어 쓴다.(오수목과탕) 이외 각기에 쓰이는 계명산도 오수유를 군약으로 한 방제
이다.

• 오수유는 월경통을 치료하는 효능이 있다. 평소 체질이 허약하여 기체나 어혈이 있을 때는 증에 맞는
방제에 오수유 5~8분을 넣어 쓰면 지통의 효능이 증강된다.

기타응용

• 오수유에는 구충작용이 있다. 동물실험으로도 증명되어 있으며, 회충으로 인한
복통이나 담도회충에 의한 협늑의 격통에 이용한다.

• 오수유는 충치로 인한 통증에 세신, 정향과 같이 가루 내어 쓰면 좋다.

• 오수유를 가루 내어 초에 섞어 족심에 바르면 인화하행하여 구설생창을 치한
다.(특히 소아에게 좋다)

# 육계(계피)

학명: Cinnamomum loureirii, C, cassia
이명: 계피, 모계, 대계, Cinnamomi Cortex

계피나무 줄기 껍질을 건조하여 말린 것

■ ■ ■전문가의 한마디

부자, 숙지황, 산약, 산수유, 택사, 복령, 목단피 등과 배합하여 신장의 양기 부족으로 인한 제반의 갱년기 장애와 퇴행성 관절염을 치료한다.

●식물의 특성과 형태

육계나무의 수피를 약용하며 계수나무의 수피는 약용하지 않는다. 얇은 나무껍질은 손상을 최소화하기 위해서 대롱모양으로 만다.

●약초의 성미와 작용

맛은 맵고 성질은 따뜻하다. 신장, 방광, 비장에 작용한다.

●약리효과와 효능

민간에서 수정과 만들 때 쓰이는 계피의 한약명이다. 손발이 찬데, 허리와 무릎이 시고 아픈데, 비위가 차고 소화가 안 되며 설사하는데 사용한다.

●주요 함유 성분과 물질

휘발성 정유성분이 1~2%, 주성분은 Cinnamic aldehyde가 75~90%

이고, 그 외 점액질, Tannine 등이 함유되어 있다.

●채취시기와 사용부위

8~10월 사이에 5~6년 이상 자란 나무의 줄기껍질을 벗겨 처음에는 햇볕에 말리다가 다음 그늘에서 말려서 사용한다.

●효과적인 용량과 용법

하루 1.5~6g을 탕약, 가루약, 알약의 형태로 복용한다.

●사용상 주의사항

더운 성질의 약이므로 열증이 있거나 임신부에게는 쓰지 않는 것이 좋다.

【알기 쉽게 풀어쓴 임상응용】

온난장양
• 육계는 산한지통의 효능이 있으므로 허한증상을 제거하고, 쇠퇴한 생리기능을 강장게 한다. 육계는 유질이 풍부하기 때문에 단독으로써도 효과가 충분하며, 유질의 손실을 방지하기 위한 방법으로 전제보다는 산제나 환제로 쓴다. 특히 만성질환에는 환제를 가장 많이 쓴다. 2. 육계에는 장양의 효능이 있어 성기능을 왕성하게 한다. 성기능감퇴에는 어떠한 증상에 써도 좋다. 노인에게는 녹용을 배합할 필요가 있으며, 대부분 환으로 쓴다.

【참고】 육계와 계지의 비교 둘 다 온영혈, 조기화, 산한응하는 효능이 있음. 육계는 신감, 대열하고 작용이 강하여 온리지통하고, 신양을 보양하여 인화 귀원함. 계지는 신감, 온하고 작용이 완화하여 발표산한함 한다. 계심(육계의 cork층을 벗긴 것)은 심비경에 들어가 보영활혈하므로 심복냉통에 적합. 외과의 옹저, 두창의 내탁에도 사용함. 육계와 부자의 비교 효능이 유사하여 병용하는 경우가 많음. 부자는 기분에 작용하고, 육계는 혈분에 작용한다.

* 보건복지부 한약처방100 가지 약초

# 회향(소회향)

학명: Foeniculum vulgare
이명: 회향, 향자, 토회향, Foeniculi fructus

회향의 성숙한 과실

온리약

■■■전문가의 한마디

진통작용과 위를 튼튼하게 하는 작용이 있다. 두충, 보골지 등을 배합하여 허리가 시리면서 아픈 증상을 다스린다.

●식물의 특성과 형태

남유럽 원산, 크기 1~2m, 꽃은 7~8월에 피고 황색이며 산형화서이다.

●약초의 성미와 작용

맛은 맵고 성질은 따뜻하다. 위와 방광, 신장에 작용한다.

●약리효과와 효능

간의 기운이 퍼지지 못하고 뭉쳐 있거나 아랫배가 차고 아플 때, 허리가 아플 때, 구토와 함께 복통이 있을 때 등에 효과가 있다.

●주요 함유 성분과 물질

정유성분이 3~6%이며 주성분은 anethole, fenchone이다. 이 외에도 αpinene, αphellandrene, camphene, dipentene, anisaldehyde와 지방유 등이 함유되어 있다.

●채취시기와 사용부위

9~10월에 성숙한 열매를 채취하여 소금물에 담그었다가 불에 볶은 후 햇볕에 말려서 이용한다.

●효과적인 용량과 용법

하루에 4~12g을 복용한다.

●사용상 주의사항

음액이 부족하고 열이 심한 사람은 복용을 피해야 한다.

【알기 쉽게 풀어쓴 임상응용】

건위리기
• 소회향에는 건위산한, 이기지통의 효능이 있으므로 만성위병이 위산과다로 되어 약간의 한냉한 기를 받으면 통증이 자주 나타나고 산수 또는 청수를 토하며 트림과 구역이 날 때 사인, 소엽, 백두구 등과 같이 쓰면 근본적인 치료도 된다.
• 만성위염에서 보이는 위한구토는 약간 과식을 하면 곧 위가 부풀어 기분이 나쁜데 이럴 때는 진피, 백출, 반하를 넣어 쓰면 좋다.
• 소화향은 장의 연동력을 증강하고 가스의 배출을 촉진하므로 통증을 완해하는 데 쓴다. 소화기질환이나 복부수술 후에 배에 가스가 괴는 경우에는 후박, 목향, 창출과 같이 쓰면 좋다.

온난산한
• 소화향은 신한리기지통의 효능이 있으므로 산증을 치료하는 요약이다. 한산동통이나 음낭이 붓고 아플 때는 육계, 침향, 오약 등을 넣어 쓴다.(난간전) 또 배꼽 주위가 당기고 아픈 경우에도 흔히 활용한다.
• 소화향은 약간의 장양효과도 있으므로 성기능이 감퇴되어 두혼, 요통을 호소할 때 장양약에 넣어 쓰면 좋다.
• 요통이 장기화하여 허리 및 하지에 통증이 오고 탈력감으로 보행이 어려울 때는 속단, 육종용, 구척, 보골지를 넣어 쓰면 좋다. 이렇게 쓰면 척추의 병변으로 인하여 하지마비가 생기고 말단부가 냉하며 반사, 지각신경의 감퇴 혹은 소실될 경우에도 좋다. 증상이 심하면 부자, 우슬을 더 넣어 쓴다.
• 풍습병이 오래되어 관절이 변형하고 마비를 병발할 때도 소화향을 보조약으로 쓰면 좋을 때가 있다.

【참고】
원래의 생약명은 회향이나(KP, JP) CP에서는 소회향이라 하기 때문에 회향보다 작은 것을 소회향으로 오인하고 간혹 시라자(Anethum graveolens)가 소회향으로 유통되고 있으니 주의해야 한다.

* 보건복지부 한약처방100 가지 약초

# 정향

학명: Eugenia aromatica, E. caryophyllata
이명: 송정향, 공정향, Lepidii semen

●식물의 특성과 형태 높이 약 20m, 잎은 난형, 몰루카 섬 원산이며, 잔지바르가 세계적인 산지, 줄기는 매끈하며 잎은 타원형이다.

●약초의 성미와 작용 맛은 맵고 성질은 따뜻하다. 비장, 위, 신장에 작용한다.

●약리효과와 효능 신장의 양기 부족으로 오는 무릎과 허리의 통증이나 시린 거에 좋으며, 생식기가 차고 아픈데, 회충증 등에도 좋다.

●주요 함유 성분과 물질 꽃봉오리에는 Eugenol, Acetyl euggenol, Chavicol, Eugenol salcylate, βCaryophyllene, Humulene, Epoxydihydrocaryophyllene 등이 함유되어 있다.

●채취시기와 사용부위

늦은 여름에 꽃봉오리가 풀색으로부터 분홍색으로 변할 때 따서 햇볕에 말린다.

복용방법 하루 1~3g을 탕제, 가루약, 알약 형태로 먹는다.

●사용상 주의사항 열이 있는 증상과 진액이 마르고 열이 왕성한 데는 쓰지 않는다.

●임상응용 복용실례

건위, 억균 작용이 있으며 향이 좋아 서양요리에서 향신료로도 사용된다. 인삼, 생강 등과 배합하여 위장 기운이 부족하고 차가워 생기는 구토증을 다스린다.

# 본초학 제 8 장
# 이기약

기병을 치료하는 한약을 말한다.
이기약은 일반적으로 맛이 맵고 성질이 따뜻하며 폐경, 비경, 위경, 간
경에 주로 작용하여 기허, 기체, 기역, 기울 등 여러 가지 기병을 예방 치
료하는 데 쓴다. 이기약은 작용상 특성에 따라 보기약, 행기약, 강기약,
해울약으로 나눈다. 또는 보약에 속하는 보기약을 제외한 나머지를 이
기약에 포함시키기도 한다.

가슴과 배가 부풀고 아픈 것, 구토, 설사에 효과적인

# 목향

학명: Saussurea lappa
이명: 운목향, 청목향, 밀향, Aucklandiae radix

238

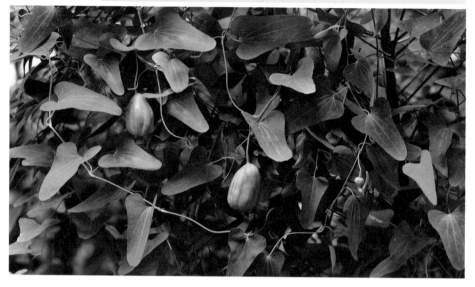

당목향, 천목향, 월서목향, 토목향의 뿌리

■ ■ **전문가의 한마디**

체한 것, 가슴과 배가 부풀고 아픈 것, 구토, 설사, 아랫배에서 대퇴부 쪽으로 당기는 증상 등을 다스린다. 인삼, 백출, 사인 등을 배합하여 만성설사를 다스린다.

●식물의 특성과 형태

높이 1.5~2m, 줄기와 뿌리가 굵다, 꽃은 7~8월에 두상화서, 수과는 타원상 원형, 관모는 2층 깃털모양이다.

●약초의 성미와 작용

맛이 맵고 쓰며 성질은 따스하며 폐와 간과 비장에 작용한다.

●약리효과와 효능

장위의 기운이 체한 것을 치료하는 중요한 약으로, 가슴과 배가 부풀고 아픈 것, 구토, 설사, 아랫배에서 대퇴부 쪽으로 당기는 증상 등을 다스린다.

●주요 함유 성분과 물질

뿌리와 뿌리줄기의 정유(1~5%)를 식혀 결정을 얻는데 이것을 helenin이라고 한다. inulin 44%, 정유 0.3~3%를 함유하고 있다.

●채취시기와 사용부위

가을과 겨울에 채취하여 잔뿌리를 제거하고 햇볕에 말리고, 생용하거나 밀기울로 구워서 사용한다.

●효과적인 용량과 용법

한번에 2~6g을 복용한다. 기를 운행하고 통증을 멈추는 데는 대개 생용하고, 설사를 멈추는 데는 구워서 사용하며 탕제에 넣을 때는 오래 달이지 말아야 한다.

●사용상 주의사항

음이 허하고, 진액이 부족한 사람은 피해야 한다.

【알기 쉽게 풀어쓴 임상응용】

이기지통

• 목향은 강한 향기가 있고 휘발 성분을 풍부하게 함유하여 이기효과가 진피보다 좋으며 2전을 쓰면 이기지통작용이 일어난다. 주로 소화기의 만성염증과 창통의 증상에 사용된다. 또 목향에는 약간의 항균작용도 있으며 소화기의 방제는 목향을 배합하거나 군약으로 하는 것이 대단히 많다.

• 위통이 있고 기체가 있어 동통이 극심할 경우에는 목향을 쓰는 것이 가장 좋다. 목향은 지통소창의 효능이 있으므로 사인, 후박, 현호색과 같이 쓰면 지통작용이 더욱 강해진다. 단, 급성위경련의 통증에 쓸 때는 용량이 과다해서는 안되고 8분~1전 정도로 한다. 장시간 달이면 휘발성분이 사라져 효과가 줄어든다. 통증이 심하지 않을 때는 5~8분 정도만 써도 된다.

• 위, 십이지장궤양이나 위하수와 위궤양의 절제 한후에 소화능력이 감퇴하고 창통이 올 때는 황기, 부자, 건강, 백출 등을 넣어 쓰면 자양에 도움이 되고 난위, 이기지통한다.

• 목향은 담산통(담낭염, 담석)을 완해하는 효과가 있으므로 황금, 오매, 지각, 세신, 현호색 등을 넣어 해경지통하는 데 쓰면 아주 좋다. 결석에 의한 통증에는 금전초, 대황과 같이 쓰면 지통작용이 훨씬 좋아진다.

• 목향의 장내 가스를 제거하는 작용은 후박과 비슷하다. 목향은 장의 연동을 촉진하고 가스 배출력을 증가하므로 장안에 가스가 정체될 때는 어느 경우나 쓰면 좋다. 진피와 같이 써도 좋으며 차와 같이 복용해도 좋다. 만약 장염이나 이질 후에 장에 가스가 찰 때는 단향, 지각과 같이 쓰면 좋다.

지사지리

• 목향에는 항균작용이 있으며 특히 대장균이나 이질균에 대한 효력이 크기 때문에 이질 치료에 사용되는 요약이며 급, 만성에 모두 적합하다. 격렬한 하리는 물론 만성하리에도 목향을 쓰면 좋은 효과가 얻어진다.

【수치】 종이에 올려 구워 쓰면 지사작용이 증가된다.

【참고】 탕제에 넣으면 방향성이 휘발하여 약효가 떨어지므로 나중에 넣거나 환이나 산으로 쓰는 것이 더욱 좋다

* 보건복지부 한약처방100 가지 의

# 오약

학명: Lindera strychnifolia
이명: 천태오약, Linderae radix

오약의 건조한 괴근

**■ ■ ■ 전문가의 한마디**

행기지통, 온신산한 효능이 있으며 진통, 건위, 장연동 촉진 작용이 있다. 목향, 오수유, 지각 등과 배합하여 차가운 기운이 뭉쳐서 된 가슴과 복부의 통증을 다스린다.

**이기약**

240

●식물의 특성과 형태

높이 5m, 뿌리는 길고 통통하며, 잎은 홀수 1회 깃꼴겹옆, 꽃은 4~5월에 담황색, 9월에 검고 둥근 열매이다.

●약초의 성미와 작용

맛은 맵고 성질은 따뜻하다. 비장과 폐, 신장, 방광에 작용한다.

●약리효과와 효능

찬 기운이 몸 안에 뭉쳐서 된 통증과 생리통, 소변을 자주 보는 증상과 유뇨증, 구토와 소화불량 등에 효과가 있다.

●주요 함유 성분과 물질

1-borneol, linderene 및 그 Acetate, Epicatechin, Hesperidin, Proanthocyanidin B2 등이 함유되어 있다.

●채취시기와 사용부위

겨울과 이듬해 봄에 채취하여 물에 담갔다가 부드러워지면 썰어서 햇볕에 말려서 이용한다.

●효과적인 용량과 용법

하루에 6~12g을 복용한다.

●사용상 주의사항

기운이 허약하거나 몸에 열이 있는 사람은 복용을 피해야 한다.

【알기 쉽게 풀어쓴 임상응용】

### 이기지통

• 오약의 이기효과는 다른 이기약에 비하여 신속하여 특히 위장 기체에 대한 소산효과가 강하다. 주로 위장의 연동을 촉진하고 가스를 배출하며 경련을 완해하여 지통효과를 나타나게 한다. 기타 기체로 일어난 통증에도 오약을 많이 쓴다. 비록 통증이 완고하더라도 오약을 대량으로 쓰면 아주 좋은 효과를 얻을 수 있다.

• 위장병에서 팽만감이 없어지지 않고 트림이 자주 나오며 소화가 되지 않을 때는 이기약을 사용하여 기가 순조롭게 되면 통증도 가라앉게 된다. 이 때는 향부자, 소엽과 같이 쓰면 좋다. 급, 만성을 불문하고 소화불량으로 일반 소화제가 효과가 없을 때도 오약을 활용하면 좋은 효과를 얻을 수 있다. 이럴 때 중국에서는 5전까지 쓴다. 오약은 소화불량으로 인한 완고한 비적을 제거하는 데 상당한 효과가 있다. 단 가벼운 소화불량에는 소량을 쓰는 것이 좋다.

• 스트레스로 인한 가슴답답, 식욕부진이 생기고 식후에 답답함이 더욱 심해질 때는 시호, 울금을 넣어 쓰면 좋다. 우울형의 정신병에는 행기해울약이 필요하다. 행기해울로 구성된 사마탕은 우울병 치료에 효과가 좋다.

• 오약은 월경 때나 산후의 복통에도 지통효과가 있으므로 생리가 불규칙하고 월경전후에 복창이 있으며 경혈색이 선홍색이거나 자색일 때는 향부자, 현호색, 천련자, 목향, 당귀를 넣어 쓰면 조경지통의 효과를 얻을 수 있고 활혈화어약을 보조하여 활혈통경의 작용을 강하게 한다. 원인이 기체이든 어혈이든 오약은 모두 효과가 있다. 또 생리통에도 활용하는데 이 때는 향부자, 현호색과 같이 쓰면 좋다.

### 기타응용

• 오약에는 지통효과가 있으므로 가벼운 신경통에도 쓴다. 잠을 잘못 자서 목이 아프거나 삼차신경통, 치신경통에는 승마, 천궁, 백지와 같이 쓰면 좋다. 또 사지나 구간의 신경통에 응용할 수 있는데 견갑 주위나 둔부부위는 순환이 가장 힘든 부분이므로 이 부위에 이상은 항상 지각과 같이 쓴다.

• 각기나 하지종창으로 당기면서 아플 때는 목과, 적소두, 오수유와 같이 쓰면 이뇨지통의 작용이 증강된다.

• 소변이 쌀뜨물처럼 나오면 비해분청음을 활용하는데 여기에도 오약이 쓰이며 탁한 소변을 맑게 하는 효과가 있다.

# 지실

학명: Poncirus trifoliata
이명: 지실, 점자, 선탱자, Aurantii immaturus fructus

242

탱자나무의 어린 과실

■ ■ ■ **전문가의 한마디**

자궁수축, 위장운동 항진, 혈압상승, 강심, 이뇨 작용 등이 있고, 가슴이 답답하고 아픈데, 변비 등에 효과가 좋다.

●식물의 특성과 형태

높이 3m, 잎은 어긋나며 3출엽, 꽃은 5월에 흰색을 피고, 열매는 둥글고, 향기가 좋다. 미숙과는 녹색이다.

●약초의 성미와 작용

맛은 쓰고 맵고 시며 성질은 약간 차갑다. 비장과 위에 작용한다.

●약리효과와 효능

기가 정체하여 가슴과 배가 그득하고 부푼 것, 가슴이 답답하고 누르면 아픈 것, 부종, 소화불량, 변비 등을 다스리며 근래에 위하수, 자궁하수, 탈항 등에도 효과가 있다.

●주요 함유 성분과 물질

열매에 Limonene, Linalool, Poncirin, Naringin 등이 함유되어 있다.

●채취시기와 사용부위

5~6월에 저절로 떨어진 것을 수집하여 가로로 쪼개어 쪄서 말린다.

●효과적인 용량과 용법

하루에 4~8g을 복용한다.

●사용상 주의사항

소화기가 약한 사람과 임신부는 복용을 피해야 한다.

●임상응용 복용실례

대황, 후박 등과 배합하여 복통, 변비를 다스린다.

【알기 쉽게 풀어쓴 임상응용】

파기소적

• 지실은 파기소적하므로 기체로 복부팽만하고 비만동통, 오심, 트림, 대변불상할 경우에 쓰면 좋다. 평소 소화기능이 감퇴되어 있으면 보익건위약에 넣어 쓴다. 맛이 쓰지만 적체를 제거하고 식욕을 증진하는 효과가 있기 때문이다. 주로 위장적체에 활용한다. 위통이 있으면 목향, 사인을 더 넣어 쓰는데 향사지출환으로 만성위통의 치료에 아주 좋은 효과가 있다.

• 소화기의 각종 급성염증은 가슴이 답답하여 불쾌하고, 적게 먹어도 소화가 잘 안되며 트림이 자주 나오는데 지실은 파기소적 작용이 강하므로 창출, 계내금, 신곡을 넣어 쓰면 효과가 좋아진다. 복통이나 변비를 수반하면 대황을 넣어 쓰면 효과가 증강된다.

• 담낭염이나 간염이 잘 낫지 않을 때는 백작, 단삼, 울금, 청피를 넣어 쓰면 좋다. 또 지실은 담낭기능을 좋게 하고 담관을 수축하므로 담도회충증에도 활용한다.

• 지실은 위장의 운동을 증강하고 하수된 위장을 올리는 작용을 하므로 자궁탈수, 위하수, 탈항 등에 황기, 승마등을 넣어 활용한다.

• 지실에 갈근, 황금을 넣어 쓰면 지사효과를 얻을 수 있다. 또 황금, 황련을 넣어 쓰면 상당히 강한 적리균 억제효과가 있으며, 대황, 신곡을 넣어 쓰면 적체를 없애고 변통을 좋게 한다.

화담제비

• 지실은 담적을 제거하는 효과가 있으므로 호흡이 빠른 경우에는 반하, 패모 혹은 침향을 넣어 쓰면 온화한담의 효과를 얻을 수 있다. 급성기관지염으로 담이 많아 뱉어내기 어렵고 어린아이의 경우에는 담궐로 발전하기 쉬우므로 몽석, 대황, 나복자를 넣어 쓰면 담이 대변과 함께 배출되고 호흡이 정상화된다.

• 거동이 불편한 중풍환자는 변비를 일으키기 쉽고 담이 많아 뱉어 내기 어려우므로 지실에 번사엽을 넣고 달여 복용하면 화담완사의 효과가 얻어진다.

* 보건복지부 한약처방100 가지 약조

# 진피(귤껍질)

학명: Citrus unshiu
이명: 진피, 귤피, 광진피, 귤껍질, Citri pericarpium

이기약

244

●식물의 특성과 형태 높이 5m, 꽃은 6월에 흰색, 열매는 장과로서 편구형으로 지름은 3~4cm이고, 10월에 등황색으로 익는다.

●약초의 성미와 작용 맛은 맵고 쓰며 성질은 따스하다. 비장과 폐에 작용한다.

●약리효과와 효능 가래가 나오고 기침이 있는 경우에도 좋다. 진피는 보약이나 사약을 가리지 않고 광범위하게 쓰이는 약재이다.

●주요 함유 성분과 물질

d-limonine,hesperidin, 비타민 C, 플라보노이드 등이 함유되어 있다.

●채취시기와 사용부위 가을에 완숙과실을 채취하여 과피를 벗겨서 햇볕에 말린다.

　복용방법 오래된 것일수록 좋으며 4~12g을 복용한다.

●사용상 주의사항 몸 기운이 없는 사람이나 진액이 부족하여 마른기침을 하는 사람은 복용을 피해야 한다.

●임상응용 복용실례

위액분비촉진, 소화 작용이 있고, 속이 거북하고 식욕이 부진한데, 구토, 기침, 가래에 좋다. 후박, 목향 등과 배합하여 배가 더부룩하고 부풀며 미식거리고 식욕없는 증상 등을 다스린다.

# 천련자(멀구슬나무열매)

학명: Melia azedarach
이명: 고련자, 고련실, 멀구슬나무열매, Toosendan fructus

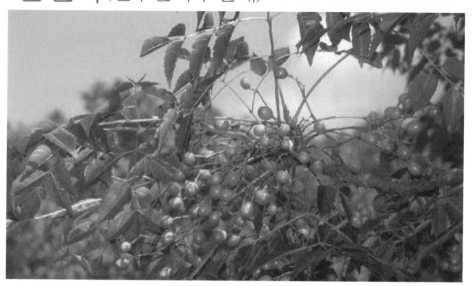

245

● 식물의 특성과 형태 높이 15cm 안팎, 지경 60cm 이며, 수피가 잘게 갈라지며, 잎은 호생하고 기수 2~3회 우상복엽, 꽃은 5월에 핀다.

● 약초의 성미와 작용

맛은 쓰고 성질은 차가우며 약간의 독성이 있다. 간과 위, 소장에 작용한다.

● 약리효과와 효능 협통증, 복통, 흉통, 아랫배에서 고환이나 허벅지 쪽으로 뻗는 산통 등을 다스린다. 또한 구충작용도 있어 기생충에도 쓰인다.

● 주요 함유 성분과 물질 열매에 Toosendanin, Melianone, 껍질에 Tannin 7%, Nimbiol, Azadiradione, 정유 등이 함유되어 있다.

● 채취시기와 사용부위 가을과 겨울에 과실이 성숙할 때 채취한다.

복용방법 하루 8~12g을 복용한다.

● 사용상 주의사항 소화기가 약한 사람은 복용을 피해야 한다.

● 임상응용 복용실례

협통증, 복통, 흉통, 고환이나 허벅지 쪽으로 뻗는 산통 및 기생충증에도 사용된다. 현호색 등과 배합하여 흉통, 협통을 다스린다.

# 해백

학명: Allii marcrostemon, A, bakeri, A, Chinenseg
이명: 야산, 해근, 해벽두, Allii macrostemi bulbus

산달래와 염부추, 산부추의 뿌리줄기

■ ■ ■ 전문가의 한마디

가슴이 저리고 아픈 흉비 증상, 가래와 함께 기침을 할 때, 설사 후 뒤가 개운하지 않은 증상등 사용한다.

● 식물의 특성과 형태

비늘줄기는 둥글며 흰색 막질로 덮혀 있고, 잎은 2~9개 이고, 꽃은 5~6월에 흰색~연한 붉은색으로 핀다.

● 약초의 성미와 작용

맛은 맵고 쓰며 성질은 따스하다. 폐와 위, 대장에 작용한다.

● 약리효과와 효능

가슴이 저리고 통증이 있는 흉비 증상이나 가래와 함께 기침을 할 때, 설사 후 뒤가 무겁고 개운하지 않은 증상 등에 효과가 있다.

● 주요 함유 성분과 물질

이지약

246

Alliin, Scorodose, Methyl alliin 등이 함유되어 있다.

●채취시기와 사용부위
여름과 가을에 채취하여 쪄서 말린 후 이용한다.

●효과적인 용량과 용법
하루에 6~12g을 복용한다.

●사용상 주의사항
몸이 허약하고 기운이 없는 사람은 복용을 피해야 한다.

●임상응용 복용실례
과루, 지실, 계지 등과 배합하여 가슴부위가 저리고 찌르듯 아픈 증상이나 가래와 함께 기침이 나는 증상을 다스린다.

간이나 위장에 정체하여 나타나는 창통에 효과가 있는

# 향부자

학명: Cyperus rotundus
이명: 향부미, 뇌공두, 사초근, Cyperi rhizoma

248

향부자의 가는 뿌리를 제거한 괴경

■■■전문가의 한마디

강심, 이뇨 작용이 있으며 생리불순과 통증을 개선하고, 신경성 소화불량, 가슴과 옆구리 및 배가 아픈 증상, 대하 등에 사용한다. 시호, 작약, 천궁 등과 배합하여 스트레스로 인해 옆구리가 아픈 것을 다스린다.

●식물의 특성과 형태

높이 15~40cm, 땅속의 뿌리줄기 끝에 덩이줄기가 생김, 꽃은 7~8월에 피며, 열매 수과는 흑갈색의 긴 타원형이다.

●약초의 성미와 작용

맛은 맵고 약간 쓰면서 달고 성질은 평하다. 간과 비장, 삼초에 작용한다.

●약리효과와 효능

간의 기가 울체하면 옆구리가 아프고 정신적으로 우울해 지는데 이렇게 간기가 울결된 데에 다스린다.

●주요 함유 성분과 물질

글루코오즈, 과당, 전분, 정유를 함유한다.

●채취시기와 사용부위

가을에 채취하여 말려서 이용한다.

●효과적인 용량과 용법

하루에 6~12g을 복용한다.

●사용상 주의사항

몸에 기가 부족하거나 진액이 부족하면서 혈에 열이 있는 사람은 복용을 피해야 한다.

【알기 쉽게 풀어쓴 임상응용】

## 이기지통

• 향부자는 해울과 이기지통의 요약이며 우울이나 기타 요인으로 간이나 위장에 정체하여 나타나는 창통에 효과가 있다. 특히 향부자는 위장의 질환에 특효를 가진다. 또 간기울체로 인한 각종병증에 활용한다. 협늑, 완복의 창통에는 시호, 청피, 지각 등을(시호소간산), 한응기체로 인한 위완통에는 양강을 넣어 쓴다.(양부환)

• 향부자는 유방결핵을 치료하는 데 좋다. 이 때 청피, 울금, 지각을 넣어 쓰면 좋다.

• 위장병이 좀처럼 낫지 않을 때는 향부자에 양강을 배합한 양부환을 쓰거나, 육군자탕 혹은 향사육군자탕에 향부자를 넣어 쓰면 좋다. 이것들은 위가 냉하고 기울한 경우에 상용하는 방제이다. 갑자기 위통이 발생했을 때 손으로 누르거나 따뜻하게 하면 통증이 줄어들지만 위액을 토하고 따뜻한 음식을 좋아하는 경우에는 사인, 초과, 계지를 넣어 쓰면 지통효과가 좋아진다.

• 향부자는 간장질환을 치료하는 요약이다. 간염이 장기간 낫지 않을 때는 백작, 단삼, 시호, 당삼, 백출 등을 넣어 쓰면 좋다. 간경화의 경향이 보이고 약간 복수가 있을 때는 후박, 청피, 복령, 백출을 넣어 쓰면 치료를 도울 수 있다. 단 급성간염에는 향부자를 써서는 안 된다.

• 만성담낭염으로 통증이 반복되고 식욕부진, 안색창백, 사지냉의 경우에는 금전초, 시호, 울금, 백작 등을 넣어 쓰면 좋다. 이기의 효능이 담낭의 만성염증을 제거한다.

• 만성장염이나 과민성장염 혹은 음식을 잘못 먹었거나 차게 하여 복부가 냉통하고 설사가 자주 나올 때는 부자, 건강, 백편두, 백출 등을 넣어 쓰면 좋다.

## 행혈조경

• 향부자는 조경하므로 우울이나 번민으로 인하여 월경불순이 생겨 월경이 빨리지거나 늦어지거나 생리통의 정도가 일정치 않을 때는 도인, 현호색, 오약, 천련자, 청피, 소회향, 시호와 같이 쓰면 조경지통의 효과를 얻을 수 있다.

• 월경통의 원인은 아주 많고 통증의 유형에 따라 치료법이 다르지만 이기지통은 필수적이며 향부자가 가장 적합하다. 또한 현호색, 천련자를 넣어 쓰면 지통효과는 더욱 좋아진다.

위통, 트림, 토산 등의 증상에도 좋은 효과가 있는

# 청피(귤)

학명: Citrus unshiu, C, reticulata
이명: 청귤피, 청감피, Citri reticulatae viride pericarpium

귤의 익지 않은 열매의 껍질을 말린 것

■■■ 전문가의 한마디

위액분비촉진, 소화 작용이 있고, 우울증, 옆구리통증, 젖앓이, 식체, 적취, 학질, 간 종대, 간경변, 비장종 대에 사용한다.

●식물의 특성과 형태

미숙 귤의 과피로 바깥은 회록색~청록색을 띠고, 꽃대의 자국이 있고 아래쪽에는 둥근 과병의 흔적이 있다.

●약초의 성미와 작용

맛은 맵고 쓰며 성질은 따뜻하다. 간과 담에 작용한다.

●약리효과와 효능

우울증, 스트레스, 옆구리가 결리면서 아픈데, 젖앓이, 식체, 적취, 학질 등에 쓰며 간종대, 간경변, 비장종대 등에도 사용한다.

●주요 함유 성분과 물질

비타민 C, 구연산, 헤스페리딘 등이 함유되어 있다.

●채취시기와 사용부위

늦봄~초여름에 미성숙한 과실의 과피를 채취하여 햇볕에 말린다.

●효과적인 용량과 용법

하루 3~10g을 탕약, 가루약 형태로 먹는다.

●사용상 주의사항

임신부 및 몸에 기가 약한 사람은 주의하여 사용하여야 한다.

●임상응용 복용실례

삼릉, 봉출, 울금 등과 배합하여 여성의 하복부에 생긴 덩어리 및 종양을 다스린다.

【알기 쉽게 풀어쓴 임상응용】

산기해울

• 청피는 이기지통의 효과가 진피에 비하여 강하므로 기울로 일어나는 동통이나 복부팽만에 쓴다. 또 위통, 트림, 토산 등의 증상에도 좋은 효과가 있다. 위에 격통이 있고 그 통증이 양 옆구리로 방산되는 경우에는 청피로 이기지통을 다스리면 좋다. 위궤양으로 칼로 베는 듯이 아플 때나 팽만감이 상충하듯이 느껴지며 트림이 나오면 시원해지는 경우에는 청피 1.5~3전에 후박, 향부자, 오약을 넣어 쓰면 좋다.

• 만성간염에서 간부위에 창통이 있고 소화력이 떨어지거나 황달이 발생하고 심해지면 간종대로 진행될 수도 있는데 이때는 청피에 시호, 목향, 백작, 향부자, 울금을 넣어 쓰면 좋다. 청피는 지통뿐 아니라 식욕을 증진하며 간경변을 방지하는 데 도움이 된다.

• 중증의 소화불량으로 위나 복부의 비만민창을 수반할 때는 일반 소화약으로는 효과를 얻기 어려우므로 향사지출환에 청피를 넣어 쓰거나 목과, 지실을 넣고 환으로 만들어 복용하면 건위소창의 효과를 얻을 수 있다.

• 소아의 소화불량으로 복통, 복창, 복명, 하리가 있고 대변이 무르고 미소화물이 섞여 있을 때는 목향, 백편두, 복령을 넣은 분말에 설탕을 약간 넣어 복용하면 좋다.

• 횡격막이 경련하면서 트림이 자주 나올 때는 청피 2전, 사인 8분, 백두구8분을 미세하게 가루로 만들어 복용하면 좋다. 신경성 구토나 식욕부진에는 달여서 온복하면 좋다.

• 청피는 담적을 없앨 수 있으므로 담이 많고 뱉어 내기 곤란하며 호흡곤란으로 누울 수 없을 때는 지해화담약에 청피를 넣어 쓰면 좋다.

• 청피는 유방의 양성종양을 치료하는 효과가 있으므로 시호, 울금, 천련자, 울금 등을, 유옹종통에는 포공영, 과루인, 금은화, 감초 등을 넣어 쓰면 좋다.

• 담도염이나 결석이 만성화하면 항상 콕콕 찌르는 통증이 반복해서 나타난다. 담석증의 경우에는 금전초, 울금, 차전초, 계내금을 넣어 담도의 경련을 완해하고 결석의 배출을 촉진하면 좋다. 급성발작의 경우에는 현호색, 천련자와 같이 쓴다.

251

# 시체(감꼭지)

학명: Diospyros kaki
이명: 시체, 시전, 시정, 시악, Kaki calyx

●식물의 특성과 형태 감꼭지는 감과실 밑부분에 있는 얇게 넷으로 갈라진 넓적한 꽃받침으로 지름 15~25mm, 두께 1~4mm이다.

●약초의 성미와 작용 맛은 쓰고 떫으며 성질은 평하다. 폐와 위에 작용한다.

●약리효과와 효능 기가 거꾸로 치솟은 것을 내려주는 작용이 있어 열이 있어 발생하는 딸꾹질에도 이용된다.

●주요 함유 성분과 물질 Hydroxytriterpenic acid 0.37%, Oleanolic acid, Betulic acid, Ursolic acid, 포도당, 과당, 지방유, Tannin 등이 함유되어 있다.

●채취시기와 사용부위

가을에 성숙한 감의 꼭지를 채취하여 햇볕에 말려서 이용한다.

복용방법 하루에 8~16g을 복용한다.

●사용상 주의사항 특별한 복용금기나 주의사항은 없다.

●임상응용 복용실례

진정과 지사작용이 있으며 주로 딸꾹질을 멎게 하는데 차처럼 끓여서 마신다. 정향, 생강 등과 배합하여 속이 차면서 딸꾹질을 하는 증상을 다스린다.

# 본초학 제9장
# 소식약

음식물의 소화를 촉진하고 소화불량으로 인한 흉복부의 창만, 식욕부진, 트림, 탄산 및 토산, 오심, 구토, 대변부조 등에 활용하는 약물의 총칭이다.

저산성위염, 편도염, 구내염에 사용하는

# 계내금(닭모래주머니)

학명: Gallihum corium
이명: 계내금, 계순내황피, Galli stomachichum corium

●식물의 특성과 형태 원형이 부서진 조각, 물결모양의 주름, 황색이나 황갈색을 띠고 너비는 3~5cm, 두께는 3mm에 이른다. 단단한 광택성이다.

●약초의 성미와 작용

맛은 달고 성질은 평하며 비장, 위, 소장, 방광에 작용한다.

●약리효과와 효능 저산성위염, 편도염, 구내염에 사용하며 유정을 낫게 하며 오줌 량을 줄이고 출혈과 설사를 멈추는 작용도 있다.

●주요 함유 성분과 물질

αTocopherol, Cholesterol, 3-methyl histidine, Vit. B1, B2 및 C등이 함유되어 있다.

●채취시기와 사용부위

닭을 잡을 때 위 속껍질을 벗겨 내어서 물에 깨끗이 씻어 햇볕에 말려 사용한다.

●사용상 주의사항 하루 4~12g을 가루약, 알약, 탕약 형태로 복용한다.

●사용상 주의사항 너무 소화가 잘되는 사람은 먹지 않는 것이 좋다.

●임상응용 복용실례 비위가 약한 식욕부진과 소화불량에 약용하고, 요실금, 유정, 소화 불량, 구토증, 소화정체, 식체, 복부팽만에 사용한다.

소화불량일 때는 산사 신곡 맥아 등과 함께 사용한다.

기운을 내려주어 기침을 멈추게 하는 작용을 하는

# 나복자(무우씨앗)

학명: Raphanus sativus
이명: 내복자, 나복자, Raphani semen

●식물의 특성과 형태 높이 40~90cm, 꽃은 6~7월에 황백색, 꽃이 핀 다음 꽃받침은 열매를 완전히 둘러싸고 붉은색으로 익음, 열매는 장과로 편압된 구형이다.

●약초의 성미와 작용

맵고 달며 성질은 평하며 독은 없고 폐와 위에 작용한다.

●약리효과와 효능

소화를 돕고 담을 없앤다. 아울러 기운을 내려주어 기침을 멈추게 하는 작용을 한다.

●주요 함유 성분과 물질 지방유, 정유가 함유되어 있다.

●채취시기와 사용부위

여름, 가을에 성숙한 종자를 채취하여 생용 혹은 볶아서 사용한다.

●사용상 주의사항 기운이 약한 이는 피해야 된다.

●임상응용 복용실례

위산 분비촉진과 소화촉진, 복통설사, 해수, 천식, 담제거와 오래된 기침, 변비에 좋다. 산사, 신곡, 진피 등을 배합하여 체해서 배가 부풀어 답답하며 신물이 넘어오는 것을 다스린다.

소화불량, 식욕부진, 구토, 설사를 다스리는

# 맥아(엿기름)

학명: Hordeum vulgare var, hexastichon
이명: 맥아, 대맥모, 대맥아, hordei fructusgerminiatus

벼과식물인 보리의의 성숙한 자실을 60℃ 이하에서 발아하여 건조한 것

■■■전문가의 한마디

산사, 신곡 등을 배합
하여 소화불량, 식욕
부진 등을 다스린다.
인삼, 백출 등을 배합
하여 소화기가 허약
하여 발생한 식욕부
진 등을 다스린다.

●식물의 특성과 형태

맥아는 긴 방수형이며 새싹과 유근이 있고, 엷은 황색으로 배유는
유백색이다.

●약초의 성미와 작용

맛이 달고 성질은 평하며, 비장과 위와 간에 작용한다.

●약리효과와 효능

소화불량, 식욕부진, 구토, 설사를 다스린다. 또한 유즙분비를 억
제하는 작용이 있어 젖을 끊고자 할 때 효과가 있다.

●주요 함유 성분과 물질

전분, 회분, 니트로겐 화합물, 지방, 비타민 B, C등을 함유하고 있
다. 포도당, 맥아당 등이 함유되어 있다.

●채취시기와 사용부위

성숙한 영과를 채취하여 발아시켜 맥아로 만들어 햇볕에 말려서

사용한다. 약간 볶아 사용하기도 한다.

●효과적인 용량과 용법

한번에 12~20g을 복용한다.

●사용상 주의사항

수유기에는 피하고 오래 복용하지 않으며 소화기가 약한 사람도 피해야 한다.

●임상응용 복용실례

흔히 민간에서는 소화제처럼 사용하며 소화불량, 식욕부진, 구토, 설사 등에 사용한다.

【알기 쉽게 풀어쓴 임상응용】

### 건위소식
- 맥아는 당질식품의 적체를 없앨 수 있고 각종 소화불량의 증상에 쓴다. 맥아에 함유된 소화효소와 비타민B는 소화액의 분비를 촉진한다. 사용할 때는 살짝 볶아서 써야 한다. 새까맣게 볶으면 소화효소가 감퇴하여 효과가 줄어든다.
- 떡이나 면류의 과식으로 위장이 창통할 때는 신곡, 진피를 넣은 후 진하게 달여 복용하면 좋다. 대변이 굳어 배설하기 어려울 때는 나복자를 넣어 쓴다. 이것은 평소에 만성위염이 있어 소화기능이 감퇴되었을 때도 쓰면 좋다.
- 맥아는 소화기의 궤양이나 위하수 등도 치료하는 작용이 있다. 항상 위통이 있고 뜨거운 음식을 먹으면 통증이 가벼워지고, 냉한 음식을 먹으면 복부가 팽창하여 위에 냉감을 느낄 때는 맥아, 황기 각1양, 백출 3전, 건강 1전을 환제로 만들어 1일에 2전씩 복용하면 좋다.
- 만성간염이나 간 기능의 이상으로 항상 간 부위가 아프고 식욕이 없을 때는 맥아 5전을 달여 설탕을 약간 넣어 복용하면 좋다. 이것은 특히 식욕부진에 효과가 현저하다. 또 맥아와 시호, 백작을 같이 쓰면서 누워서 쉬게 하면 간 종대를 치료하는 효과가 있다.

### 기타응용
- 산모가 모유축적과다로 유방이 붓고 아프면 생맥아 3전을 달여 3일간 계속 복용하면 유즙 분비가 중지된다.(단 효과가 없을 수가 있는데 이것은 맥아의 품질 때문이다)
- 맥아에는 부종을 없애는 작용이 있으므로 영양불량으로 생기는 부종이나 대사기능 부전에 의한 부종에 쓰면 좋고 백편두, 당삼, 황기, 의이인을 넣고 환으로 하여 쓴다.
- 맥아는 위장질환에 빈발하는 구토, 담도질환으로 구고, 흉복통 등 여러 가지 소화기질환의 증상에 보조약으로 쓴다. 산후에 복창하여 잠을 이루지 못할 때에도 맥아를 쓰면 좋다.

* 보건복지부 한약처방100 가지 약초

혈압을 내리는 작용이 있는

# 산사자(산사)

학명Crataegus pinnatifida BUNGE
이명: 산사, 아가위, 찔광이, 당구자

산리홍, 산사 또는 야산사의 성숙한 과실

■■■**전문가의 한마디**

모세혈관 확장작용, 혈압강하작용, 혈중 콜레스테롤을 감소시키는 작용이 있음이 밝혀졌다. 맥아, 신곡, 나복자 등과 배합하여 육류를 먹고 체한 것과 설사 등의 증상을 다스린다.

●**식물의 특성과 형태**

과실은 구형 또는 배와 같은 형태로 직경은 2.5㎝이고 표면은 심홍색으로 광택이 있고 회백색의 작은 반점이 있다.

●**약초의 성미와 작용**

맛은 시고 달며 약간 따스한 성질이 있다. 비장과 위, 간에 작용한다.

●**약리효과와 효능**

비위의 기능을 돕고 소화를 촉진하는 효능이 있으며 특히 육류 즉, 지방과 단백질의 소화시키는데 좋은 효과를 나타내는 약재이다. 또한 어혈과 뭉친 것을 풀어주고 산후 복통에도 이용된다.

●**주요 함유 성분과 물질**

hyperoside, quercetin, anthocyanidin, oleanol acid, tartaric acid, citric acid, crategolic acid와 당류, vitamin C, tannin 등이 함유되어 있다

●채취시기와 사용부위

가을에 성숙한 과실을 채취하여 씨를 제거한 뒤 이용한다.

●효과적인 용량과 용법

하루에 4~20g을 복용한다.

●사용상 주의사항

소화기가 약한 사람이나 위산과다증이 있는 사람은 복용을 피해야 한다.

【알기 쉽게 풀어쓴 임상응용】

### 건위소식

• 산사는 건위약으로 소화흡수 기능을 증진시키고 특히 육류의 과식으로 인한 소화불량, 복부팽만감 등의 증상을 제거하는 효능이 있다. 산사에는 지방 분해효소가 포함되어 있으므로 특히 육류소화에 탁효가 있다. 단독으로 달여 먹어도 좋고 생으로 몇 개를 먹어도 좋으며, 맥아, 신곡, 나복자, 목향과 같이 달여 먹어도 좋다. 이렇게 쓰면 이기건위의 효과도 얻게 된다. 소아의 소화불량, 복통, 설사에는 산사에 맥아, 신곡, 감초를 넣어 쓴다.

• 소화흡수 기능이 감퇴하여 식욕이 현저히 줄고 과식하면 배가 불러 소화가 어렵고 신체가 야위며 항상 변비의 증상이 나타나면 산사, 맥아 각 1양, 빈랑 3전을 달여 환제나 산제로 계속 복용하면 좋다. 단 위산과다에는 안 된다.

### 혈압강하

• 산사에는 혈압을 내리는 작용이 있으므로 동맥경화성심장병으로 인한 고혈압에 산사 1양을 진하게 달여 복용하면 좋다. 산사에는 혈관을 확장하고 혈류의 저항을 줄이는 작용이 있어 혈압강하 효과는 완만하나 지속된다. 계속 복용하면 효과가 아주 좋다. 또 산사는 콜레스테롤을 줄이는 효과가 있어 혈중지질을 줄이는 작용도 현저하다.

### 활혈화어

• 산사는 활혈화어의 효능이 있으므로 어혈이 정체하여 생기는 여러 증상을 치료하는 데 적합하다. 산후에 오로가 완전히 나오지 않으면 복통이 계속되고 출혈이 계속되는 증상이 나타난다. 산사를 사용하면 자궁수축작용이 있으므로 자궁내의 어혈을 신속히 배출하고 자궁의 복위를 촉진, 지통, 지혈의 효과를 얻을 수 있다.

### 구충지리

• 산사에는 구충작용이 있으므로 소아의 장내에 기생하는 회충에는 빈랑, 사군자와 같이 쓰면 좋다. 산사를 매일 복용하면 구충을 도모할 수 있고, 빈랑 2전을 넣고 달여 밤에 복용하면 다음 날 구충된다.

* 보건복지부 한약처방100 가지

# 신곡

학명: Triticum aestivum(Common wheat)
이명: 신국, 육신곡, Massa medicata fermentata

\* 보건복지부 한약처방100 가지 약초

참밀의 피와 다른 약물을 혼화한 후 발효하여 가공한 약누룩

●식물의 특성과 형태 일종의 혼합재료 발효약재로 모양이 일정치 않으며 황갈색 또는 갈색의 덩어리이다. 질은 분말을 뭉쳐 놓은 것으로써 쉰 냄새와 약간 쓴맛이 난다.

●약초의 성미와 작용
맛은 달고 매우며 성질은 따뜻하다. 비장과 위에 작용한다.

●약리효과와 효능 체했을 때, 가슴이 답답하고 그득할 때, 구토와 설사를 할 때, 산후에 어혈로 인해 배가 아플 때 등에 효과를 나타낸다.

●주요 함유 성분과 물질 정유, 지방유, glycosite, vitamin B 등이 함유되어 있다.

●채취시기와 사용부위 밀가루와 밀기울, 적소두 분말, 행인 분말, 청호의 즙 등을 반죽하여 발효시킨 후 이용한다.

　복용방법 한번에 8~20g을 복용한다. 9 - 15g, 포전한다. 혹은 환, 산제로 사용한다.

●사용상 주의사항
비장의 허약한 사람과 위에 열이 많은 사람은 복용을 피해야 한다.

●임상응용 복용실례　건위작용이 있다. 산사, 맥아 등과 배합하여 체하거나 소화불량, 배가 그득하고 불편한 것, 설사 등을 다스린다.

# 본초학 제 10장
# 구충약

장에 쌓인 독을 설사시켜 없애주는

# 고련피

학명: Melia azedarach var, haponica, M, toosendan
이명: 고련피, 연근목피, Meliae cortex

구충약

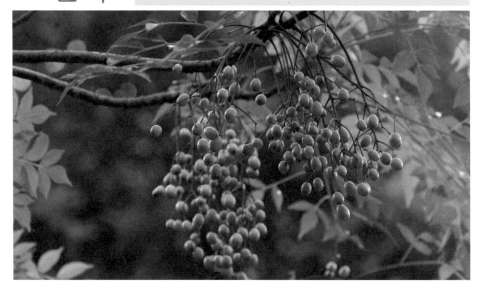

262

●식물의 특성과 형태 높이 15m. 잎은 어긋나고, 2~3회 홀수 깃꼴겹잎. 꽃은 5월에 피고, 잎겨드랑이에 원추화서로 달리며, 연한 자줏빛이다.

●약초의 성미와 작용 맛은 쓰고 성질은 차며 독이 있다. 간 비장 위 대장에 작용한다.

●약리효과와 효능 회충, 요충, 십이지장충 등을 죽이는 작용을 한다. 장에 쌓인 독을 설사시켜 없애므로 요독증이나 옴, 창양 등에 사용한다.

●주요 함유 성분과 물질

고련피-Toosendanin, Nimborin A,B, Fraxinellone, Kulinone 등이 함유되어 있다.

●채취시기와 사용부위 늦은 봄부터 이른 여름 사이에 뿌리를 캐서 물에 씻은 다음 껍질을 벗기거나 줄기껍질을 벗겨 햇볕에 말려 사용한다.

●복용방법 하루 6~10g을 달임약, 환제, 산제로 복용한다. 외용시 가루 내어 개어 바른다. 비위가 허하고 찬 사람은 복용하지 못한다.

●사용상 주의사항 고련피를 구충약으로 쓸 때는 설사약을 따로 쓰지 않고, 축적이 되므로 쓰는 양에 주의해야 하며 신체가 허약하고 본디 소화기가 약한 사람은 피해야 된다.

●임상응용 복용실례 구충효과, 요독증이나 옴 창양 등에 사용한다. 인진, 울금 등과 함께 복용하여 담도내의 구충을 없애는 작용을 한다.

대소변에 피가 나오는 것을 다스리는

# 관중

학명: Dryopteris crassirhizoma
이명: 면마, 관중, Crassirhizomae rhizoma

●식물의 특성과 형태

약재는 긴 원추형으로 둔원형, 하부는 약간 뾰족하고 구부러져 있으며 길이 10~20cm, 지름 5~8cm 정도 표면은 황갈~흑갈색, 횡단면은 갈색이다.

●약초의 성미와 작용

쓰고 서늘한 성질이며 약간 독이 있다. 간과 위에 작용한다.

●약리효과와 효능 구충작용이 있고 출혈증상 즉 코피, 피 토하는 것, 대소변에 피가 나오는 것을 다스린다.

●주요 함유 성분과 물질 filmarone, aspidin, albaspidin, aspidinol 등을 함유하고 있다.

●채취시기와 사용부위 봄, 가을에 채취하여 줄기, 잔뿌리를 제거하고 햇볕에 말림, 수렴성을 높일 경우에는 볶아서 사용한다.

●복용방법 5~12g을 복용한다.

●사용상 주의사항 진액이 부족하면서 열이 있는 사람과 임신부는 피해야 한다.

●임상응용 복용실례 구충작용, 출혈증상, 코피, 토혈, 대소변 출혈 등 치료에 사용한다.

사군자, 빈랑 등을 배합하여 기생충으로 인한 복통을 다스린다.

# 빈랑

학명: Areca catechu
이명: 빈랑자, 빈랑나무 종자, 산빈랑, 빈랑손, Arecae semen

●**식물의 특성과 형태** 둔한 원추형 또는 편평한 구형, 크기는 15~35×15~30mm, 조금 특이한 냄새, 떫은 맛과 쓴 맛이 있다.

●**약초의 성미와 작용** 맛은 쓰고 매우며 성질은 따뜻하다. 비장과 위, 대장에 작용한다.

●**약리효과와 효능** 인체의 기를 잘 통하게 하고 수분대사를 원활하게 하여 체하거나 배 속이 더부룩하고 아플 때, 설사를 계속하거나 부종이 있을 때도 이용된다.

●**주요 함유 성분과 물질** Alkaloid 0.3~0.6% 함유, 주성분은 Arecaine, Arecilin, Arecoline, Arecaidine, Guvacine, Guvacoline, Tannin, Hydroxychavicol 등이 함유되어 있다.

●**채취시기와 사용부위**

봄과 겨울에 채취하여 껍질을 제거한 뒤 물에 담그었다가 햇볕에 말려서 사용한다.

●**효과적인 용량과 용법**

하루에 2~12g을 복용한다. 구충약으로 사용할 때는 40~60g씩 쓰기도 한다.

●**사용상 주의사항** 기가 허한 사람이나 탈항이 있는 사람은 복용을 피해야 한다.

●**임상응용 복용실례** 구충, 항균, 항바이러스 작용 등이 있으며 각종 기생충증에 사용된다. 목향 등을 배합하여 계속 설사를 하면서 뒤가 무거운 증상을 다스린다.

* 보건복지부 한약처방100 가지 약초

변이 굳으면서 변비가 있을 때 효과를 나타내는

# 비자

학명: Torreya nucifera
이명: 비자, 적과, 향비, 비자나무 종자, Torreyae semen

265

●식물의 특성과 형태

높이 25m, 줄기 껍질은 회갈색, 잎은 넓은 바늘 모양, 꽃은 암수 딴그루로 4월에 핀다.

●약초의 성미와 작용

맛은 달고 성질은 어느 한 쪽으로 치우지지 않고 평하다. 폐와 위, 대장에 작용한다.

●약리효과와 효능 기생충의 체외 배설을 도와주는 작용이 있다. 여러 가지 기생충병, 변이 굳으면서 변비가 있을 때 효과를 나타낸다.

●주요 함유 성분과 물질 지방유가 많이 함유되어 있는데 특히 palmitic acid, oleic acid, stearic acid 등이 함유되어 있으며, 이외에도 tannin, 정유, 다당류 등이 함유되어 있다.

●채취시기와 사용부위

가을에 성숙한 종자를 채취하여 내피를 제거하고 햇볕에 말려서 이용한다.

　복용방법 하루에 6~12g을 복용한다.

●사용상 주의사항 너무 과다하게 복용하면 설사를 유발하는 등의 부작용이 있다.

●임상응용 복용실례 각종 기생충 질환에 사용하고, 약한 사하 작용이 있어 기생충의 체외 배설을 도와준다. 사군자, 대산 등과 배합하여 십이지장충, 회충, 요충 등에 구충약으로 사용한다.

＊ 보건복지부 한약처방100 가지 약초

# 사군자

학명: Quisqualis indica
이명: 오릉자, 유구자, 시군자인, Quisqualis fructus

●식물의 특성과 형태 타원형-난원형으로 4~6개의 세로줄, 횡단면은 5각 별모양, 종피는 얇으며 약한 향기와 맛은 조금 달다.

●약초의 성미와 작용 맛은 달고 성질은 따뜻하다. 비장과 위에 작용한다.

●약리효과와 효능 사군자는 구충의 목적으로 회충으로 인한 복통과 소아감적 등에 좋은 효과를 나타낸다. 비위의 기능을 원활히 하는 작용도 있다.

●주요 함유 성분과 물질 열매에는 Arachidic acid, 지방유 20~27%가 있으며 지방은 Oleic acid, Linoleic acid 등 종피에는 Quisqualic acid 등이 함유되어 있다.

●채취시기와 사용부위

가을에 과실이 자흑색으로 변할 때 채취하여 건조하여 이용한다.

●복용방법 하루에 12~20g을 복용한다. 볶아서 사용할 경우 향기가 더욱 좋아지며 효과도 조금 더 좋은 것으로 알려져 있다.

●사용상 주의사항 많은 양을 먹으면 딸꾹질, 어지럼증, 구토 등의 부작용이 나타날 수 있으므로 주의하여야 한다.

●임상응용 복용실례 회충증으로 인한 복통과 소아감적에 사용한다. 구충제로 흔히 사용된다. 후박, 대황 등과 배합하여 기생충으로 인해 배가 아프고 대변이 나오지 않는 증상을 다스린다.

# 본초학 제 11 장
# 지혈약

혈액응고를 촉진하고 출혈을 멎게 하는 약물의 총칭.
초탄시 수렴지혈 작용이 강해진다.

### 양혈지혈약
성질이 한랭해 혈열망행으로 인한 출혈증을 치료한다.
### 수삽지혈약
혈소판응고를 항진하여 지혈시키는 약물이다.
### 온경지혈약
허한성 출혈에 활용하는 약물. 양허로 인해 혈을 섭혈하지 못해 생기는 변혈, 자궁허약으로 인한
붕루 및 월경과다 등에 보양하는 약과 함께 활용한다.

# 괴화(회화나무)

학명: Sophora japonica
이명: 회화나무, 괴화, 괴미, 괴화미, 홰나무꽃

●식물의 특성과 형태 연주상으로 길이 1~6cm, 지름 0.6~1cm정도로 표면은 황록색 또는 황갈색으로 쭈그러져 거칠고, 질은 부드럽고 연하여 건조하면 쭈그러져 절단하기 쉽다.

●약초의 성미와 작용 맛은 쓰고 성질은 평하다. 간과 대장에 작용한다.

●약리효과와 효능

 열을 내리고 혈의 열을 없애 피나는 것을 멈추게 한다. 장출혈, 자궁출혈, 피를 토하는 데, 코피, 혈변을 누는데 등 모세혈관장애로 인한 여러 가지 출혈에 사용한다.

●주요 함유 성분과 물질 rutin, sophoradiol, soporin 등이 주성분이다.

●채취시기와 사용부위 여름철에 채취하여 생용하거나 혹은 까맣게 볶는다.

 복용방법 피가 나는 데는 까맣게 볶아서 쓰고 고혈압 등에는 약간 볶아서 하루 6~9g을 탕약, 가루약, 알약 형태로 복용한다.

●사용상 주의사항 진액이 부족한 자와 대변이 단단한 자와 출혈증이 없으면 사용하지 말아야 한다.

●임상응용 복용실례 장출혈, 자궁출혈, 토혈, 코피, 혈변, 눈충혈, 고혈압병, 동맥경화증, 중풍, 뇌일혈 등에 사용한다. 포강, 애엽 등과 배합하여 출혈을 치유한다.

# 대계(엉겅퀴)

학명: Cirsium maachii, C. pendulum, C. rhinoceros
이명: 대계, 마계, 산우계, Cirsii japonici herba

269

●식물의 특성과 형태 높이 0.5~1m, 꽃은 6~8월에 자줏빛, 지름 3~5cm, 수과는 길이 3.5~4mm, 관모는 길이 16~19mm이다.

●약초의 성미와 작용 맛은 쓰고 성질은 서늘하며, 심과 간에 작용한다.

●약리효과와 효능 열을 내리고 피가 나는 것을 멈추며 어혈을 삭이고 부스럼을 낫게 한다. 감기, 피부병, 부종, 대하증 등에 사용한다.

●주요 함유 성분과 물질 alkaloid, volatile oils 등이 함유되어 있다.

●채취시기와 사용부위

여름철 꽃피는 시기에 전초를 채취하여 햇볕에서 말려서 사용한다.

복용방법 하루 30~60g을 달여 먹거나 즙을 내어 복용한다.

외용약으로 쓸 때는 신선한 것을 짓찧어 붙이거나 달인 물로 씻어서 사용한다.

●사용상 주의사항 소화기가 약하면서 어혈이 없는 이는 피해야 한다.

●임상응용 복용실례

출혈증, 감기, 피부병, 부종, 대하증 등에 사용한다.

생지황 등과 배합하여 각종 출혈에 사용한다.

# 소계(조뱅이)

학명: Cephalonoplos segetum
이명: 소계, 청자계, 건침초, Cephalonoplosi herba

지혈약 (양혈지혈약)

270

●식물의 특성과 형태 엉겅퀴 일종, 높이는 25~50cm, 경생엽은 장타원상 피침형, 꽃은 5~8월에 자주색, 열매는 깃털이 있다.

●약초의 성미와 작용 맛은 달고 성질은 서늘하다. 간과 비장에 작용한다.

●약리효과와 효능 열을 내리고 지혈작용과 함께 이뇨작용을 가지고 있다. 이뇨와 이담 작용, 혈압강하 작용이 비교적 우수하여 간염과 신장염, 고혈압 등에도 응용되고 있다.

●주요 함유 성분과 물질 alkaloid, saponin 등이 함유되어 있다.

●채취시기와 사용부위

여름과 가을에 채취하여 잘 씻어서 햇볕에 말려서 이용한다.

●복용방법 하루에 12~40g을 복용한다.

●사용상 주의사항

소화기가 약하고 속이 차면서 어혈이 없는 사람은 복용을 피해야 한다.

●임상응용 복용실례

지혈작용, 백혈구의 탐식작용을 촉진하는 작용, 항암작용, 항균작용, 자 궁수축작용, 혈압강하작용, 항염작용 등이 있다. 포황, 목통, 활석 등과 배합하여 소변에 피가 섞여 나오는 것을 다스린다.

각종 출혈증에 널리 이용되는

# 선학초(짚신나물)

학명: Agrimonia pilosa
이명: 선학초, 용아초, 낭아초, 낭자, Agrimoniae herba

271

●식물의 특성과 형태 높이 30~100cm, 잎은 깃꼴겹잎, 꽃은 6~8월에 황색, 열매는 수과로 꽃받침에 싸임, 줄기의 기부는 목질화 된다.

●약초의 성미와 작용 맛은 쓰고 떫으며 성질은 평하다. 폐와 간, 비장에 작용한다.

●약리효과와 효능
수렴하는 작용과 지혈하는 작용을 가지고 있어 각종 출혈증에 널리 이용되고 있다.

●주요 함유 성분과 물질 Agrimoniin, Agrimonolide, Luteolin-7-$\beta$glucoside, Tannin, Sterol, 유기산, 페놀성 성분, Saponin, Gallic acid 등이 함유되어 있다.

●채취시기와 사용부위 여름과 가을에 채취하여 물에 담그었다가 햇볕에 말려서 이용한다.

복용방법 하루에 8~16g을 복용한다.

●사용상 주의사항 감기로 인해 오한이 나면서 발열이 있는 사람은 복용을 피해야 한다.

●임상응용 복용실례
지혈작용, 항암작용, 항염작용, 지사작용을 가지고 있으며, 선학초의 알콜 추출물과 agrimolid는 강심작용과 혈압상승작용이 있다. 생지황, 측백엽, 대계, 소계 등과 배합하여 발열을 동반한 각종 출혈증을 다스린다.

# 애엽(약쑥)

학명: Artemisia argyi, A, princeps Var, orientlis, A, montana
이명: 의초, 첨애, 애, 약쑥, 참쑥, Artemisiae argi folium

애호(황해쑥)의 엽

■■■전문가의 한마디

애엽은 산한거습, 활혈지통의 작용이 뛰어나므로 풍습성관절통, 근육통, 신경통, 마비, 산통, 두통 등에는 뜸을 뜨는 것이 좋다. 애엽은 복부를 따뜻하게 하고 조경의 작용이 있으므로 허한에 따른 월경과다, 자궁출혈 및 태루에 쓴다.

## ●식물의 특성과 형태

높이 60~120cm, 꽃은 7~9월에 원줄기 끝에 원추화서, 열매는 수과로 1.5×0.5mm이다. 약재는 지상부를 사용한다.

## ●약초의 성미와 작용

맛은 맵고 쓰며 성질은 따뜻하고 약간의 독성을 가지고 있다. 간과 비장, 신장에 작용한다.

## ●약리효과와 효능

복부가 차면서 아프거나 월경부조, 자궁이 차서 임신이 안되는 증상 등에 효과가 있다.

## ●주요 함유 성분과 물질

황해쑥은 정유를 함유하며 Cineol(Eucalyptol)이 가장 많고, 이외에 βCaryophyllene, Linalool, Artemisia alcohol, Camphor, Borneol 등이 함유되어 있다.

● 채취시기와 사용부위

여름에 꽃이 아직 피지 않았을 때 채취하여 햇볕에 말려서 이용한다.

● 효과적인 용량과 용법 하루에 4~12g을 복용한다.

● 사용상 주의사항 음액이 부족하여 열이 나는 사람과 진액이 부족한 사람 및 과다 출혈을 한 사람의 경우에는 복용을 피해야 한다.

● 임상응용 복용실례

지혈 및 항균작용이 있고, 각종 냉증, 월경부조, 자궁이 차서 임신이 안 될 때 좋고, 각종 열성출혈증을 다스린다. 애엽, 아교, 천궁, 당귀, 작약, 지황, 감초 등과 배합하여 붕루와 하혈을 다스린다.

【알기 쉽게 풀어쓴 임상응용】

조경지혈
• 애엽은 복부를 따뜻하게 하고 조경의 작용이 있으므로 허한에 따른 월경과다, 자궁출혈 및 태루에 쓴다. 생용하면 조경하고 초탄하면 지혈한다. 타기관의 출혈에는 거의 쓸 기회가 없다. 단 체질허약의 출혈에는 써도 좋지만 발열증이 있으면 금해야 한다. 월경과다, 희발월경, 월경기 연장으로 권태감, 두혼, 목현, 하복부냉통, 설담, 맥허를 보일 때는 아교로 보혈하고 애엽으로 온경지혈 하는 궁귀교애탕을 쓰면 좋은 효과가 있다.
• 애엽은 자궁벽을 깨끗이 박탈하는 작용이 있으므로 자궁내막이상 또는 박탈에 의한 기능성출혈에 쓰면 좋다. 증상이 반복되면 측백엽, 포황, 아교, 당삼을 넣어 보혈, 온경지혈을 도모하면 좋다.
• 애엽에는 안태의 효능이 있으므로 임신 3개월경에 유산의 징후를 보이면 아교, 당삼, 상기생, 두충을 넣어 쓰면 좋다. 태루로 대량출혈을 보이면 측백엽, 상기생, 토사자를 넣어 쓰면 좋다. 임신기에 출현하는 각종 출혈증상의 방지는 임신 3개월 이내 2주마다 당귀, 백작, 황기, 토사자 등의 안태약과 같이 복용하면 좋다.

산한지통
• 애엽은 산한거습, 활혈지통의 작용이 뛰어나므로 풍습성관절통, 근육통, 신경통, 마비, 산통, 두통 등에는 뜸을 뜨는 것이 좋다.

항균소염
• 1. 애엽은 항균지리의 작용이 있으며 그 효과는 마치현에 비슷하다. 이때의 용량은 1양을 필요로 한다.
• 애엽을 태우면 환경소독이 된다.
• 뜸을 할 때 쓰는 애구의 주요한 원료생약이다.

설사, 이질, 위장출혈, 객혈, 생리량 과다증, 위산과다증 등에 효과가 있는

# 지유(오이풀)

학명: Sanguisorba officinalis S, hakusanensis, S, sitchensis
이명: 지유, 백지유, 지유근, Sanguisorbae radix

●식물의 특성과 형태 높이 1~1.5m, 꽃은 7~9월에 어두운 홍자색으로 핀다. 열매는 수과로 난형으로 날개가 있다.

●약초의 성미와 작용 맛은 쓰고 달고 시며 성질은 약간 차갑다. 간과 대장에 작용한다.

●약리효과와 효능 치질로 인한 출혈과 대변출혈에 좋으며, 설사, 이질, 위장출혈, 객혈, 생리량 과다증, 위산과다증 등에 효과가 있다.

●주요 함유 성분과 물질 ziyu-glycoside I과 ziyo-glycoside II 등이 함유되어 있다.

●채취시기와 사용부위

가을 또는 봄에 뿌리를 캐서 잔뿌리를 다듬은 뒤에 물에 씻어 햇볕에 말린다.

●복용방법 하루 6~12g을 탕약, 가루약, 알약 형태로 먹는다.

●사용상 주의사항 이질의 초기와 몸이 허약하면서 냄새가 없는, 물과 같은 설사를 하는 사람은 복용을 피해야 한다.

●임상응용 복용실례

항균, 장연동운동억제, 항염, 혈관수축 작용 등이 있다.

황련, 목향, 가자 등과 배합하여 혈성 이질이 오래도록 지속되는 것을 다스린다.

# 본초학 제 12장
# 활혈거여약

혈액 순환을 원활하게 하며 막히거나 정체되어 있는
어혈을 제거하는 효능이 있는 약재이다.

## 활혈조경지통약
활혈거여의 작용이 비교적 약하다.

## 파혈축어소징약
혈소판 응고를 억제하고 혈전을 제거하며 혈관운동 기능을 강화한다.

간염, 담석증, 타박상, 옹종(종양이나 종기)등에 사용하는

# 강황

학명: Curcuma aromatica, C. longa
이명: 황강, 편자강황, 모강황, Curcumae longae rhizoma

276

●식물의 특성과 형태

길이 2~5cm, 지름 1~3cm로 뿌리의 표면은 짙은 황색이고 항상 황색의 분말이 있다.

●약초의 성미와 작용 맛은 맵고 쓰며 성질은 몹시 따뜻하여 비장과 간에 작용한다.

●약리효과와 효능

생리가 없을 때에, 기혈이 막혀 가슴과 배가 아플 때, 복부 내에 덩어리나 부풀어 오르고 아픈데, 팔이 쑤시는데, 간염, 담석증, 타박상, 옹종(종양이나 종기)등에 사용한다.

●주요 함유 성분과 물질 Curcumin, Turmerone 등이 함유되어 있다.

●채취시기와 사용부위 가을, 겨울에 채취하여 쪄서 햇볕에 말림, 염색약, 각종 요리 향신료, 조미료로 사용, 노란색 카레라이스 재료이다.

복용방법 가을에 뿌리줄기를 캐서 물에 씻어 삶거나 쪄서 말려 쓰는데 하루 4~10g을 탕약, 가루약, 알약 형태로 먹는다.

●사용상 주의사항 허약한 사람에게는 맞지 않고 기혈이 잘 소통되고 있는 사람은 복용하지 않는 것이 좋다.

●임상응용 복용실례 약리실험 결과 간의 해독기능을 높이고 진통작용,

# 계혈등

학명: Spatholobus suberectus
이명: 밀화두, 혈풍등, Spatholobi caulis

277

●식물의 특성과 형태

크거나 작은 원형이거나 비스듬한 절편으로 두께 0.3~1cm이다.

●약초의 성미와 작용 맛은 쓰고 달며 성질은 따뜻하며 간과 신장에 작용한다.

●약리효과와 효능

어혈을 없애고 월경을 고르게 하므로 혈이 허한 증상이 있거나 생리통, 월경이 없는 경우나 허리와 무릎이 시큰시큰하며 아프거나 하지마비 등에 사용한다.

●주요 함유 성분과 물질 Suberectin, Daidzein, Calycosin, Formomometin, Pyromucic acid, βSitosteril 등이다.

●채취시기와 사용부위 조잡한 것들을 제거한 후 사용한다.

　복용방법

하루 9~15g을 탕약으로 먹거나 술에 우려서 복용하며 고를 만들어 복용하기도 한다.

●사용상 주의사항 평소 생리량이 많거나 출혈이 있는 등 혈에 열이 있는 사람은 사용해서는 안 된다.

●임상응용 복용실례 혈액 순환을 원활, 어혈을 풀고 월경 및 생리통 등에 효과가 있다.

혈의 움직임을 활발 하며 어혈을 없애므로 생리불순, 생리통에 주로 쓰이는

# 도인(복숭아씨)

학명: Prunus persica, P. davidiana
이명: 도인, 핵도인, 복숭아나무, 산복사, Persicae semen

278

복숭아나무의 익은 열매의 씨를 말린 것

**■■■전문가의 한마디**

어혈의 정체는 도인을 이용하여 치료하면 좋다. 약성이 온화하여 부작용이 적고 임부를 제외하고는 적용범위가 비교적 넓은 편이다.

●식물의 특성과 형태

높이 6m, 꽃은 4~5월에 연한 붉은색으로 잎보다 먼저 개화, 꽃잎은 5개, 수술은 많고 자방은 털이 밀생한다.

●약초의 성미와 작용

쓰고 달며 성질은 평하고 독은 없으며, 심과 간과 대장에 작용한다.

●약리효과와 효능

혈의 움직임을 활발히 하며 어혈을 없애므로 생리불순, 생리통에 주로 쓰이다. 피부가 가렵고 건조하거나 기미나 주근깨 등에 바르고 변비,설사에도 좋다.

●주요 함유 성분과 물질

사과산, 구연산, 비타민 A, B1, B2, B6, C, E, 나이아신, Emulsin, Amygdalin 등이 함유되어 있다.

●채취시기와 사용부위

익은 열매를 채취하여 과육과 핵각을 제거하고 종인을 모아 햇볕에 말려서 사용한다.

복용방법 하루 6~10g을 탕약, 알약, 가루약 형태로 복용한다.

●사용상 주의사항 임신부에게는 쓰지 않는다.

●임상응용 복용실례

어혈제거로 생리불순과 생리통, 외용제로 피부 가려움과 건조한 데, 기미, 주근깨에 사용하고 , 변비, 설사에도 좋다. 도인 유향 몰약 등과 배합하여 외상으로 멍이 든 것을 다스린다.

【알기 쉽게 풀어쓴 임상응용】

활혈화어
• 어혈의 정체는 도인을 이용하여 치료하면 좋다. 약성이 온화하여 부작용이 적고 임부를 제외하고는 적용범위가 비교적 넓은 편이다. 혈관벽응혈증으로 인한 하복통, 생리통에 특히 효과가 좋다. 가벼우면 도인만 단독으로 쓰고 심하면 홍화를 넣어 쓸 필요가 있다.
• 도인은 부인과의 요약으로 월경지연, 복통, 경행불창, 경혈자색에 덩어리가 섞이면 모두 자궁염증에 속발하여 어혈이 모이기 때문이므로 이런 경우에는 홍화, 천궁, 적작 등을 넣어 쓰면 좋다. 월경은 지연되지 않으나 기간에 복통이 있고 경양이 과소하며 자색이고 혈괴가 섞인 것도 어혈의 정체가 원인이므로 도인을 쓰는 것이 좋다. 만일 어혈이 항상 괴장을 이루면 시호, 적작, 황금, 현호색을 넣어 쓰면 좋다.
• 도인은 자궁근종, 자궁경관폴립, 난소낭종, 즉 징하에도 쓰면 좋다. 도인은 어혈을 유체함이 없이 순환시키는 작용을 할 뿐 아니라 종양세포를 파괴하는 작용도 한다.
• 도인은 중풍의 반신불수에도 치료 효과가 있다. 뇌일혈이나 뇌혈전의 초기에 도인을 쓰면 혈관 밖으로 나온 어혈을 점차 제거하여 마비의 회복을 촉진시킬 수 있다. 또 혈전도 치료하는 작용을 한다. 또 혈관의 폐색을 소통하고 염증을 없앨 수 있다.

통변배농
• 도인은 윤장하는 작용이 있으므로 노인의 변비나 수술 후의 변비에 꿀이나 마자인, 과루인, 행인과 섞어 복용하면 좋다. 단 장기간 쓰지 않는다.
• 폐옹이나 장옹은 열울어체에 속한다. 그러므로 청열해독약을 쓸 때에 도인을 좌약으로 쓰면 설열소옹에 도움이 된다. 장옹에는 대황, 목단, 동과인 등을 넣어 쓰고, 폐옹에는 노근, 동과인, 의이인을 넣어 쓰면 좋다.

어혈과 종기를 없애며 진통작용을 가지고 있는

# 소목(소방목)

학명: Caesalpinia sappan
이명: 소방목, 소방, 적목, 홍자, Sappan lignum

두과물인 소목의 건조한 심재

■■■전문가의 한마디

정형외과에서 질타어 통을 치료할 때 유향, 몰약, 혈갈, 자연동 등과 같이 쓰면 좋다.

●식물의 특성과 형태

가지에 드물게 가시가 있고, 잎은 어긋나며 깃꼴겹잎, 꽃은 원추화서 황색, 열매 꼬투리는 납작한 긴 타원형이다.

●약초의 성미와 작용

맛은 달고 짜며 성질은 평하다. 심장과 간, 비장에 작용한다.

●약리효과와 효능

혈액순환을 촉진시키고 어혈과 종기를 없애며 진통작용을 가지고 있다.

●주요 함유 성분과 물질

Brasilin이 약 2%, Tannin 및 Sappanin, α1-Phellandrene, Ocimene 등이 주성분인 정유를 함유하고 있다.

●채취시기와 사용부위

연중 수시로 채취하여 껍질을 벗겨내고 햇볕에 말려서 이용한다.

복용방법

하루에 4~12g을 복용한다.

● 사용상 주의사항

혈이 부족한 사람과 임신부는 복용을 피해야 한다.

● 임상응용 복용실례

혈액응고를 촉진하는 작용, 중추신경억제작용, 항균작용, 혈관수축작용 등이 있다. 유향, 몰약, 혈갈, 자연동 등과 배합하여 타박상으로 붓고, 아픈 것을 다스린다.

【알기 쉽게 풀어쓴 임상응용】

• 소목은 활혈통경, 산어지통의 효능이 있으므로 질타손상, 어종동통 및 혈체경폐, 통경, 산후어조 등에 활용한다. 손상어통에는 유향, 몰약, 혈갈, 홍화 등을 넣어 쓰고, 경폐, 통경 등에는 적작, 당귀미, 도인, 홍화 등을 같이 쓴다.
• 정형외과에서 질타어통을 치료할 때 유향, 몰약, 혈갈, 자연동 등과 같이 쓰면 좋다.

【참고】
소목과 홍화의 비교 활혈통경, 소어지통하는 작용이 있어 부인과 조경에, 외과에서는 지통에 상용함. 소목은 편량으로 거풍화혈하는 작용에 중점을 둔다. 홍화는 온성으로 최생타태하는 작용에 중점을 둔다.

# 우슬(쇠무릎)

학명: Acyranthes bidentata, A. japonica
이명: 회우슬, 쇠무릎지기, Achyranthis bidentatae radix

비름과 식물인 우슬(쇠무릎)의 근

■■■전문가의 한마디

우슬은 하행성이며 월경을 통하게 하고 통증을 멎게 하며 어혈을 없애는 효능이 있다. 월경불창, 복통이 혈폐가 원인일 때는 적작, 천궁, 도인, 홍화와 같이 쓰면 좋다.

●식물의 특성과 형태

높이 50~100cm, 잎은 마주나며, 8~9월에 수상화서, 열매는 포과로 긴 타원형이며 1개의 종자가 들어 있다.

●약초의 성미와 작용

맛은 쓰고 시며 성질은 평하다. 간과 신장에 작용한다.

●약리효과와 효능

혈액의 순환을 원활하게 하고 어혈을 제거하는 작용을 가지고 있어 관절이 저리고 아픈 증상, 허리와 무릎이 시리고 아픈 증상, 근골이 힘이 없는 증상 등에 효과가 있다.

●주요 함유 성분과 물질

회우슬에는 triterpenoid, saponin이 함유되어 있으며 가수분해하면 oleanol 산이 생성되며, 다량의 칼슘도 함유되어 있다.

●채취시기와 사용부위

겨울철에 줄기와 잎이 마른 후 뿌리를 채취하여 진흙을 제거한 다음 잘 씻어서 햇볕에 말려서 이용한다.

복용방법 하루에 6~12g을 복용한다.

●사용상 주의사항 임산부와 월경량이 많은 사람은 복용을 피해야 한다.

●임상응용 복용실례

혈액순환촉진, 허혈제거, 이뇨, 항알레르기, 항균 작용이 있고, 월경조절, 관절염과 관절통, 요통 등에 약용한다. 도인, 홍화, 당귀, 천궁, 목향 등과 배합하여 어혈로 인해 월경이 멈추거나 생리통이 있는 증상, 산후의 복통 등을 다스린다.

【알기 쉽게 풀어쓴 임상응용】

활혈화어
• 우슬은 하행성이며 월경을 통하게 하고 통증을 멎게 하며 어혈을 없애는 효능이 있다. 월경불창, 복통이 혈폐가 원인일 때는 적작, 천궁, 도인, 홍화와 같이 쓰면 좋다. 어혈부통이 장기화하여 항상 기체를 수반할 때는 목향, 오약 등의 이기약을 가할 필요가 있다. 약리 실험에서 우슬은 자궁이완작용이 있으며 월경을 정상으로 회복시킬 뿐만 아니라 그 후에는 자궁수축작용도 있다고 알려져 있다.
• 우슬은 난소낭종, 수난관폐색, 자궁근종 등의 치료에 다른 화어통경약과 같이 쓸 수 있다.

지혈리뇨
• 우슬은 위출혈, 비혈, 토혈, 혈뇨를 중지시키는 작용이 있다. 출혈색이 자색을 띠면 양혈지혈약 중에 우슬을 넣어 쓰면 좋다. 비혈은 괴화, 연근, 지골피와 같이 쓰면 좋다. 또 잇몸에서 출혈하고 종통할 때는 생지황, 현삼, 석고를 넣어 좋은 효과를 얻을 수 있다.

거습강근
• 좌골신경통이 장기간 낫지 않고 근육위축, 경도의 마비, 근장력의 감퇴를 보이면 황기, 당귀, 천궁, 도인, 백출 등을 넣어 쓰면 마비를 예방할 수 있다. 또 척수염의 초기에도 좋은 효과를 얻을 수 있고 당귀미, 천궁, 구척, 진교 등을 넣어 쓰면 회습정통에 좋다.
• 중풍의 반신불수에는 적작, 천궁, 황기, 지룡 등을 넣어 쓰고, 척수염성마비에는 황기, 쇄양, 속단, 구척 등의 보익강장약과 같이 쓸 필요가 있다.
• 우슬은 마비와 신경통에 의하여 일어나는 연축상태를 완해하는 작용이 있다. 근육이 긴장하고 관절이 약간 경화된 경우에는 백작, 전갈, 방기 등을 넣어 쓰면 아주 좋다.

* 보건복지부 한약처방100 가지 약초

월경불순, 생리통 및 기타 불면, 번조, 불안 등에 사용하는

# 단삼

학명: Salvia miltiorrhiza
이명: 단삼, 적삼, 목양유, Salviae miltiorrhizae

●식물의 특성과 형태 높이 40~80cm, 전체에 황백색 연모가 있고 뿌리는 긴 원주형으로 외피는 주홍색, 잎은 마주나고, 홑잎 또는 2회 깃꼴겹잎이다.

●약초의 성미와 작용 맛은 쓰고 성질은 약간 차며 심과 간에 작용한다.

●약리효과와 효능 어혈을 없애고 새 피가 생기게 하며 피를 잘 돌리고 월경을 순조롭게 한다. 월경불순, 생리통 및 기타 불면, 번조, 불안 등에 사용한다.

●주요 함유 성분과 물질

tanshinone A, B, C, isotanshinone, Cryptotanshinone 등이 함유되어 있다.

●채취시기와 사용부위 가을에 뿌리를 캐서 물에 씻어 햇볕에 말려서 사용한다.

  복용방법 하루 6~12g을 탕약, 알약, 가루약 형태로 복용한다.

●사용상 주의사항

어혈이 없는 자는 신중히 써야 된다.

　　●임상응용 복용실례

　　　월경불순, 생리통 및 기타 불면, 번조, 불안 등에 사용한다. 당귀, 도인, 홍화, 익모초 등과 배합하여 월경불순과 생리통을 다스린다.

행기해울, 양혈파어 효능이 있는

# 울금

학명: Curcuma longa
이명: 미술, 황울, Turmeric

활혈거어약 (활혈조경지통약)

285

●식물의 특성과 형태

높이 1~1.5m, 뿌리는 굵은 난형 덩이뿌리, 잎은 긴 타원형, 꽃은 이삭화서, 열매는 보통 맺지 않는다.

●약초의 성미와 작용  맛은 차고 시고 쓰다. 귀경은 심과 간, 폐에 작용한다.

●약리효과와 효능

행기해울, 양혈파어 효능이 있고, 고독, 금창, 비상독, 산후패혈입심, 요혈, 이통, 자한, 전광, 치, 타혈, 토혈, 통경, 혈적, 황달, 흉복창만 등에 약용된다.

●주요 함유 성분과 물질

뿌리줄기에 황색소, 정유에는 Sesquiterpene(65.5%), sesquiterpene alcohol(22%), d-camper(2.5%), d-campene, d-camphene, Turmerone, p-tolylmethylcarbinol 등이 함유되어 있다.

●채취시기와 사용부위

겨울과 봄에 괴근을 채취하여 약한 불로 건조하여 사용한다.

복용방법 하루 4.5~9g을 사용한다.

# 유향

유향나무의 간피에 상처를 내어 얻은 수지

●식물의 특성과 형태 높이가 5~6m정도 자란다. 잎은 기수우상복엽으로 어긋나고 줄기의 맨 끝에서 성기게 난다.

●약초의 성미와 작용 맛이 맵고 쓰며, 성질이 따뜻하다.

●약리효과와 효능

 가슴과 배 부위가 전체적으로 아픈 것, 근맥이 경련하고 통증이 있는 증상, 외상으로 인한 온갖 병에 효능이 있다.

●주요 함유 성분과 물질

 boswellic acid, olibanoresene, araban 등.

●채취시기와 사용부위

 봄과 여름에 나무를 벌목해서 나오는 수지를 채취하여 햇볕에 말려서 사용한다.

●복용방법

하루에 3~10g 을 복용한다.

●임상응용 복용실례

 유향은 간종대를 축소하여 간경화를 연화하는 작용이 있으므로 복부팽만, 협통이 있으면 백작, 단삼, 적작, 모려를 넣어 쓰면 좋다.

생리통, 월경이 멎은 것, 산후 복통 등에 쓰이는

# 익모초

학명: Leonurus sibiricus
이명: 익명, 익모, 야고초, 곤초, 충초, 야천마, Leonuri herba

●식물의 특성과 형태 높이 1m, 줄기는 네모지고 흰색 털이 있고, 꽃은 7~8월에 연한 홍자색으로 핀다. 열매는 흑색이다.

●약초의 성미와 작용

맛은 맵고 쓰며 성질은 약간 차다. 심장과 간과 방광에 작용한다.

●약리효과와 효능 혈액의 순환을 좋게 하여 월경을 조절하고, 어혈을 없애 주는 효능이 있어 월경이 고르지 않은 것, 생리통, 월경이 멎은 것, 산후 복통 등에 쓰이다.

●주요 함유 성분과 물질

Leonurine, Stachydrine, Leonuridine, Rutin, Benzoic acid 등이 함유되어 있다.

●채취시기와 사용부위 이른 여름 꽃이 피기 전에 전초의 윗부분을 베어 그늘에서 말린다.

●복용방법 하루 6~18g을 탕약, 알약, 가루약 형태로 먹는다.

●사용상 주의사항 임신부는 복용하지 않는 것이 좋다.

●임상응용 복용실례 자궁수축, 호흡중추흥분, 강심이뇨, 이뇨, 강혈압, 장평활근이완, 혈액순환촉진 등의 작용이 있고, 부인과 질환에 주로 사용된다. 당귀, 적작약, 목향과 배합하여 월경이 고르지 않는 것과 생리통 등을 다스린다.

혈압강하, 항균, 자궁수축, 혈액순환촉진 작용 등이 있는

# 천궁

학명: Cnidium officinale, Lingustieum chuangxiong
이명: 향과, 호궁, 경궁, 궁궁, Cnidii rhizoma

●식물의 특성과 형태 높이 30~60cm, 뿌리줄기는 굵다, 꽃은 8월에 흰색으로 피며, 열매는 타원형이고, 날개 같은 흰색 능성이 있다.

●약초의 성미와 작용 맛은 맵고 따뜻하다. 간과 담, 심포에 작용한다.

●약리효과와 효능 인체 내에서 혈액이 잘 돌지 못하면 월경부조, 월경통, 부월경, 두통, 복통 등 여러 가지 증상에 좋은 효과가 있다.

●주요 함유 성분과 물질 정유와 크니드리드, 세다노익산, 아미노산, 알카로이드, 페루릭산 등이 함유되어 있다.

●채취시기와 사용부위 늦은 가을에 서리가 내린 다음 뿌리를 캐서 줄기를 버리고 물에 씻어 햇볕에 말린다. 썰어서 물에 담가 기름기가 빠지도록 우려내서 써야한다.

　복용방법 하루 6~12g을 탕약, 가루약, 알약 형태로 먹는다.

●사용상 주의사항 몸에 진액이 부족하면서 두통이 있거나, 월경과다, 임신부 등의 사람은 복용을 피하는 것이 좋다.

●임상응용 복용실례 진정, 혈압강하, 항균, 자궁수축, 혈액순환촉진 작용 등이 있고, 월경부조, 월경통, 부월경, 두통, 복통 등과 외상이나 타박상 통증에도 좋다.

보건복지부 한약처방100 가지 약초

어혈을 없애며 백혈구 수를 늘려주는

# 천산갑

학명: Manis pentadactyla
이명: 아산갑, 천산갑비늘, Manititis squama

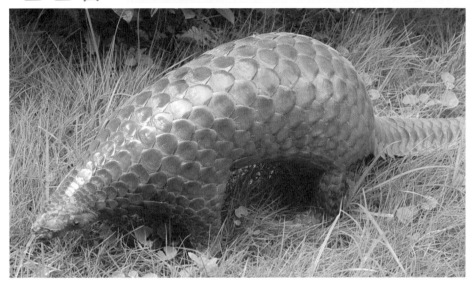

●식물의 특성과 형태 부채모양의 삼각형, 마름모꼴, 외표면은 흑갈색이나 황갈색으로 광택이 있고, 끝에는 수십개의 세로주름과 가로주름이 있다.

●약초의 성미와 작용 맛은 짜고 성질은 약간 차갑다. 간과 위에 작용한다.

●약리효과와 효능 혈을 잘 돌게 하고 어혈을 없애며 백혈구 수를 늘리고 부은 것을 내리고 고름을 빼며 젖이 잘 나게 한다.

●주요 함유 성분과 물질 각종 단백질과 다종의 아미노산과 지질 등이 함유되어 있다.

●채취시기와 사용부위 아무 때나 천산갑을 채취하여 비늘이 붙은 채로 껍질을 벗겨 끓는 물에 잠깐동안 담갔다가 건져내서 비늘을 뜯어 물에 씻어 말린다.

　복용방법 하루 6~9g을 분말로 만들거나 혹은 그대로 복용한다.

●사용상 주의사항

기혈이 부족한 사람과 종기가 이미 곪은 사람, 임신부는 복용을 피해야 한다.

●임상응용 복용실례

근골구련, 옹종, 풍습비통에 약용한다.

당귀, 홍화, 별갑 등과 배합하여 무월경을 다스린다.

두통, 복통, 관절통, 생리불순 등의 어혈로 인한 각종 증상에 사용되는

# 현호색

학명: Corydalis ternata
이명: 연호, 원호색, 연호색, Corydalidis tuber

현호색과식물인 선열치판연호색의 괴경

■ ■ ■ 전문가의 한마디

현호색은 강력한 지통작용이 있어서 용도가 광범위하며 모든 급, 만성의 통증에 쓴다. 대량을 쓰면 급성동통에도 지통효과가 현저하며, 만성에도 계속 쓰면 효과가 있다.

●식물의 특성과 형태

높이 20cm, 땅속에 1cm의 덩이줄기가 있고, 꽃은 4월에 연한 홍자색 총상화서, 열매는 삭과로 편평한 타원형이다.

●약초의 성미와 작용

맛은 맵고 성질은 따뜻하다. 간과 비장에 작용한다.

●약리효과와 효능

생리통, 두통, 복통, 관절통, 산후 어지러움증, 생리불순 등의 어혈로 인한 각종 증상에 사용된다.

●주요 함유 성분과 물질

코리달린, 알칼로이드, berberine, 1-Canadine, protopine, 1-tetrahydrocoptisine 등이 함유되어 있다.

●채취시기와 사용부위

봄에 덩이줄기를 캐서 잔뿌리를 다듬은 다음 물에 씻어 햇볕에 말

려서 이용한다. 증기에 찌거나 끓는 물에 넣었다가 말리기도 한다.

●효과적인 용량과 용법

하루 3~9g을 복용한다. 혹은 연분하여 0.9-1.5g을 탄복한다.

●사용상 주의사항

임산부와 생리가 잦은 사람은 복용을 피해야 한다

●임상응용 복용실례

진정, 진통, 혈압강하 작용 등이 있고, 어혈은 생리통, 두통, 복통, 관절통, 산후 어지러움증, 생리불순 및 타박상 멍이나 부은 데도 사용한다. 시호, 향부자, 청피, 별갑 등과 배합하여 기나 혈이 막히고 뭉쳐서 가슴과 옆구리, 복부가 아픈 증상이나 생리통을 다스린다.

【알기 쉽게 풀어쓴 임상응용】

• 현호색은 강력한 지통작용이 있어서 용도가 광범위하며 모든 급, 만성의 통증에 쓴다. 대량을 쓰면 급성동통에도 지통효과가 현저하며, 만성에도 계속 쓰면 효과가 있다. 현호색의 지통작용은 유향, 몰약보다 강하고 천오와 거의 비슷하여 어혈정체에 의한 통증뿐만 아니라 염증성통증에도 쓴다. 약리 연구에 의하면 현호색을 내복하면 마취효과가 있고 진통작용을 현저히 높일 수 있다는 것이 알려져 있다.
• 현호색은 위통에 대한 지통효과가 아주 빠르다. 만성적인 위통이 냉하게 하면 심해지고 변색이 흑색이며 격통이 일어날 때는 유향, 포황, 오령지를 넣어 쓰면 좋다. 통증이 멎은 후에는 오적골, 백작, 감초를 넣어 쓰거나 혹은 백급, 백작을 넣어 쓰면 상당히 좋은 효과를 얻을 수 있다. 또 현호색에 수렴지혈약을 넣어 쓰면 산어지통의 효과가 강화되고, 기타 원인으로 인한 위경련통에는 향부자, 후박을 넣어 쓰면 좋다.
• 좌골신경통, 요척추신경통, 삼차신경통 및 뇌신경통 등에도 현호색을 쓰면 좋다. 배합에 금기는 없으며 보통 지룡, 천오와 같이 달여 전갈말을 타서 복용하면 좋다.
• 관절통이 좀처럼 낫지 않고 차게 하면 더욱 심해지며 발적도 종창도 보이지 않을 때는 현호색을 거습지통약과 같이 쓰면 좋다. 현호색은 온성이므로 발작 초기에 관절이 붉게 부어 있을 때는 쓰지 않는다. 만성에는 한습, 풍습을 막론하고 천오, 황     및 단삼, 천궁, 적작과 같이 쓰면 좋다.
• 현호색은 생리통의 상용약으로 자궁내의 어혈정체나 자궁경관 협착으로 일어나는 통증에 대한 효과가 좋다.

# 홍화

학명: Carthamus tinctorius
이명: 자홍화, 초홍화, 홍란, 잇꽃, Carthami flos

잇꽃의 꽃을 말린 것

■■■전문가의 한마디

홍화는 생리통을 치료하는 요약이다. 어혈정체로 월경전 혹은 월경기간에 하복통, 경혈흑자색에 혈괴가 섞이고 소량이며, 설변이 흑자색일 때 홍화를 쓰면 아주 좋다.

●식물의 특성과 형태

높이 1m, 꽃은 7~8월에 노란색으로 피며 엉겅퀴와 모양이 비슷하며 시간이 지나면 붉은색으로 변한다.

●약초의 성미와 작용

맛은 맵고 성질은 따뜻하다. 심장과 간에 작용한다.

●약리효과와 효능

어혈로 인한 생리통이나 생리가 나오지 않는 것, 산후 오로가 완전히 나오지 않는 것, 삐거나 타박상에 좋다.

●주요 함유 성분과 물질

칼륨, 마그네슘, 칼슘, 백금, carthamin, saflor yellow, carthamidin, lignan 등이 함유되어 있다.

●채취시기와 사용부위

이른 여름 노란꽃이 빨갛게 변할 때 꽃을 채취하여 그늘에서 건조하여 이용한다.

복용방법

3-9g, 전복한다. 혹은 환&#8228;산제로 사용한다.

●사용상 주의사항

임산부는 복용을 피해야 한다.

●임상응용 복용실례

자궁수축, 관상동맥확장, 혈압강하, 어혈제거, 혈액순환촉진 작용이 있다. 도인, 유향, 몰약 등과 배합하여 타박상으로 멍들고 아픈 것을 다스린다.

【알기 쉽게 풀어쓴 임상응용】

• 홍화는 응용범위가 넓은 활혈화어약으로 어혈정체에 의한 질병을 제거하는 효능이 있어 산부인과에서 많이 활용한다. 또 심장, 뇌혈관, 신경, 근육 등의 질병을 치료할 수 있다. 혈관내벽응혈증상에 대한 처방은 모두 홍화를 사용하며 도인과 같이 쓰면 더욱 효과가 좋아진다.
• 홍화는 약간의 만성염증에도 좋은 소염효과를 나타낸다. 월경이 늦어지며 시원스럽게 나오지 않고 소량이며 자색으로 덩어리가 섞이고 복통이 있을 때는 도인, 적작을 넣어 쓰면 좋다.
• 어혈로 월경이 없으며 하복팽창하고 누르면 심한 통증이 오며 설변에 자색반점을 보일 때는 홍화를 군약으로 하고 도인, 단삼, 택란, 우슬, 오약 등을 넣어 쓰면 좋다.
• 홍화는 생리통을 치료하는 요약이다. 어혈정체로 월경전 혹은 월경기간에 하복통, 경혈흑자색에 혈괴가 섞이고 소량이며, 설변이 흑자색일 때 홍화를 쓰면 아주 좋다. 이때는 도인, 홍화를 군약으로 한 혈부축어탕을 활용하거나 사물탕에 도인, 홍화를 넣어 써도 좋다.
• 빈혈, 어혈로 인한 월경이상이나 자궁내막염, 난관염으로 막힌 것이 원인인 경우에는 유방팽창 외에 복통이 있고 오래 치료되지 않는데 이때는 도인과 같이 쓰면 통어소염효과를 얻을 수 있다. 산후 1개월이 지나도 잔여 어혈이 나오거나 복통, 미열이 있을 때는 도인, 현호색, 천궁 등을 넣어 쓰면 좋다.
• 홍화는 혈전을 용해하고 말초혈관을 확장하며 혈액의 저항을 감소시키는 작용을 하므로 단삼, 천궁, 적작, 현호색, 도인 등과 같이 쓰면 협심증에 좋은 효과를 나타낸다. 또 뇌혈전, 뇌색전 등에도 혈전용해의 효과가 있다.
• 홍화는 급성신경통, 좌골신경통 및 요근육의 피로에서 오는 손상, 척추비대증에 좋은 소염지통약이 되며 주로 오가피, 진교, 위령선, 방풍 등과 같이 쓰면 좋다. 만성화한 것은 1~2전을 쓰면 좋다. 한증에 속하면 육계, 부자, 천오 등을 넣어 쓰면 좋다.

＊보건복지부 한약처방100 가지 약초

# 봉출

학명: Curcuma zedoaria
이명: 봉아출, 봉아무, 봉출, Zedoariae rhizoma

294

아출의 뿌리줄기를 건조한 것

■■전문가의 한마디

최근에삼릉과 봉출에는 자궁경부암, 간암에 대하여 항암작용이 있음이 발견되었다. 주로 부인과에 많이 쓰는데 무월경 및 기타 어혈이 쌓여서 오는 질환에 쓰면 화어지통의 효과를 얻을 수 있다.

●식물의 특성과 형태

생강과 뿌리줄기로 살이 찌고 향기가 강한 연한 노란색, 잎은 긴 타원형, 꽃은 수상화서, 꽃잎은 노란색이다.

●약초의 성미와 작용

맛은 쓰고 매우며 성질은 따뜻하다. 간과 비장에 작용한다.

●약리효과와 효능

가슴과 복부가 더부룩하면서 아프거나 산후에 어혈로 인해 월경이 멈추거나 각종 타박상 등에 효과가 있다.

●주요 함유 성분과 물질

근경에 정유가 1~1.5%, Sesquiterpene류가 주성분이며 Zederone, Zedoarone, Curdione, Furanodiene, Curzerene, Curcumenol 등이 함유되어 있다.

●채취시기와 사용부위

겨울에 잎이 마른 후 채취하여 잘 씻어서 찐 후에 햇볕에서 말려서 이용한다.

　복용방법 하루에 3-9g, 전복한다

●사용상 주의사항

기와 혈이 부족한 사람과 비위가 허약하여 적취가 잘 생기는 사람은 주의하여 사용하여야 하며, 월경을 과다하게 하는 사람과 임산부는 복용을 금하여야 한다.

●임상응용 복용실례

항암 및 항균작용이 있으며 가슴과 복부가 아프고, 산후에 어혈로 인해 무월경, 각종 타박상 등에 좋다. 삼릉과 배합하여 어혈로 인해 월경이 멈추는 증상을 다스린다.

【알기 쉽게 풀어쓴 임상응용】

　활혈화어
• 봉출은 삼릉과 같이 활혈화어의 효능이 있으므로 심한 어혈증을 치료할 때는 삼릉과 같이 쓰면 좋다. 최근에 삼릉과 봉출에는 자궁경부암, 간암에 대하여 항암작용이 있음이 발견되었다. 주로 부인과에 많이 쓰는데 무월경 및 기타 어혈이 쌓여서 오는 질환에 쓰면 화어지통의 효과를 얻을 수 있다.
• 3개월 이상 월경이 없고 어혈의 울적이 심하여 하복창통거나, 번조이노 등의 증상이 있으며 일반 조경약으로 효과가 없을 때는 삼릉, 봉출에 향부자, 오약, 목향 등을 넣어 쓰면 좋다.
• 봉출은 생리통의 치료에 사용되는 요약이다. 생리통이 장기간 치료되지 않고 매월 하복부에 격통이 일어나는 경우에 쓰면 좋다.

　항암작용
• 봉출에 함유되어 있는 휘발유는 자궁경부암, 외음부암, 피부암에 대한 항암작용이 있어, 암세포를 직접 죽일 수 있다. 빨리 치료할수록 효과가 좋으며 후기에는 효과가 별로 좋지 않다. 봉출을 쓰면 암 조직을 변성, 괴사, 탈락, 위축, 용해, 소실시킨다. 그럼에도 암주변의 정상조직에는 특히 해가 없다고 보고되어 있으나 약리 작용의 기서는 집중적인 연구가 필요하다.

　소적
• 봉출은 식적기체를 제거하므로 소화불량에는 산사, 계내금, 신곡, 맥아, 청피 등과 같이 쓰면 좋다.

【참고】 삼릉과 작용이 비슷하나 다음과 같은 이유 때문에 같이 쓴다. 봉출은 행기 작용이 우수하고 삼릉은 파혈작용이 우수하다.

＊ 보건복지부 한약처방100 가지 역

# 삼릉(매자기)

학명: Sparganium erectum
이명: 삼릉, 형삼릉, 경삼릉, Sparganii rhizoma

흑삼릉과 다년생 초본인 매자기의 건조한 괴경

■■■전문가의 한마디

부인과질환에 많이 쓰고 종양세포를 직접 억제하는 작용이 있으므로 도인, 홍화, 적작, 천궁 등을 넣어 위의 종양에 활용하면 상당한 치료효과가 있다.

●식물의 특성과 형태

방동산이과 키 70~100cm, 전체가 해면질, 줄기는 곧고 굵음, 뿌리는 길게 뻗고 끝에 단단한 덩이뿌리가 몇 개 생긴다.

●약초의 성미와 작용

맛은 쓰고 성질은 평하다. 간과 비장에 작용한다.

●약리효과와 효능

혈액과 기의 순환이 정체되거나 월경이 갑자기 멈추면서 복통이 있거나 산후 복통, 체했을 때 등에 효과를 나타낸다.

●주요 함유 성분과 물질

괴경에는 Astringenin, Betulin, Betulinaldehyde, Betulinic acid, Lupeol, Resveratrol, Scirpusin A, Scirpusin B 등이 함유되어 있다.

●채취시기와 사용부위

가을과 겨울에 채취하여 잎과 잔뿌리를 제거한 후 물에 충분히 담그었다가 햇볕에 말려서 사용한다.

복용방법 하루에 4~12g을 복용한다.

●사용상 주의사항

월경량이 많은 사람과 몸이 허약한 사람은 복용을 피해야 한다

●임상응용 복용실례  호흡촉진작용, 건위작용 등이 있다. 아출, 우슬, 천궁 등과 배합하여 어혈로 인해 생리가 멈추거나 덩어리가 지는 증상을 치료한다.

【알기 쉽게 풀어쓴 임상응용】

활혈화어

• 삼릉은 활혈화어의 효능이 도인, 홍화보다 강하다. 부인과질환에 많이 쓰고 종양세포를 직접 억제하는 작용이 있으므로 도인, 홍화, 적작, 천궁 등을 넣어 위의 종양에 활용하면 상당한 치료효과가 있다. 이를 복용하여도 통증이 있을 때는 사용해도 효과가 없다.

• 부인과질환에 삼릉을 쓸 때는 어혈의 유무를 확인하고 써야 한다. 일반 혈액순환조절 약품을 써도 효과가 없고 복창통이 날이 갈수록 심해지며 덩어리가 만져지며 심한 통증이 일어날 때는 봉출과 같이 쓰면 좋다. 삼릉은 약효가 강하므로 효과가 나타나면 곧 감량하거나 복용을 중단하고 기타 완화약으로 바꾸는 등 신중을 기해야 한다.

• 삼릉은 양성종양을 치료하는 작용이 있으므로 난소낭종, 자궁근종 때문에 월경이 시원스럽게 나오지 않고 월경기가 지연되며 하복부에 항상 통증이 있고 누르면 덩어리가 만져지며 월경이 적을 때는 홍화, 도인, 봉출, 우슬, 대황, 천궁, 목단을 넣어 쓸 필요가 있다. 삼릉과 봉출을 같이 쓰면 암에도 상당한 치료효과가 있으므로 자궁경부 또는 질의 악성종양에 삼릉, 봉출, 우황, 반모를 같이 쓰면 항종양효과를 얻을 수 있다.

• 산후 2주일이 지나도 복창통이 멎지 않고 어혈의 배설이 늦을 때는 도인, 천련자, 홍화, 현호색, 적작 등을 넣어 쓰면 좋다. 삼릉을 쓸 때는 환자를 잘 관찰하여 복용 후에 어혈의 배출량이 많아지고 증상이 경감되면 즉각 투약을 중단하고 도인, 홍화로 바꿔야 하며 장기간 복용하면 좋지 않다.

소적지통

• 만성간염, 담낭염, 만성장염, 위하수 등으로 창통증상이 확실하면 소량으로도 통증을 치료할 수 있다. 1전부터 시작하여 효과가 있으면 2전까지 써도 된다.

• 초기의 간경화에 삼릉과 봉출을 쓰면 좋다. 복수를 방지하려면 이뇨약을 배합할 필요가 있다.

【수치】약재를 깨끗이 씻어 끓는 물에 넣고 약화로 가열하여 50~60%의 수분이 스며들면 일정량의 미초(kg당 400g)를 넣고 다시 80%의 수분이 스며들게 삶은 다음 불을 끄고 용기에서 수분이 없을 정도로 식혀서 햇볕에 말린다.

＊보건복지부 한약처방100 가지 약초

# 수질(거머리)

학명: Whitmania pigra
이명: 마질, 지장, 말거머리, Hirudo

활혈거어약 (파혈축어 소징약)

298

●식물의 특성과 형태 납작한 원기둥 모양으로 몸체가 약간 구부러져 있고, 길게 늘리면 2~5cm, 너비는 0.2~0.3cm를 이룬다.

●약초의 성미와 작용

맛은 맵고 짜고 쓰며 성질은 평하고 약간의 독성을 가지고 있다. 간에 작용한다.

●약리효과와 효능

혈액순환을 촉진하고 응고되거나 뭉쳐있는 혈액과 덩어리를 풀어주는 작용이 있다.

●주요 함유 성분과 물질 hirudin을 함유하고 있는데, 이것은 거머리의 머리부분의 분비선에서 분비되는 gelatin과 유사한 물질이다. 이 밖에 일종의 histamin양 물질, heparin과 항응혈소를 함유하고 있다.

●채취시기와 사용부위 여름과 가을에 채집하여 끓는 물에 넣어 죽인 뒤 햇볕에 말려서 이용한다.

●복용방법 하루에 4~8g을 복용한다.

●사용상 주의사항 몸이 허약한 사람과 어혈이 없는 사람, 임신부는 복용을 피해야 한다.

# 본초학 제⑬장
# 화담지해평천약

거담, 소담시키는 약, 해수, 천식을 완화시키는 약의 총칭.
각기 서로 작용을 겸한다.

### 온화한담약
약성이 따뜻하고 마른 것이 특징. 폐를 따뜻하게 하여 한사를 없애고 조습,
화담시키는 약물이다.

### 청열화담약
약성이 한량하여 열담을 청열화담시키는 약물. 청폐 윤조 연견 산결 등의 효능을
겸하고 있는 경우도 있다.

### 지해평천약
지해, 평천하는 효능으로 해수와 천식에 사용하는 약물. 한열허실에 따라
적당한 약물을 배합해야 한다.

# 길경(산도라지)

학명: Platycodon grandiflorum
이명: 길경, 고경, 고길경, 길경채, Platycodi radix

초롱꽃과 식물인 길경 (도라지)의 근

■■■**전문가의 한마디**

길경은 발산퇴열, 화담지해의 효능이 있으므로 감기로 해수다담, 객담불상, 인통 등을 보일 때 쓴다. 단 한증이 많이 보일 때는 쓰지않는다.

●식물의 특성과 형태

높이 40~100cm, 꽃은 보라색, 흰색, 7~8월에 핌, 원줄기 끝에 핌, 꽃받침은 5개, 꽃통은 끝이 퍼진 종모양이다.

●약초의 성미와 작용

맛은 맵고 쓰며 성질은 평하다. 폐에 작용한다.

●약리효과와 효능

기침을 멈추고 담을 없애는 작용을 한다. 감기로 인한 기침, 가래, 코막힘, 천식, 기관지염증, 흉막염, 인후통, 두통 등에 사용한다.

●주요 함유 성분과 물질

Polygalacin D1, -D2, Betulin, Inulin, Platyconin, Polygalacic acid methyl ester, 사포닌 등이 함유되어 있다.

●채취시기와 사용부위

도라지의 겉껍질에 사포닌이 많이 있으므로 벗겨내지 말고 씻어 달여야 한다.

복용방법 하루 6~12g을 탕약, 알약, 가루약 형태로 만들어 복용한다.

●사용상 주의사항

진액이 부족하면서 만성으로 기침이 있는 이와 기침에 피가 나오는 사람은 피해야 한다.

●임상응용 복용실례

감기로 인한 기침, 가래, 코막힘, 천식, 기관지염증, 흉막염, 인후통, 두통 등에 사용한다. 상엽, 국화, 행인 등을 배합하여 가래가 끈끈하고 기침이 나는 것을 다스린다.


【알기 쉽게 풀어쓴 임상응용】

### 지해화담
• 길경은 발산퇴열, 화담지해의 효능이 있으므로 감기로 해수다담, 객담불상, 인통 등을 보일 때 쓴다. 단 한증이 많이 보일 때는 쓰지 않는다. 다른 약으로 보좌하여 쓰기도 한다. 또 자양작용이 없기 때문에 만성 한증에는 적당하지 않고, 급성에 단기간만 사용한다. 증상이 호전된 뒤에는 투약을 곧 중지해야 하며 장기간 복용해서는 안 된다.
• 풍한감기로 기침소리가 크고 호흡이 거칠며 담은 희고 약한, 비색이 있으면 형개, 소엽, 행인, 진피를 넣어 쓰면 좋다. 풍열해수로 초기에 심한 기침이 나오고 호흡이 급하며 쉰 기침소리와 함께 점조한 황색담이 좀처럼 뱉어지지 않을 때는 전호, 박하, 행인을 넣어 쓴다. 해수가 계속되어 건해가 되고 담도 적어지며 인후가 건조하여 통증과 소양감이 생기면 상엽, 맥문동, 천문동, 사삼 등을 넣어 쓰면 좋다. 담열로 해수가 나며 호흡이 거칠고 인후에 다량의 황색 점조한 담이 괴어 좀처럼 나오지 않을 때는 황금, 행인, 과루인, 상백피를 넣어쓴다.

### 이인소종
• 길경은 인후종통에 효과가 있으므로 급성인후질환을 치료하는 군약이다.
• 급성편도선염 초기로 충혈, 동통, 종창, 발열을 보이면 길경 2전, 금은화 3전, 사간, 감초 각 2전을 넣고 달여 복용하면 좋다. 또 산두근을 넣어 쓰면 더욱 좋다. 길경은 초기에서 중기에 걸친 염증에 쓰면 특히 좋다.

### 해독배농
• 길경에는 청열화담, 해독배농의 효능이 있어 폐농양의 치료에 좋다. 초기에는 길경 3전에 금은화, 연교를 대량 넣어 쓰면 좋다. 고열해수, 흉통과 악취가 있는 황색의 농담을 객출하면 금은화, 연교, 패모, 어성초를 넣어 쓴다. 농양이 자궤기가 되면 해수와 함께 다량의 성취있는 농혈을 토하는데 이 단계에서는 의이인, 도인, 노근, 패장초, 동과자 등을 넣어 쓰면 좋다.

위를 조화롭게 하고 습기를 말리며 담을 없애고 식체를 삭이는 효능이 있는

# 반하(끼무릇)

학명: Pinellia ternata, P. tripartita
이명: 반하, 양안반하, 대반하, 끼무릇, Pinelliae rhizoma

천남성과 반하(끼무릇)의 구근

■■■전문가의 한마디

기관지의 분비액을 증가시키고 담액을배 제하는 작용을 한다. 급, 만성성해수, 담다, 흉민기급, 해천 등의 증에는 모두 반하를 응용하면 좋다.

●식물의 특성과 형태

둥근 뿌리줄기는 지름 1cm, 1~2개의 잎이 있으며 작은 잎은 3개, 꽃은 6~7월에 피며 육수화서, 수꽃은 대가없이 꽃밥만 있다. 열매 는 녹색 장과이다.

●약초의 성미와 작용

맵고 성질은 따뜻하고 독이 있다. 비장과 위와 폐에 작용한다.

●약리효과와 효능

반하는 습담으로 인한 모든 증상을 다스리는 가장 보편적이며 일 반적인 약제로 사용되고 있다. 위를 조화롭게 하고 습기를 말리며 담을 없애고 식체를 삭이는 효능이 있다.

●주요 함유 성분과 물질

Apigenin-6-C-$\beta$D-galactopyranoside, $\beta$Sitosterol, Campesterol, Daucosterol, Choline, Pinellin 등이 함유되어 있다.

●채취시기와 사용부위

채집하여 껍질을 벗긴 다음 썰어서 흐르는 물에 2~3일 담갔다 햇볕에 말려서 불에 살짝 볶아 쓰면 안전하다.

복용방법 하루 4~10g을 탕약, 알약, 가루약 형태로 복용한다.

●사용상 주의사항

오두류의 약재와는 함께 쓰지 말고 혈의 병이 있거나 진액이 부족한 사람은 피해야

●임상응용 복용실례

거담, 진해 등의 효능이 있어 구토, 기침, 가래에 쓰고, 어지럼증, 두통, 위장염 등을 다스린다. 기침, 가래가 묽으면서 많은 증상에 자주 쓰고 기타 구토나 어지럼증, 두통, 위장염 등을 다스린다.

【알기 쉽게 풀어쓴 임상응용】

지해화담
• 반하는 강력한 지해화담의 효능이 있어 호흡기계질환에 상용약이다. 기관지의 분비액을 증가시키고 담액을 배제하는 작용을 한다. 급, 만성성해수, 담다, 흉민기급, 해천 등의 증에는 모두 반하를 응용하면 좋다. 만성기관지염이 오래되어 담이 기도에 몰려 해수, 호흡촉박 등을 보일 때는 복령, 진피, 백출을(이진탕), 숨이 가쁘고 묽은 백색담이 많을 때는 백출, 원지, 남성을, 한상을 겸하면 세신, 건강 등을(소청룡탕), 열담으로 구갈, 황색담을 보일 때는 황금, 패모, 과루인을 넣어 쓴다.

건위지구
• 반하에는 건위의 효과가 있으므로 위허한증으로 맑은 위액을 토하고 식욕감소, 복창 등의 증상이 있으면 황기, 백출, 복령 등을 넣어 계속 복용하면 좋다. 기타 위질환으로 구토증상이 심할 때는 반하를 쓰는 것이 가장 좋으므로 여기에 향부자, 사인, 백출을 넣어 쓴다.

해독산결
• 생반하에는 해독산결의 효능이 있다. 생반하는 피부에 대한 자극은 가벼우나 점막에 대한 자극이 강하여 심할 때는 괴사를 초래할 수 있으므로 단독으로 쓰는 것은 금해야 한다.
• 유방의 양성종양으로 약간 딱딱한 응어리가 생겨 통증이 없거나 혹은 가벼운 촉통이 있을 때는 생반하말 2전을 식초와 함께 볶아 환부에 바르면 좋다. 또는 현삼, 모려, 시호, 패모를 넣어 써도 소종산결에 효과가 있다.

* 보건복지부 한약처방 100 가지 약초

# 조협

학명: Gleditsia sinensis
이명: 조자, 조각침, 주엽나무

콩과 조각자나무의 성숙한 과실(조각자, 조협)

■■전문가의 한마디

마풍, 피선 등의 증후에 활용한다. 마풍에는 대풍자유와 대황 등을 넣어 쓰면 좋고, 피선에는 식초와 함께 진하게 달여 환부에 바르면 좋다.

●식물의 특성과 형태

높이 15~20m, 편평한 가시가 있고, 잎은 어긋나고 1~2회 깃꼴겹잎, 꽃은 6월에 연황색, 열매는 꼬투리이다.

●약초의 성미와 작용

맛은 맵고 성질은 따뜻하다. 간과 위에 작용한다.

●약리효과와 효능

성질이 예리하여 병소에 직접 작용하여 혈을 잘 돌게 하고 부은 것을 내리며 고름을 빼내고 벌레를 죽인다.

●주요 함유 성분과 물질 tannin, triacnthine 등이 함유되어 있다.

●채취시기와 사용부위

조협, 조각자, 조협자 모두 약용하며 수시로 혹은 봄과 가을에 채취하여 물에 담갔다가 햇볕에 건조하여 사용한다.

복용방법

하루 3~9g을 탕약, 가루약, 알약 형태로 먹는다.

● 사용상 주의사항

곪은 것이 이미 터진 데와 임신부에게는 쓰지 않는다. 신체허약자, 유중풍이 음허로 인한 자, 노인, 유아는 사용하지 않는다.

● 임상응용 복용실례

평활근진경, 혈압강하, 호흡중추흥분 작용이 있으며 부스럼, 곪은 악창, 나병 등에 약용한다. 금은화, 감초 등과 배합하여 옹저의 초기를 다스린다.

【알기 쉽게 풀어쓴 임상응용】

• 옹저종독이 아직 터지지 않았을 때 황기, 유향, 감초를 넣어 쓰면 창독을 내탁하여 빨리 터지게 하는 효과가 있다. 창옹종통에는 천산갑, 금은화, 생감초 등을 넣어 쓰면 좋다.
• 마풍, 피선 등의 증후에 활용한다. 마풍에는 대풍자유와 대황 등을 넣어 쓰면 좋고, 피선에는 식초와 함께 진하게 달여 환부에 바르면 좋다.

【수치】 표피와 현을 제거하고 흑초사용한다.

중풍으로 인한 반신불수, 언어장애, 안면신경 마비증에도 많이 사용하는

# 천남성(호장, 남성)

학명: Arisaema amurense var,serratum, A, amurense
이명: 남성, 반하정, 천남성

천남성과 식물인 천남성의 괴경

**■ ■ ■ 전문가의 한마디**

황색점조한 담이 잘 뱉어지지 않을 때는 전호, 행인, 황금을 넣어 쓰면 청열화담의 효과가 있다. 만성기관지염으로 발작이 심하고 해수, 호흡촉박, 천명이 있을 때는 반하, 행인, 마황을 넣어 쓰면 좋다.

●식물의 특성과 형태

구경은 편구형이고 지름은 2~4cm, 전초는 높이 15~50cm, 1장의 잎이 5~11갈래 열편으로 갈라져 난상 피침형이다.

●약초의 성미와 작용

맛은 쓰고 매우며 성질은 따뜻하다. 폐와 간과 비장에 작용한다.

●약리효과와 효능

습기를 없애고 담을 삭이며 경련을 멈추고 어혈을 없애는 작용을 한다. 중풍으로 인한 반신불수, 언어장애, 안면신경 마비증에도 많이 사용한다.

●주요 함유 성분과 물질

Triterphenesaponin, Benzoic acid, 전분, Amino acid, Triterpenoid, Saponin 등이 함유되어 있다.

●채취시기와 사용부위

땅속에 묻혀있는 괴경을 캐어 껍질을 벗기고 말려 사용한다.

　복용방법

하루 3~6g(법제한 것)을 탕약, 가루약, 알약 형태로 복용한다.

●사용상 주의사항

유독성분이 함유되어 있어서 허약한 사람이나 임산부에게는 쓰는 것을 조심해야 한

●임상응용 복용실례

　담을 삭이며 경련을 멈춤, 어혈 제거, 중풍으로 인한 반신불수, 언어장애, 안면신경 마비증 치료에 사용한다. 반하 복령 지실 등을 배합하여 기침하면서 가슴이 답답한 것을 치유한다.

【알기 쉽게 풀어쓴 임상응용】

　화담지해
• 남성을 백반수에 1개월간 담갔다가 생강즙으로 법제한 것은 무독하다. 반하와 같이 강한 화담작용이 있어 기관지염으로 다담에 해수가 있을 때 쓰면 화담지해의 작용을 한다. 황색점조한 담이 잘 뱉어지지 않을 때는 전호, 행인, 황금을 넣어 쓰면 청열화담의 효과가 있다. 만성기관지염으로 발작이 심하고 해수, 호흡촉박, 천명이 있을 때는 반하, 행인, 미황을 넣어 쓰면 좋다.

　화담정경
• 남성에는 화담정경, 진경정간의 효능이 있으므로 전간의 발작전에 가래가 많아 가슴이 심하게 답답하고 번조불안한 증상이 나타날 때 원지, 몽석, 선퇴와 같이 쓰면 발작을 예방할 수 있다. 또 천마를 배합하면 거담정간의 작용이 더욱 강해지므로 교갑에 넣어 쓰면 좋다.

• 남성은 안면신경마비에도 효과가 있다. 이것에는 백부자, 백강잠, 전갈, 지룡을 넣어 쓴다. 환측에 부종이 있을 때는 도인, 적작을 더 넣어 쓴다. 외상으로 일어난 것에는 소량의 남성에 화담약을 넣어 쓰면 된다.

　소종산결
• 생남성에는 소종산결, 해독지통의 효능이 있으므로 옹저의 초기에 발적, 열감이 있을 때 식초에 섞어 환부에 바르면 소염소종의 효과를 얻을 수 있다. 독성이 강하므로 외용할 때는 찧어서 식초를 넣고 1시간 후에 써야한다.
• 생남성에는 항암작용이 있어 자궁경부암 치료에 외용으로 쓴다.

＊ 보건복지부 한약처방100 가지 안료

0　　1cm

기침을 심하게 하면서 가래가 끓거나 가슴이 답답할 때 효과가 있는

# 선복화(금불초)

학명: Inula britannica var, chinensis
이명: 선복화, 금전화, 하국, 금비초, Inulae flos

●식물의 특성과 형태 높이 20~60cm, 줄기는 곧고, 잎은 어긋남, 꽃은 7~9월에 황색, 열매는 수과로 10개의 능선과 털이 있다.

●약초의 성미와 작용 맛은 쓰고 맵고 짜며 성질은 약간 따뜻하다. 폐와 비장, 위, 대장에 작용한다.

●약리효과와 효능 기침을 심하게 하면서 가래가 끓거나 가슴이 답답하고 막혀 있을 때, 구토와 트림이 나거나 명치끝이 그득하고 아플 때 등에 효과를 나타낸다.

●주요 함유 성분과 물질 Flavonoid 화합물과 당 및 Quercetin, Isoquercetin, Caffeic acid, Chlorogenic acid, Inulin(44%), Taraxasterol, Sitosterol, Inulicin 등이 함유되어 있다.

●채취시기와 사용부위

여름과 가을에 막 피기 시작한 꽃을 채취하여 햇볕에 말려서 이용한다.

●복용방법 하루에 4~12g을 복용한다.

●사용상 주의사항 몸이 허약한 사람은 복용을 피해야 하며, 또한 설사를 하거나 마른 기침을 하는 사람은 복용을 피해야 한다.

●임상응용 복용실례 기관지 경련을 풀어주고 가벼운 이뇨작용이 있는 것으로 밝혀졌다.

# 죽력(참대류 즙액)

학명: Phllostachys nigra var. henosis
이명: 죽력수, 죽즙, 참대기름, Bambusae caulis in liquamen

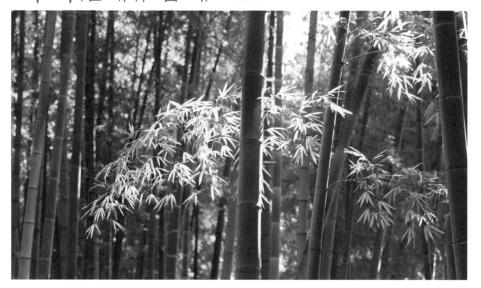

●식물의 특성과 형태 줄기는 높이 10m 내외, 보통 노란색 바탕에 검은색 반점, 잎은 바소꼴이며 꽃은 6~7월에 핀다.

●약초의 성미와 작용 맛은 달고 성질은 차갑다. 심장, 위에 작용한다.

●약리효과와 효능 중풍, 반신불수, 뇌졸중으로 인한 언어 장애와 팔다리가 아픈 것, 화상, 숙취를 치료하는데 활용한다.

●주요 함유 성분과 물질 다량의 당류, 아미노산이 함유되어 있고, 주요성분은 Pentosan류, Lignen류, Triterpene류, Friedelin, Stigmasterol 등이 함유되어 있다.

●채취시기와 사용부위 신선한 줄기를 30~50cm로 양쪽 마디를 잘르고 쪼개어 쌓아놓고 중앙부를 가열하여 흐르는 즙액을 모은다.

　복용방법 하루 30~60g을 그대로 먹거나 졸여 엿처럼 만들어 먹는다.

●사용상 주의사항 소화기가 약하여 설사를 하는 사람은 복용을 피해야 한다.

●임상응용 복용실례

열을 내리고 담을 삭이며 혈압을 다스리고 피를 맑게 한다.

강즙 등과 배합하여 중풍으로 입이 다물어지는 증상을 다스린다.

# 과루근(하늘타리)

학명: Trichosanthes kirilowii
이명: 과루인, 하늘타리, 과루인, Platycodi radix

하늘타리의 괴근(천화분)

**■■■전문가의 한마디**

천화분에는 뛰어난 소염작용이 있고, 감기발열을 해소하는 좋은 효과가 있다. 열병으로 인한 구갈, 체액부족에는 어느 경우에든 천화분을 쓰면 좋다.

●식물의 특성과 형태

잎은 어긋나고 손바닥처럼 5~7개로 갈라진다. 꽃은 암수 딴 그루로서 7~8월에 핀다.

●약초의 성미와 작용

맛은 달고 쓰며 성질은 차며 폐와 위와 대장에 작용한다.

●약리효과와 효능

담을 삭이며 기침을 멈추게 하고 대변을 통하게 한다. 가래가 있으면서 기침이 나는데, 가슴이 답답하고 결리는데, 소갈, 황달, 변비 등에 사용한다.

●주요 함유 성분과 물질

씨(과루인)에는 기름 25%(불포화지방산 67%, 포화지방산 30%), 잎에 Luteolin, 열매 껍질에 붉은색소는 Caroten과 Lycopene이 있다.

●채취시기와 사용부위

가을에 열매가 누렇게 익을 때 따서 말려서 사용한다.

복용방법

하루 12~30g을 탕약으로 먹거나 즙을 내어 복용한다.

●사용상 주의사항

소화기가 약하고 대변이 묽으며 묽은 가래에는 사용하지 말아야 한다.

●임상응용 복용실례

거담, 진해, 변통 작용, 가슴이 답답하고 결리는데, 소갈, 황달, 변비 등에 사용한다.

황금, 지실, 우담남성과 배합하여 끈끈한 가래와 함께 기침이 나는 것을 다스린다.

【알기 쉽게 풀어쓴 임상응용】

해열생진
• 천화분은 항암효과가 있다(인삼 항목 참조).
• 천화분에는 뛰어난 소염작용이 있고, 감기발열을 해소하는 좋은 효과가 있다. 열병으로 인한 구갈, 체액부족에는 어느 경우에든 천화분을 쓰면 좋다. 상기도감염에 의한 발열과 해수에는 천화분을 많이 쓴다. 열이 내린 후에 해수, 구갈 등이 있을 때는 행인, 비파엽, 패모를 넣어 쓰면 진해생진의 효과를 얻을 수 있다.

청열리뇨
• 천화분에는 청열리뇨의 효능이 있으므로 방광염, 요도염으로 인한 적뇨와 소변불리에 비해, 차전자를 넣어 쓰면 소염효과가 촉진된다.
• 간염으로 황달이 있고 요가 황색이며 소량일 때는 인진, 차전자, 치자 등과 같이 쓰면 좋다.
• 만성신염의 핍뇨 혹은 배뇨곤란에는 팔미에 천화분을 넣어 쓰면 좋다.

해독지양
• 초기 외상으로 환부가 붉게 붓고 아플 때는 금황산에 금은화를 넣고 물이나 꿀로 반죽한 것을 환부에 바르면 소염소종의 효과를 얻을 수 있고 화농방지에도 도움이 된다.

【참고】
원래의 천화분은 생뿌리를 찧어 천으로 걸러 가라앉혀서 위에 뜬 물을 제거하고 햇볕에 말린 가루를 말한다.

＊보건복지부 한약처방100 가지 약초

0          1cm

# 전호(바디나물)

학명: Angelica decursiva
이명: 전호, 야근채, 생치나물뿌리, Peucedani radix

산형과 식물인 자전호의 근

**식물의 특성과 형태**

높이 1m, 뿌리가 굵고 줄기 속은 비어 있다. 잎은 2~3회 깃꼴겹잎, 꽃은 5~6월에 흰색, 열매는 분과로 바늘 모양이다.

● 약초의 성미와 작용

맛은 쓰고 매우며 성질은 약간 차갑다. 폐에 작용한다.

● 약리효과와 효능

가슴이 답답하고 가래가 잘 나오지 않는 경우나 감기로 인해 열이 나고 기침과 머리 픈데 사용하며 기타 백일해, 노인 야뇨증 등에 사용한다.

● 주요 함유 성분과 물질

Badinin, Bergapten, Coumarin, Decursin, Decursinol, Decursidin 정유 등이 함유되어 있다.

● 채취시기와 사용부위

■■ **전문가의 한마디**

예전에는 전호와 시호를 발산의 양약이라 칭했다. 특히 발열, 악한, 무한, 지체 통, 해수와 다량의 객담 등 감기 초기의 치료에 시호와 같이 쓰면 좋다.

화담지해평천약(청열화담약)

312

가을과 겨울에 채취하며 불순물을 제거하고 그늘에서 건조한 후 사용한다.

● 사용상 주의사항

기운이 쇠약하고 혈이 부족하거나 진액이 부족하여 열이 있는 사람의 기침에는 적당하지 않는다.

● 임상응용 복용실례

거담, 진해, 자궁수축 작용이 있고, 가래가 끓거나 감기 열, 기침과 두통, 기타 백일해, 노인야뇨증 등에 사용한다. 상백피, 행인 등과 배합하여 기침이 나며 가래가 노랗고 끈적한 것을 다스린다.

【알기 쉽게 풀어쓴 임상응용】

## 화담퇴열

• 전호에는 발산, 강기화담의 효능이 있어 풍한 또는 풍열 감기로 인한 해수, 다담에 신온해표약이나 신량해표약과 같이 쓰면 발산해열작용이 강화된다. 그래서 소아감기에 널리 쓰이며, 시호와 유사하다. 특히 풍열이 울폐하여 초래된 해수에 효과가 좋다. 주로 우방자, 길경, 백전, 상엽, 박하 등을 넣어 쓴다. 예전에는 전호와 시호를 발산의 양약이라 칭했다. 특히 발열, 악한, 무한, 지체 통, 해수와 다량의 객담 등 감기 초기의 치료에 시호와 같이 쓰면 좋다.

• 만성기관지염, 폐기종, 기관지확장증이 있으며 냉기에 접하거나 피로가 쌓이면 곧 발작이 일어나 해수가 빈발하며, 다량의 황색담과 발열, 구갈이 있을 때는 황금, 마황, 상백피, 행인을 넣어 쓰면 좋다. 체허로 인한 해수, 호흡촉박, 희박한 백색다담 등을 보일 때는 쓰지 않는 것이 좋다.

• 전호의 화담지해작용은 반하와 비슷하다. 전호에 행인, 길경, 박하를 넣어 쓰면 초기의 급성 기관지염에 좋다. 해수가 지속되고 진액이 소모되어 인후가 건조하며 황색 점조담이 있어 뱉어내기 힘들고, 약간 열이 있을 때는 상백피, 행인, 맥문동, 패모를 넣어 쓰면 좋다.(전호산) 이것은 만성기관지염으로 해천이 자주 보일 때 써도 좋다.

## 기타응용

• 전호에는 강기지구작용이 있어 냉기를 받아 구토를 하여 음식물을 받아들이지 못하는 증상에 진피, 지각, 두시를 넣고 달여 온복하면 좋다.

# 죽여

학명: Phyllostachys nigra var, henonis, Bambusa tuldoides
이명: 죽피, 참대속껍질, Bambusae caulis in taeniam

314

참대 곧 왕대의 속껍질을 말린 것

**■■전문가의 한마디**

소아는 담을 토할 수 없으므로 담이 많아져서 호흡곤란을 일으키는데 이것은 천식이 아니다. 죽여는 화담작용이 뛰어나므로 패모, 원지, 석창포와 같이 쓰면 효과가 더욱 좋아진다.

●식물의 특성과 형태

얇은 막편~띠상 또는 불규칙한 실모양으로 너비와 두께가 고르지 않으나 바깥면은 얇은 녹색~황록색 또는 회백색이며 가루로 된 것도 있다.

●약초의 성미와 작용

맛은 달고 성질은 약간 차갑다. 폐와 위, 담(담낭)에 작용한다.

●약리효과와 효능

폐의 담으로 인한 기침, 가래, 숨참 등을 치료하고 위의 열로 인한 구토, 딸꾹질 등에 쓰이는 약이다.

●주요 함유 성분과 물질

Pentosan, Lignen, Cellulos, Triterpene류 등이 함유되어 있다.

●채취시기와 사용부위

연중 채취가 가능하며 신선한 줄기를 취하여 외피를 제거한 다음 약간 녹색을 띠는 중간층을 가늘고 기다랗게 깎아 다발로 묶고 그늘에서 말린다. 담이 있을 때에는 주로 생것을 쓰고 구역질에는 생강즙을 볶아 사용한다.

●효과적인 용량과 용법

 하루에 5~6g을 복용한다.

●사용상 주의사항

속이 차면서 구토를 하는 사람은 복용을 피해야 한다.

●임상응용 복용실례

 폐담으로 인한 기침, 가래, 숨이 찬데, 위의 열로 인한 구토, 딸꾹질 등에 사용한다.

 지실, 반하, 복령, 진피 등과 배합하여 가슴이 답답하여 편치 않고 잠을 잘 못자는 증상을 다스린다.

315

【알기 쉽게 풀어쓴 임상응용】

• 죽여는 청열화담의 효능이 있어 해수에 의하여 일어나는 담천에 활용한다. 소아는 담을 토할 수 없으므로 담이 많아져서 호흡곤란을 일으키는데 이것은 천식이 아니다. 죽여는 화담작용이 뛰어나므로 패모, 원지, 석창포와 같이 쓰면 효과가 더욱 좋아진다.

• 죽여는 청열화담, 청열제번할 수 있으므로 폐열로 인한 해수로 황색 점조한 객담에는 황금, 과루인을 넣어 쓰면 좋다. 담열울결로 인한 흉민, 불면에는 지실, 반하, 복령 등을 넣어 쓴다(온담탕). 중풍으로 혼미, 설강불언를 보이면 우담성, 석창포, 복령, 반하 등을 넣어 쓴다(척담탕).

열을 내리고 담을 삭이며 정신을 안정시키고 경련을 멈추게 하는

# 천축황

학명 : Bambusa textilis MC~CLURE
이명 : 죽황, 천축황, 참대속진

왕대마디에 생긴덩어리

■■■전문가의 한마디

유행성감기 뒤에 담이 많아지고 토하려 해도 나오지 않을 때는 나복자를 넣어 쓰면 담이 잘 나온다. 혹은 무 즙을 내어 천축황말을 타서 복용해도 된다.

●식물의 특성과 형태

불규칙한 과립모양 등으로 일정치 않다. 표면은 회남색이거나 회황색 등이며 반투명하고 약간 광택이 있다. 질은 단단하고 부서지기 쉬우며 습기를 흡수한다.

●약초의 성미와 작용

맛은 달고 성질은 차갑다. 심장과 간, 담에 작용한다.

●약리효과와 효능

천축황은 심장과 간에 작용하여 열을 내리고 담을 삭이며 정신을 안정시키고 경련을 멈추게 한다. 열성 질병으로 정신이 흐려지며 헛소리하는데, 어린이가 급성으로 놀라 발작하거나 중풍으로 말을 하지 못하는 데, 근육이 뒤틀리는 데나 신경통 등에 사용한다.

●주요 함유 성분과 물질

수산화칼륨, sillica, 삼산화이알루미늄, 삼산화이철 등이 함유되어

화담지해평천약(청열화담약)

316

있다.

●채취시기와 사용부위 이 약은 불규칙한 덩어리 또는 작은 알맹이로 지름 2~10mm이며 바깥 면은 엷은 황색이고 광택이 난다. 질은 부스러지기 쉬우며 부서진 면은 평탄하고 광택이 나며 혀를 대면 달라붙는다. 천축황 양품은 엷은 황색이며 상아질과 같은 광택이 있는 것이어야 한다.

복용방법 가을에 말라죽은 참대를 쪼개서 진을 긁어냄. 하루 3~9g을 탕약, 가루약, 알약 형태로 먹는다.

●임상응용 복용실례

황련, 강잠, 주사 등과 배합하여 담과 열이 성해서 생긴 기침과 호흡이 가빠지는 증상 등을 다스린다.

●사용상 주의사항 복용과 관련한 특별한 주의사항은 없다.

【알기 쉽게 풀어쓴 임상응용】

성뇌정경

• 소아가 고열로 경련을 일으키거나 각궁반장, 신지불청, 해수, 호흡촉박, 점조담 등을 보일 때 천축황을 쓰면 열담을 해하고 경련을 진정시키는 효과가 있다. 여기에 패모, 조구등, 석창포 등을 넣어 쓰면 더욱 좋다.

• 유행성뇌막염으로 고열혼수, 수족경련, 가래는 많으나 토하지 못하는 등의 증상이 나타날 때는 포룡환을 쓰면 좋다.

청열화담

• 모든 고열병에 담연이 유체하는 증상에는 삼황사심탕에 천축황을 넣어 쓰면 청열화담의 작용이 강해진다.

• 유행성감기 뒤에 담이 많아지고 토하려 해도 나오지 않을 때는 나복자를 넣어 쓰면 담이 잘 나온다. 혹은 무 즙을 내어 천축황말을 타서 복용해도 된다.

• 소아의 감기 뒤에 해수, 호흡곤난이 남아 좀처럼 낫지 않을 때는 패모, 진피, 행인을 넣어 쓰면 아주좋다.

기타응용

• 노인이 중풍으로 갑자기 쓰러져 담이 인후에 막혀 있을 때는 천축황 1전, 반하 3전, 나복자 5전, 번사엽 8분을 넣고 달여 복용하면 좋다.

* 보건복지부 한약처방100 가지 약초

# 패모

학명: Fritillaria verticillata var. thunbergii, F. cirrhosa
이명: 천패모, 평패모, Fritillariae cirrhosae bulbus

백합과 식물인 권엽패모의 인경

■■■전문가의 한마디

단독으로 쓰거나 복
방으로 써도 좋은 효
과가 있으므로 초기
의 해수다담 또는 만
성해천으로 황색점조
한 담이 많을 때는 어
느 것에 써도 좋으며
주로 지모와 같이 쓴
다.

●식물의 특성과 형태

비늘줄기는 흰색이고, 육질비늘 조각이 모여 둥글게 되어 수염뿌
리가 달린다.

●약초의 성미와 작용

맛은 맵고 쓰며 성질은 약간 차갑다. 폐와 심에 작용한다.

●약리효과와 효능

마른기침이나 마른기침하면서 가래를 조금 뱉는 증상, 가래에 피
가 약간 끼는 증상 등에 사용한다.

●주요 함유 성분과 물질

Alkaloid Fritilline, Fritillarine, Verticine, Peiminoside, Peimine 등이 함유
되어 있다.

●채취시기와 사용부위

여름부터 가을사이에 채취하여 물에 씻어 잔뿌리를 다듬어서 버

318

린 다음에 햇볕이나 건조실에서 말린다.

**복용방법**

하루 3~9g을 탕약, 가루약, 알약 형태로 먹는다.

**●사용상 주의사항**

가래가 묽으면서 많은 사람은 복용을 피해야 한다.

**●임상응용 복용실례**

마른기침과 피나는 가래를 개선하며 주로 기관지 질환에 효과가 좋다. 행인, 맥문동, 자원 등과 배합하여 폐가 허약하여 가래가 끓으면서도 뱉어지지는 않고 인후가 건조하고 입이 마르는 증상을 다스린다

**【알기 쉽게 풀어쓴 임상응용】**

**지해화담**
• 패모는 청열화담, 지해평천의 작용이 뛰어나 널리 사용된다. 단독으로 쓰거나 복방으로 써도 좋은 효과가 있으므로 초기의 해수다담 또는 만성해천으로 황색점조한 담이 많을 때는 어느 것에 써도 좋으며 주로 지모와 같이 쓴다(이모환). 급성기관지염으로 담열, 해수가 심하고 백색담이 다량으로 나오는 증상에는 전호, 행인, 비파엽을 넣어 쓰면 좋다. 급성천해에 쓰면 소염 및 지해평천 효과를 빨리 얻을 수 있다. 번열, 인건, 흉완만민, 식욕부진에는 비파엽, 옥죽, 상엽, 사삼, 맥문동 등을 넣어 쓴다.
• 만성천식으로 매년 겨울이 되면 발작이 일어나 목에서 소리가 나고 숨이 차서 숨쉬기가 어려울 때는 반하, 진피를 넣고 가루로 만들어 조석으로 복용하면 지해평천의 효과가 있고 재발을 감소시킬 수 있다. 패모는 오랜 천식으로 가래가 많을 때는 어떤 유형에도 써도 좋고, 증상에 따라 기타의 약과 같이 쓴다. 만약 황담을 뱉어내기 어려울 때는 몽석, 전호를, 담이 묽고 양이 많을 때는 남성, 반하 혹은 백개자를 넣어 쓰면 좋다.

**해독산결**
• 패모는 청열해독, 산결소옹의 작용이 있어 외과에서 상용된다. 임파절결핵의 초기 국부에 형성된 경결에는 현삼, 하고초, 모려, 청피를 넣어 쓰면 좋다. 중기에 이르러 화농이 터졌을 때는 위의 약에 천산갑, 남성을 넣어 쓰고, 외용할 때는 웅황, 하석고를 넣어 쓰면 좋다.
• 각종 종기가 화농했을 때는 금은화, 연교, 천산갑을 넣어 쓰면 좋다. 급성유선염에는 포공영, 천화분, 연교를 넣어 쓴다.

*보건복지부 한약처방100 가지 약초

담을 삭여주므로 폐열로 기침이 나고 숨이 찬 것과 가래, 고혈압에 사용하는

# 마두령

학명: Aristolochia contorta
이명: 마두령, 마도령, 방울풀열매, Aristolochiae fructus

●식물의 특성과 형태 꽃은 7~8월에 녹자색, 꽃받침은 통형으로 밑은 둥글게 부풀고, 윗부분은 좁아져 나팔처럼 벌어져 있다.

●약초의 성미와 작용 맛은 쓰고 성질은 차며 폐에 작용한다.

●약리효과와 효능 열을 내리고 담을 삭여주므로 폐열로 기침이 나고 숨이 찬 것과 가래, 종기, 고혈압, 치질에 사용한다.

●주요 함유 성분과 물질 뿌리에는 정유가 약 1% 정도 있으며 주성분은 Aristolone 및 Aristolochic acid A, C 및 D, Norearistolochic acid, Aristolochialactam 등과 Magnoflorine, Cycleaneonine 등의 알칼로이드가 있다.

●채취시기와 사용부위 가을에 황색으로 완숙된 열매를 채취하여 그늘에서 말린다. 생용으로 하거나 꿀로 볶아서 사용한다.

복용방법 하루 4~12g을 탕약으로 복용한다.

●사용상 주의사항 신체가 허약한 자와 비위가 약하여 오랜 설사를 앓는 자는 금해야 한다.

●임상응용 복용실례 폐열로 기침이 나고 숨이 찬 것과 가래, 종기, 고혈압, 치질에 사용한다.

여러 종류의 기침, 백일해 등에 일정한 효과가 있는

# 백부근

학명: Stemona japonica, S. sessilifolia
이명: 백조근, 수약, 구충근, 백부, Stemonae radix

●식물의 특성과 형태 높이 60~90cm, 뿌리는 굵은 방추형으로 수십 개가 모여 남, 줄기의 윗부분은 덩굴성이고, 잎은 보통 4개가 돌려난다.

●약초의 성미와 작용 맛은 달고 쓰며 성질은 약간 따스하다. 폐에 작용한다.

●약리효과와 효능

여러 종류의 기침, 백일해 등에 일정한 효과가 있으며 살충작용도 가지고 있다.

●주요 함유 성분과 물질 많은 양의 Alkaloid가 함유되어 있는데, Stemonine, Isostemonidine, Protostemonine, Paipunine, Hypotuberostemonine 등이 함유되어 있다.

●채취시기와 사용부위

봄에 새싹이 나오기 전이나 가을에 채취하여 깨끗이 씻은 후 끓는 물에 데쳤다가 잘게 썰어서 사용한다.

　복용방법 하루에 4~12g을 복용한다.

●사용상 주의사항 열이 있거나 몸에 진액이 부족한 사람의 기침에는 쓰지 않는다.

●임상응용 복용실례 온폐, 윤폐, 하기, 화담, 지해, 항균, 살충, 멸슬 등의 효능이 있고, 기침, 백일해, 몸에 이, 음부 소양증, 옴, 부스럼, 담마진 등에 약용한다. 자완, 길경, 백전 등을 배합하여 오래된 기침을 다스린다.

# 상백피

학명: Morus alba, M. bombycis, M. dissecta
이명: 상백피, 상근백피, 오목이, Mori cortex

뽕나무과 뽕나무의 근피

■■전문가의 한마디

동맥경화성고혈압 및 본태성고혈압의 치료에 쓴다. 강압작용은 완만하고 지구성이 있으므로 상용되는 약이다.

## 식물의 특성과 형태

높이 6~10m, 꽃은 암수딴그루로서 6월에 피고, 열매는 집합과로 열매 이삭은 긴 구형으로 검은색으로 익는다.

●약초의 성미와 작용

맛은 달고 성질은 차갑다. 폐에 작용한다.

●약리효과와 효능

기침을 멈추고 이뇨효과와 함께 종기를 없애는 작용이 있어, 폐에 열이 있어 발생하는 기침, 가슴이 답답하면서 기침을 할 때 효과를 나타낸다. 강압효과가 밝혀져 고혈압 약으로도 이용된다.

●주요 함유 성분과 물질

Umbelliferone, Scopoletin, Flavonoid(Morusin, Mulberrochromene, Mulberrin), Tannin, Mucin 등이 함유되어 있다.

●채취시기와 사용부위

겨울에 채취하여 코르크층을 제거한 뒤 햇볕에 말려서 사용한다.

　복용방법 하루에 2~12g을 복용한다.

● 사용상 주의사항

폐의 기운이 허약한 사람과 소변을 많이 보는 사람, 감기로 인해 오한과 함께 기침을 하는 사람은 복용을 피해야 한다.

● 임상응용 복용실례

혈압강하작용, 거담작용, 이뇨작용, 항균작용 등이 있다. 지골피, 감초 등과 배합하여 기침과 가래가 많은 것을 다스린다.

【알기 쉽게 풀어쓴 임상응용】

### 청열지해
• 상백피는 청열지해의 효능이 우수하므로 해수 초기에 담열이 옹색되고 해수가 심하며 호흡이 촉박하고 다담, 흉고의 증상에 쓰면 좋다. 또 행인, 패모, 반하를 넣어 쓰면 더욱 좋다. 상백피의 청열소담작용은 비교적 강하므로 기침이 나오고 담이 많을 때 가장 좋다. 예컨대 만성기관지염의 급성발작으로 특히 담이 많고 흉고하여 반듯이 눕기가 어려울 때 증상에 따라 가감하여 쓰면 좋다.

### 이뇨소종
• 상백피는 이뇨소종의 효능이 있으므로 급성신염 초기에 배뇨곤난, 안면이나 족의 부종이 있을 때 미황, 정력자, 차전자와 같이 쓴다. 부종이 점차 심해지면 복령, 백출, 저령을 넣을 필요가 있다. 안면, 하지가 심하게 붓고 요가 소량이며 땀이 나지 않을 때는 대복피, 생강피, 진피 등을 넣은 오피음을 활용하면 좋다.

### 강압
• 상백피는 동맥경화성고혈압 및 본태성고혈압의 치료에 쓴다. 강압작용은 완만하고 지구성이 있으므로 상용되는 약이다. 단독으로 5~8전을 쓰면 효과를 얻을 수 있다. 복방의 경우에는 국화, 조구등, 상엽을 넣어 쓴다.
• 정신적으로 긴장하기 쉽고 곧잘 화를 내는 형으로 혈압이 높고 두통, 두혼증을 보이면 상백피 1양, 시호 2전을 넣어 쓰면 좋다.
• 만성신염으로 고혈압과 부종이 동시에 나타난 경우에는 상백피 5전을 쓰면 강압과 소종의 효과를 얻을 수 있다. 혈압이 내리면 2~3전으로 줄여 쓴다.

　　　　　　　　　　　　* 보건복지부 한약처방100 가지 약조

# 소자(자소엽)

학명: Perilla frutescens var. acuta, P. frutescens var. crispa
이명: 소자, 자소자, Perilliae semen

순형과 차즈기(주름소엽)의 성숙한 종자

### ■■■전문가의 한마디

천식, 해수, 호흡촉박,
객출하기 힘든 점조
다담, 흉민감에는 백
개자, 나복자를 넣어
쓴다.

## 식물의 특성과 형태

높이 50~80cm, 꽃은 8~9월에 연한 자줏빛으로 핀다.

● 약초의 성미와 작용

맛은 맵고 성질은 따스하다. 폐와 비장에 작용한다.

● 약리효과와 효능

발한, 해열, 진통, 위장염, 소화촉진, 어육 중독의 해독이나 아토피
성 피부염 등 알러지 반응 또는 태동불안에 사용한다.

● 주요 함유 성분과 물질

Iinolenic acid, 정유, Oil, Vit. B1, αPinene, αTerpineol, βPinene,
Geraniol, Linalool, Perilla alcohol, Perillaldehyde 등이 함유되어 있다.

● 채취시기와 사용부위

9월 상순에 채취하여 말린다.

● 효과적인 용량과 용법

한번에 4~12g을 복용한다. 방향성이 있으므로 20분 이상 달이면 좋지 않다.

●사용상 주의사항

열병이나 기운이 없는 사람이 땀을 많이 흘리는 경우에는 피한다

●임상응용 복용실례

해열작용, 건위작용, 억균작용, 방부작용이 밝혀졌다.

행인, 길경, 전호 등과 배합하여 감기로 오한과 발열, 땀이 안 나고 기침하는 증상을 다스린다.

【알기 쉽게 풀어쓴 임상응용】

### 화담평천
• 소자는 기관지의 분비를 억제하고 기관지평활근의 경련을 이완시키기 때문에 소담평천의 요약이다. 천식, 해수, 호흡촉박, 객출하기 힘든 점조다담, 흉민감에는 백개자, 나복자를 넣어 쓴다(삼자양친탕).
• 노인의 만성기관지천식은 증상이 완고하여 치료가 곤란하고 동계에 발작하기 쉽다. 발작시에는 담이 아주 많아져서 점조한 백색담이 좀처럼 객출되지 않고 해천기급증상이 보이는 데는 소자를 군으로 하고 반하, 전호, 후박, 당귀, 육계를 배합한 소자강기탕을 쓰면 좋다.
• 평소 허약자가 급성기관지염에 걸려 계속하여 해수, 천식으로 인후에 담이 다량 정체하고 악한, 발열이 수반되는 경우에는 행인, 반하, 전호를 넣어 쓴다.

### 윤장통변
• 소자는 다량의 지방유가 들어 있어 윤장하며 그 작용은 마자인, 행인과 유사하다. 소자는 급, 만성해천으로변비를 수반하는 경우에 쓰면 좋다. 해천에 구인건조, 복부팽만, 변비가 수반될 때는 현삼, 맥문동, 행인, 비파엽을 넣어 쓰면 좋다.
• 평소 몸이 약하여 빈혈, 변비가 있거나, 산후혈허로 변비가 보일 때는 고한사하약을 쓰지 않고 윤장약을 써서 통변을 용이하게 하는 것이 좋다. 이 경우 소자는 1회에 2~3전을 찧어 설탕을 약간 넣고 물로 복용하면 좋다. 단독으로 써서 효과가 나지 않을 때는 마자인 2전이나 행인, 지각을 넣어 쓴다.
제생방에 있는 자소마인죽은 이 두 약으로 죽을 만들어 먹는 것이다.

### 기타응용
• 소자는 거습지통, 소종의 효능이 있어 목과, 오수유를 배합하면 각기치료에 좋다. 이것은 계명산에 소엽을 쓰는 것과 동일한 이치이다.

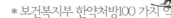

기침에 가래가 있는 데에 좋은 효과가 있는

# 자원(개미취)

이명 : 자채, 자영, 청원, 산백채, 협판, 반혼초
학명 : Aster tataricus LINNE fil

국화과에 속하는 여러해살이풀인 개미취의 뿌리를 말린 것

■■■전문가의 한마디

자완은 질윤하고 조하지 않아 각종 해수로 초기 발열이든 만성이든 모두 쓸 수 있다. 약리 실험에서 황색포도구균이나 인풀루엔자 바이러스에 대한 억제작용, 거담 및 진해작용, 약간의 평천작용이 증명되어 있다.

●식물의 특성과 형태

높이 1~2m로 자라는 숙근초로서 봄에 나오는 앞은 땅에 붙어 군생하며 빳빳한 털이 나 있어서 거칠. 길게 자라나는 줄기에 붙는 잎은 좁고 작다.

●약초의 성미와 작용

맛은 쓰고 매우며 성질은 따뜻하다. 폐에 작용한다.

●약리효과와 효능

자완은 주로 폐에 작용하여 기침하는 것과 기침에 가래가 있는데 잘 안나오는 것을 치유한다. 가래를 없애면서도 그 성질이 부드러워 폐를 지나치게 마르게 하지 않는다. 따라서 외감, 내상을 막론하고 기침에 가래가 있는 데에 좋은 효과가 있으며 특히 감기가 오래되어 잘 낫지 않으면서 마른 기침이 있고 가래가 잘 배출이 되지 않는 경우에 좋은 효과를 보인다.

●주요 함유 성분과 물질

사포닌, 쿠에르세틴, 시오논, 프리델린, 프로사포게닌 등이 함유되어 있다.

　복용방법　가을에 뿌리를 캐서 줄기를 잘라버리고 물에 씻어 햇볕에 말린다. 하루 6~12g을 탕약, 알약, 가루약 형태로 먹는다.

●사용상 주의사항　감기초기에 열이 심하면서 기침하는 경우와 진액이 부족한 이가 기침하면서 피나는 증상에는 사용하지 않는다.

●임상응용 복용실례

　약리실험 결과 거담작용, 진해작용, 항암작용, 항균작용이 밝혀졌다. 백전, 길경, 감초 등과 배합하여 해수와 담이 잘 토해지지 않는 것을 다스린다.

【알기 쉽게 풀어쓴 임상응용】

• 자완은 지해화담약이며 지해효과가 화담효과보다 우수하여 심한 해수로 담의 양이 많을 경우에 화담효과가우수한 관동화와 같이 쓰면 좋다. 자완은 질윤하고 조하지 않아 각종 해수로 초기 발열이든 만성이든 모두 쓸 수 있다. 약리 실험에서 황색포도구균이나 인플루엔자 바이러스에 대한 억제작용, 거담 및 진해작용, 약간의 평천작용이 증명되어 있다. 자완에 적절히 타약물을 배합하면 만성해수이든 그렇지 않은 것이든 모두 효과를 낼 수 있다. 폐결핵으로 해수와 다량의 담이 보일 때도 치료에 보조효과가 있다.

• 감기로 해수가 나올 때는 관동화, 형개, 박하, 전호, 행인을 넣어 쓴다. 자완에 발한약을 배합하면 상승작용으로 화담지해효과가 현저해진다. 급성기관지염 발생시에 주로 많이 쓰이며 악한, 발열 증상이 소실되어도 해수가 멎지 않을 때는 행인, 관동화를 넣어 쓰면 좋다.

• 감기 초기에 해수가 자주 나오고 소량의 백색담을 객출하며 열이 높고 악한이 날 때는 황금, 행인, 전호, 패모 등을 넣어 쓴다. 소아의 급성기관지염에도 쓰면 병상의 진행을 막을 수 있다. 해수가 진정되면 사삼, 현삼, 행인 등의 청윤생진약을 넣어 쓴다.

• 건해로 담이 없거나 있어도 객출하기 어렵고 구인이 건조할 때는 사삼, 현삼, 행인, 맥문동을 넣어 쓴다. 이때는 밀자한 자완이 좋다. 급, 만성해수로 진액이 소모되었을 때 쓰면 경련발작을 방지하는 효과가 있다. 건조한 계절에 일어나는 해수는 건해 혹은 소담인 경우가 많으므로 상엽, 행인, 사삼, 현삼을 넣어 쓴다.

• 몸이 약하고 해수가 만성화하여 한랭하여지면 즉시 발작이 일어나며 격심한 해수로 취침하기도 힘든 경우에는 마황, 행인, 소자를 넣어 쓰면 좋다. 해수가 멎으면 사삼, 패모, 복령, 오미자, 당삼, 황기 등을 넣어 양음윤폐를 하면 좋다.

＊ 보건복지부 한약처방100 가지약초

# 행인(살구씨)

학명: Prunus armeniaca
이명: 행인, 고행인, Armeniacae amarum semen

장미과 식물인 살구의 성숙한 종자

**■■■전문가의 한마디**

행인은 풍한, 풍열에 모두 활용한다. 풍한 증에는 형개, 방풍과 같이 쓰며 발한촉진, 지해의 효과가 있고, 풍열증에는 전호, 갈근, 시호를 넣어 쓰며 퇴열지해의 효과가 있다.

● 식물의 특성과 형태

높이 5~10m, 잎은 어긋나며 넓은 타원형, 꽃은 4월에 연한 붉은색, 열매는 7월에 황적색으로 익는다.

● 약초의 성미와 작용

맛은 달고 쓰며 성질은 따뜻하다. 폐와 대장에 작용한다.

● 약리효과와 효능

행인은 폐에 작용하여 폐기가 위로 치솟고 건조하여 발생하는 기침, 가래, 천식 등에 효과가 있다.

● 주요 함유 성분과 물질

구연산, 말산, 아미그달린, 올레인 등이며 그 외 칼륨과 인이 특히 많이 들어 있고, 당질, 칼슘, 나트륨, 섬유질, 비타민A, B, C 등을 함유하고 있다.

● 채취시기와 사용부위

익은 열매를 채취하여 껍질과 과육을 제거한 후 끓는 물에 담가서 씨의 껍질을 없애고 그대로 또는 볶아서 사용한다.

복용방법 하루 6~12g을 복용한다.

●사용상 주의사항

진액이나 혈이 부족한 사람은 복용을 피해야 한다.

●임상응용 복용실례

거담, 진해 작용이 있으며 기침, 가래, 천식 등에 좋고, 변비, 위장의 연동운동을 촉진으로 소화에도 좋다. 마황, 감초 등과 배합하여 감기로 인한 기침, 가래를 다스린다.

【알기 쉽게 풀어쓴 임상응용】

지해화담
• 행인에는 지해화담의 효능이 있어 감기 초기에 발열, 해수, 인후통, 백색담이 많을 때 소엽, 반하, 전호 등을 넣어 쓴다. 행인은 풍한, 풍열에 모두 활용한다. 풍한증에는 형개, 방풍과 같이 쓰며 발한촉진, 지해의 효과가 있고, 풍열증에는 전호, 갈근, 시호를 넣어 쓰며 퇴열지해의 효과가 있다.

정천이인
• 행인에 패모, 반하, 사삼을 넣어 쓰면 체내의 허한 상태를 개선하여 저항력을 증강시키고 담, 타액을 제거하여 기관지의 평활근 경련을 방지하는 효과가 있다. 발작기에 해천기급, 흉부팽만불쾌, 호흡촉박 증상이 있고 토식이 길며 인후에 담이 많을 때는 전호, 남성, 반하를 넣어 쓰면 좋다.

윤조활장
행인은 유질이 풍부하여 장을 윤택하게 하므로 변통이 좋아진다. 노인이나 산후변비로 사하약을 사용할 수 없을 때는 행인, 마자인 각 3전을 달여 복용시키거나 혹은 마자인, 도인, 당귀, 생지황, 지각 등을 넣어 써도 좋다. 상습성변비에도 행인을 쓰면 좋다.

이습해독
• 행인에는 이습해독의 효능이 있으므로 피부습진에 와용하면 소양감이 멎는다. 외음부습진, 음낭 및 항문습진 등으로 소양감이 있고 분비물이 많을 때는 백반, 고삼을 넣고 가루 내어 참기름으로 반죽하여 조석으로 환부에 바른다.

# 비파엽

학명: Eriobotrya japonica
이명: 노귤, 비파잎, 비파나무 잎, Eriobotryae folium

●식물의 특성과 형태 높이는 6~8m이며 잎은 어긋난다. 꽃은 10~11월에 가지 끝에 흰색 원추화서로 달리며, 열매는 지름 3~4cm로 다음 해 6월에 노란색으로 익는다.

●약초의 성미와 작용 맛은 쓰고 성질은 약간 차갑다. 폐와 위에 작용한다.

●약리효과와 효능 열을 내려주어 기침을 멈추고 가래를 없애는 작용이 있으며 위에 작용하여 구토와 딸꾹질 등에 효과를 나타낸다.

●주요 함유 성분과 물질 정유가 함유되어 있으며 주성분 :은 nerolidol과 farnesol이며 이 밖에 α-pinene, β-pinene, camphene, myrcene, citric acid, tannin 등이 함유되어 있다.

●채취시기와 사용부위 연중 수시로 채취한 비파나무의 잎을 햇볕에 말려서 이용한다.

　복용방법 하루에 2~12g을 복용한다.

●사용상 주의사항 약의 성질이 차므로 속이 차면서 구토하는 증상과 감기로 인해 기침을 하는 경우에는 복용을 피해야 한다.

　●임상응용 복용실례

　　비파엽의 saponin성분이 거담작용, 항바이러스 작용 등이 있다.

　　사삼, 치자, 상백피 등과 배합하여 기침과 천식, 숨이 찬 것을 다스린다.

# 본초학 제 ⑭ 장
# 안신약

진정시키고 마음을 편안하게 하는 약물.
심혈허, 심기허, 심화 항성 등으로 인한 심계, 정충,
불안, 불면, 다몽, 경풍, 전간, 전광 등에 쓴다.

### 중진안신약

심화항성으로 인한 경계, 다몽, 불면, 심번, 번조, 경풍, 광증 등을 치료하는데,
이때 혀는 보통 붉고 맥은 현삭하다. 주사, 자석, 용골, 호박 등은 여기에 속한다.

### 양심안신약

음혈이 부족하고 심이 영양되지 않아 발생하는 허번, 불면, 경계, 정충, 현훈, 건망 등을 치료하는데,
이때 얼굴색에는 광채가 없으며 혀는 보통 담하고 맥은 세약하다.

# 모려(굴껍질)

학명: Ostrea gigas
이명: 모려, 려합, 모합, 참굴, 긴굴, Ostreae concha

굴과(Ostredioe) 굴조개(Ostrea gigas Thumb.)의 껍질(패각)

■■■**전문가의 한마디**

정신불안, 불면증, 현기증, 귀울림 치료 효능이 있고, 위산분비를 억제하여 위산과다로 인한 위염과 위궤양에 사용한다.

식물의 특성과 형태

 길이가 작은 것은 10cm 정도, 큰 것은 50cm, 비늘모양 껍질로 단단하고 두꺼운 편, 외표면은 자색이나 백색을 띤다.

●약초의 성미와 작용

 맛은 짜고 성질은 평하며, 간과 담과 신장에 작용한다.

●약리효과와 효능

 만성간염, 갑상선종, 임파선염, 지나치게 땀이 많은 증상, 유정, 몽정, 대하를 치료한다.

●주요 함유 성분과 물질

 $CaCO_3$, $CaPO_4$, $CaSO_4$, Keratin 등이 함유되어 있다.

●채취시기와 사용부위

 주로 생용하지만 제산용으로는 불에 볶아서 사용한다.

●사용상 주의사항

위산이 부족한 사람이나 허약한 사람, 아래가 차면서 유정하는 사람은 피해야 한다.

●임상응용 복용실례

정신불안, 불면증, 현기증, 귀울림 치료 효능이 있고, 위산분비를 억제하여 위산과다로 인한 위염과 위궤양에 사용한다. 용골, 구판, 백작약 등과 배합하여 불안증이나 불면증을 다스린다.

【알기 쉽게 풀어쓴 임상응용】

### 안신

• 모려에는 안정의 효능이 있으며 흔히 생모려가 사용된다. 모려를 구워쓰면 약간의 수렴작용을 가진다. 생모려는 오로지 정신불안, 심계, 불면, 다몽 등의 증상을 치료하는 것으로 용골과 같이 쓰는 경우가 많다. 만약 심혈허가 보이면 당삼, 당귀, 백작을 넣어 쓴다. 심기허를 보이면 당삼, 황기, 하수오를 넣어 쓴다. 모려는 단독으로 쓰면 안정효과가 약하므로 다른 보신약과 같이 써야 한다.

### 수렴고삽

• 수렴고삽에는 하모려를 쓰는 것이 좋다. 용골과 배합하면 고삽작용이 강해지므로 유정 또는 조루에 연자, 금앵자, 숙지황을 넣어 쓰면 좋다(금쇄고정환). 요붕증에도 용골과 같이 쓰면 좋은 효과를 얻을 수 있다.

### 연견산결

• 모려는 병리적 증식조직을 소산, 축소하는 작용이 있어서 담화울결로 인한 나력, 담핵 등에 쓴다. 특히 갑상선기능항진증에 의한 증상에는 모려를 흔히 사용하며 현삼, 청피, 패모, 하고초 등과 같이 쓴다. 이것은 경부임파절결핵이 미자궤일 때도 쓰면 좋다.

### 기타응용

• 모려는 대량의 칼슘, 알루미늄, 칼륨이 들어 있어 제산작용을 한다. 위산과다로 위통이나 신물을 토하면 오적골, 감초를 넣고 가루내어 2전씩 1일 2회 복용하면 좋다. 위궤양의 출혈에 대하여 지혈과 궤양면을 보호하는효과가 있는데 이때는 백작, 감초를 넣어 환으로 만들어 쓰면 좋다.

【수치】 강화로 가열하여 빨갛게 되면서 회백색이 나타나면 꺼내 그늘에 넌다.

* 보건복지부 한약처방100 가지 약초

# 용골(포유동물 뼈)

생약명 : FOSSILIA OSSIS MASTODI
이명 : 룍호유생, 오화용골, 분용골

334

포유동물인 삼지마, 서류 등의 뼈, 치아, 뿔 등이 지층에 함몰되어 된 화석

■■■전문가의 한마디

용골은 심장병에서 볼 수 있는 심계불안, 활동하면 숨이 차거나 흉민, 안면창백 등의 치료에도 쓴다.

●식물의 특성과 형태

모양이 짐승의 뼈와 같이 크고 고르지 않은 조각 또는 덩어리로 되어 있으며, 표면은 회백색 또는 황백색으로 회흑색 또는 황갈색의 반점이 붙어 있는 것도 있다.

●약초의 성미와 작용

맛은 달고 떫으며 성질은 약간 차갑다. 심장과 간, 신장에 작용한다.

●약리효과와 효능

용골은 치솟은 양기를 가라앉혀 진정시켜주는 작용과 함께 수렴하는 작용이 있어 가슴이 두근거리고 잠을 잘 이루지 못하는 증상, 꿈을 많이 꾸고 건망증이 심한 증상, 발작 등에 효과가 있다. 또한 유정과 식은 땀을 흘리는 증상, 붕우, 대하 등에도 효과가 있으며, 종기를 없애고 새살을 빨리 돋게 하는 작용이 있다.

●주요 함유 성분과 물질 탄산칼슘 46~82%, 인산칼슘을 함유하며, 이

외에도 소량의 철, 마그네슘, 알루미늄, 칼륨, 나트륨, 염소 등을 함유하고 있다.

●채취시기와 사용부위  고대 포유동물의 화석화된 뼈, 치아 등을 채취하여 손질을 한 후 분말로 만들어 이용한다.

복용방법 하루에 9~15g을 복용한다.

●사용상 주의사항

체내에 습열이 있는 사람과 몸이 허약하지 않은 사람은 복용을 피해야 한다.

●임상응용 복용실례

수렴작용, 소염작용, 거담작용, 지혈작용, 진정작용 등이 있음이 밝혀졌다. 구판, 원지, 석창포 등을 배합하여 정신이 불안하면서 가슴이 두근거리고 잠을 이루지 못하는 증상, 건망증 등을 다스린다.

【알기 쉽게 풀어쓴 임상응용】

### 안신
• 용골에는 안정의 효능이 있어 다몽, 동계, 정서불안을 수반하는 경우에 모려와 같이 쓰면 좋다. 불면을 치료하기 위해 용골을 쓸 때는 용량이 1양 이상이 필요하며 장기간 달여야 한다. 일반적으로 불면증에는 기간의 장단에 관계없이 용골 1~2양에 모려 1양, 산조인, 백자인 각3전, 원지 2전과 배합하여 쓰면 효과가 강해진다.
• 용골은 심장병에서 볼 수 있는 심계불안, 활동하면 숨이 차거나 흉민, 안면창백 등의 치료에도 쓴다. 삼부탕에도 용골, 모려를 넣어 쓰면 안정작용이 증강된다. 빈맥, 기단, 흉민이 있을 때는 산조인, 복령, 주사를 넣어 쓰는 경우가 많다.

### 수렴고삽
• 용골의 수렴고삽 효능은 모려와 함께 쓰면 더욱 증강된다. 몽정, 유정, 조루 등이 있을 때는 모려, 검인, 연자, 금앵자 등과 같이 쓰면 좋다. 금쇄고정환이 이러한 증상을 치료하는 방제이다.
• 용골에는 지한의 효능이 있으므로 몸이 허약하여 항상 자한이 나고 밤에 더욱 심해져서 때로는 동계, 기단의 증상이 있을 경우에는 모려산에 용골 1양을 넣고 은시호, 부소맥, 사삼, 오미자 등을 넣어 쓰면 미열을 제거하고 도한을 멎게 할 수 있다.

### 기타응용
• 용골은 혈압을 강하하는 효능이 있어 모려와 함께 쓰면 좋다. 혈압이 계속 내리지 않고 안면홍조, 안충혈, 현훈, 이명, 구고 등을 보이면 황금, 용담, 하고초, 결명자를 넣어 쓴다. 중풍 초기에 위의 증상이 보이면 써도 좋다.

*보건복지부 한약처방100 가지 약초

# 주사(천연광석)

학명: Cinnabaris
이명: 단사, 적단, 진사, Cinnabaris

●식물의 특성과 형태 괴상의 집합체로 분말로 만들면 광택이 있고, 수은의 한 종류인 Mercuric sulfide와 유황 등이 함유되어 있다.

●약초의 성미와 작용

맛은 달고 짜며 성질은 차가우며 독성을 가지고 있다. 심장에 작용한다.

●약리효과와 효능 잘 놀라고 가슴이 두근거리는데, 수면 장애, 건망증, 정신병, 열이 심하고 정신이 흐리며 헛소리하는데 등에 사용한다.

●주요 함유 성분과 물질 수은, 유황, 웅황, 역청질 등이 함유되어 있다.

●채취시기와 사용부위 중국 귀주, 운남 지방이 주산지로 가루로 만들어 물 위에 뜨는 것만 따로 모아서 자석으로 철을 제거하고 사용한다.

●복용방법 하루에 0.3~1.5g을 그대로 먹거나 알약에 넣어 먹는다.

●사용상 주의사항 너무 많은 양을 쓰거나 오랫동안 먹지 않는 것이 좋다.

●임상응용 복용실례 가슴이 두근거리고 정신이 불안정한 증상에 좋고, 자주 놀라고 예민하여 잠이 오지 않는데, 정신이 혼란할 때 많이 사용한다. 황련, 지황, 당귀 등과 배합하여 불안증과 불면증과 가슴 두근거림을 다스린다.

잘 놀라면서 가슴이 두근거리고 잠을 자지 못하는데 효과가 있는

# 백자인(측백나무씨)

학명: Thuja orientalis, Biota(Thuja) orientalis
이명: 백자인, 백실, 측백자, Biotae semen

●식물의 특성과 형태 동아시아 분포, 울타리용으로 식재, 상록침엽수로 교목으로 잎은 중엽은 능형이나 난형, 꽃은 자웅일가로 꽃 이삭은 작은 구형이다.

●약초의 성미와 작용 맛은 달고 성질은 평하다. 심장과 간, 신장에 작용한다.

●약리효과와 효능 심장에 작용하여 혈액을 보충하고 정신을 안정시켜 땀을 멎게 하는 작용이 있어 심혈부족으로 잘 놀라면서 가슴이 두근거리고 잠을 자지 못하는데 효과가 있다.

●주요 함유 성분과 물질 열매에는 지방유 14%정도, 소량의 정유와 사포닌이 있고, 주성분은 D-αPinene 등이 함유되어 있다.

●채취시기와 사용부위 초겨울에 측백나무의 성숙한 열매를 따서 햇볕에 말린 다음 껍질을 제거한 후 분말로 만들어 사용한다.

복용방법 하루에 4~12g을 복용한다.

●사용상 주의사항
식물성 지방성분이 많으므로 설사를 하거나 담이 많은 사람 등은 복용을 피해야 하며, 복용해야만 할 경우에는 반드시 그 기름을 짜버리고 써야 한다.

땀을 많이 흘리면서 가슴이 두근거릴 때에 효과가 있는

# 산조인

학명: Zisyphus jujuba, Z. vulgaris var. spinosus
이명: 산조인, 메대추씨, 멧대추씨, Zizyphi spinosae semen

멧대추 나무의 성숙한 종자

**■■■전문가의 한마디**

산조인은 약성이 완
화한 자양안신약으로
불면 치료 효과가 실
험적으로도 증명되어
있다. 산조인은 마취
성을 갖지 않은 천연
식물로 최면작용이
있으므로 안면을 위
해 많이 쓴다.

●식물의 특성과 형태

잎은 어긋나며 꽃은 5~6월에 잎겨드랑이에서 2~3개씩 핌, 열매는
구형 핵과로 9~10월에 적갈~암갈색으로 익는다.

●약초의 성미와 작용

맛은 시고 달며 성질은 평하다. 심장과 간, 담, 비장에 작용한다.

●약리효과와 효능

몸에 진액과 혈액이 부족하여 가슴이 답답하면서 잠을 이루지 못
하고, 땀을 많이 흘리면서 가슴이 두근거릴 때에 효과가 있으며 진
정과 최면효과가 있다.

●주요 함유 성분과 물질

다량의 지방질과 단백질, 및 2종의 sterol을 함유하며, jujuboside A,
jujuboside B 등을 함유하고 있다.

●채취시기와 사용부위

가을에 성숙한 과실을 채취하여 씨만 모아서 절구에 찧은 후 햇볕에 말려서 사용한다.

복용방법

하루에 6~12g을 복용한다. 혹은 연말하여 3g을 탄복한다.

●사용상 주의사항

몸에 열이 뭉쳐 있는 사람과 대변이 묽고 설사를 하는 사람은 복용을 피해야 한다.

●임상응용 복용실례

진정작용과 최면작용을 가지고 있음이 밝혀졌으며, 그 외에도 진통작용과 진정작용, 혈압강하작용도 있다. 지황, 당귀, 맥문동, 백자인 등과 배합하여 불면증과 가슴이 뛰고 답답한 증상을 다스린다.

【알기 쉽게 풀어쓴 임상응용】

양심안신
• 산조인은 약성이 완화한 자양안신약으로 불면 치료 효과가 실험적으로도 증명되어 있다. 산조인은 마취성을 갖지 않은 천연식물로 최면작용이 있으므로 안면을 위해 많이 쓴다. 또 장기간 복용해도 중독성이 없어서 복용을 중단해도 역효과가 나타나지 않는 장점이 있다.
• 불면, 다몽, 이경, 이성, 심계의 증상에는 당삼, 당귀, 백작, 백자인을 넣어 환으로 만들어 복용하면 좋다. 가정에서는 산조인 3전을 원육으로 싸서 구상으로 만들어 잠자기 3시간 전에 온탕으로 복용하면 좋다. 환제로 쓰면 탕제보다 효과가 우수하다. 산조인에는 대량의 지방유가 함유되어 있으므로 사용할 때는 약간 볶아서 쓰는 것이 좋다. 너무 많이 볶으면 오히려 효능이 감퇴된다.
기타응용
• 산조인은 지한작용이 있으므로 몸이 허약하여 나타나는 자한, 도한에는 항상 백작, 오미자, 산수유, 부소맥, 생모려 등을 같이 쓰면 좋다.
• 산조인에 함유된 지방유는 윤활작용이 있으므로 허약한 사람의 변비 증상에는 육종용, 결명자와 같이 쓰면 좋다. 습관성변비에는 마자인을 넣어 자주 복용하면 좋다.

【수치】
• 약재를 용기에 넣고 약화로 볶아 외피가 조금 부풀면서 향기가 나고 자갈색이 나타나면 꺼내 그늘에 넌다. 너무 초하면 진정작용이 감소하므로 주의해야 한다.

* 보건복지부 한약처방100 기

# 원지

학명: Polygala tenuifolia
이명: 고원지, 애기풀, 아기풀, Polygalae radix

원지과식물인 원지의 근 혹은 근피

**■■전문가의 한마디**

사포닌이 함유되어 위점막과 인후점막을 자극하여 거담효과를 가지고 있다. 만성기관지염, 기관지천식으로 가래는 많으나 뱉기 힘들고 호흡촉박, 기천증상이 나타나며 바로 눕지 못할 때는 마황, 행인, 전호, 진피를 넣어 쓰면 정천화담 효과를 얻을 수 있다.

●식물의 특성과 형태

높이 30cm, 뿌리는 굵고 잎은 어긋남, 꽃은 7~8월에 자줏빛으로 피고, 총상화서, 열매는 2개로 갈라진 삭과이다.

●약리효과와 효능

영심안신, 거담개규, 소옹종, 항경련, 용혈, 혈압강하, 위점막자극, 자궁흥분, 항돌변, 항암 작용이 있어 심신불안, 불면, 건망증, 유정, 정신착란, 황홀감, 해수, 가래, 종기와 유방염 등에 사용한다.

●주요 함유 성분과 물질

Saponin(Onjisaponin A-G, Tenuifolin), Xanthones(2,6,7,8-Tetramethoxyxanthone, 3-Hydroxyxanthone, 3-Hydroxy-2,6,7,8-Tetramethoxyxa polygalitol) 등이 함유되어 있다. 주요성분은 anhydro-D-sorbitol, Pentamethoxyxanthone, trim ethoxycinnamic-acid, arsenic, $\beta$amyrin, n-acetyl-D-glucosamine 등이 함유되어 있다.

안신약(양심안신약)

●채취시기와 사용부위

봄과 가을에 채취하여 심을 제거하고 음건한다. 정신안정용은 감초물에 구워서 사용, 거담진해용은 꿀에 볶아 사용한다.

●효과적인 용량과 용법

3~9g을 사용한다.

【알기 쉽게 풀어쓴 임상응용】

## 안신

- 원지는 자양성강장약으로 양심안신, 보신익지의 효능이 있으며 약성이 평하여 장기간 투여해도 지장이 없다. 체력이 약하고 신경쇠약이 있으면 당삼, 복신, 백출을 넣거나 황기, 감초, 백출을 넣거나, 지황, 구기자, 산약을 넣어 써도 된다. 간혈허에는 백작, 당귀, 천궁을 넣으면 좋다. 또 사삼, 맥문동을 넣으면 폐기를 보하는 작용을 한다.
- 불면, 다몽, 심계항진 등에는 산조인, 백자인, 용골 등을 넣어 쓴다. 만성불면을 치료하는 효과도 뛰어나며, 복신과 같이 쓰면 동계를 진정하는 효과가 있어서 심질환에 많이 사용된다.
- 원지에 당삼, 백자인, 황기, 복분자를 넣고 환으로 만들어 쓰면 좋은 자보, 건뇌효과를 얻는다. 신경쇠약으로 잠을 이루지 못하고 건망, 주의력산만, 두혼창, 유정 등의 증상이 있을 때도 사용하면 증상을 제거하는 효과가 있다.
- 원지는 생식기능의 쇠퇴에 대한 강장흥분작용을 가지므로 양위, 조루, 유정, 정 감소 및 부녀 불감증 등의 증상에 녹용, 파극, 보골지, 부자, 복분자 등과 같이 쓰면 좋다. 또 원지는 자양강장의 상용약으로 다른 자보장양약과 같이 써도 좋고, 환으로 만들어 쓰면 성기능쇠퇴의 방지에 도움이 된다.

## 거담정천

- 원지는 사포닌이 함유되어 위점막과 인후점막을 자극하여 거담효과를 가지고 있다. 만성기관지염, 기관지천식으로 가래는 많으나 뱉기 힘들고 호흡촉박, 기천증상이 나타나며 바로 눕지 못할 때는 마황, 행인, 전호, 진피를 넣어 쓰면 정천화담 효과를 얻을 수 있다. 또는 나복자, 소자, 백개자와 같이 써도 같은 효과를 얻을 수 있다. 완해기에는 팔미나 육미에 넣어 쓰면 예방효과를 얻을 수 있다.

## 기타응용

- 원지는 소산옹종 작용이 있으므로 옹저종독이 오랫동안 짓무른 채 아물지 않을 때는 원지 5전을 진하게 달이고 찌꺼기를 찧어서 호박 5분, 주사 3분을 넣고 잘 섞어 환부에 바르면 좋다. 또 원지를 술에 담가 복용해도 된다.

* 보건복지부 한약처방100 가지 약조

충독, 안오장, 창종, 늑막염, 타박상 등에 쓰이는

# 합환피(자귀나무껍질)

학명: Albizia julibrissin
이명: 합환피, 피, 야합피, Albizziae cortex

안신약 (양심안신약)

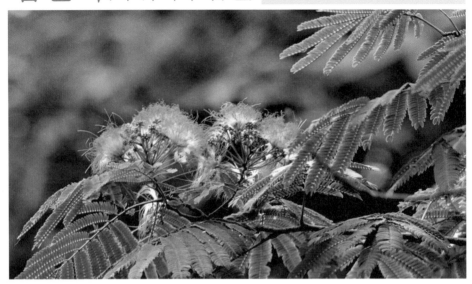

342

●식물의 특성과 형태

높이 3~5m, 꽃은 6~7월에 피고, 꼬투리는 9~10월에 익으며, 길이 15cm, 5~6개의 종자가 있다.

●약초의 성미와 작용

수피는 강장, 흥분, 이뇨, 구충, 진해, 진통, 살충 작용이 있으며 충독, 안오장, 창종, 늑막염, 타박상 등에 쓰인다.

●주요 함유 성분과 물질

껍질에 Alkaloid, Tannin, Saponin이 있고, 그 외 Trihydroxyflavone, Acacic-acid, Albizziin, Saponin, Tannin 등이 함유되어 있다.

●채취시기와 사용부위

여름과 가을에 껍질을 채취해 건조하여 사용한다.

# 본초학 제 15 장
# 평간식풍약

간풍내동을 없애 경련을 치료하는 약물. 식풍지경약이라고도 한다.
일부는 간양이나 간열을 없애는 작용을 함께 가지고 있다.

### 평간잠양약

간양을 억제하고 평간시키는 약물. 평간약이라고도 한다. 간을 청열하고 안신시키는 작용을 함께 가진
경우가 많다. 간양상항으로 생긴 현훈, 두통 등에 적용한다.

### 식풍지경약

# 대자석(적철광)

학명: Haematites
이명: 적철광, 적토, 대자, 혈사, Haematitum

344

●식물의 특성과 형태  전체는 홍갈색 또는 철청색으로 붉은 분말이 묻는다. 표면은 원형으로 유두상의 돌기가 있고 질이 단단하다.

●약초의 성미와 작용

맛은 쓰고 달며 성질은 차며 간장, 위, 심장에 작용한다.

●약리효과와 효능  토하거나 트림, 딸꾹질, 천식을 다스리고 장기간의 스트레스 등으로 간의 양기가 상승하여 머리가 어지럽고 아픈 데나 코피를 흘리는데 변혈, 장출혈, 치질 등에 사용한다.

●주요 함유 성분과 물질  적철광인 삼산화제이철($Fe_2O_3 \cdot nH_2O$)의 광석으로 $SiO$, $Fe_2O_3$ 등이 주성분이다.

●채취시기와 사용부위  아무 때나 캐어 흙과 잡돌을 골라버리고 벌겋게 달구어 식초에 담그기를 2~3번 거듭해서 말려서 사용한다.

●복용방법  하루 10~30g을 탕약, 알약, 가루약 형태로 사용한다.

●사용상 주의사항  체력이 허약한 사람이나 임신부는 금해야 한다.

●임상응용 복용실례  지혈 효능이 있으며 두통과 현기증, 딸꾹질, 구토, 토혈 등의 증상을 치료한다.

풍열로 인해 눈이 충혈되거나 몸이 가려울 때 등에 효과가 있는

# 질려자(남가새)

학명: Tribulus terrestris
이명: 백질려, 자질려, 질려자, Tribuli fructus

● 식물의 특성과 형태 바닷가의 모래밭에 자람, 길이는 1m, 잎은 마주나고 짝수 깃꼴겹
잎, 7월에 노란색 꽃, 열매는 5개 조각의 합과이다.

● 약초의 성미와 작용

 맛은 쓰고 매우며 성질은 따뜻하며 약간의 독성을 가지고 있다. 간에 작용한다.

● 약리효과와 효능 간의 기운이 상승하여 나타나는 두통과 어지러움, 가슴과 옆구리에
통증이 있고 젖이 잘 나오지 않을 때, 풍열로 인해 눈이 충혈되거나 몸이 가려울 때 등
에 효과가 있다.

● 주요 함유 성분과 물질 Kaempferol, Tribuloside, Peroxidase 등과 지방유 3.5%, 소량의 정
유, Tannin, 수지스테롤, 미량의 Alkaloid, Saponin 등이 함유되어 있다.

● 채취시기와 사용부위 가을에 열매가 익었을 때 채취하여 햇볕에 말린 후 껍질을 제거
하고 볶거나 또는 소금물에 담갔다가 볶아서 사용한다.

● 복용방법

하루에 6~10g을 복용한다.

● 사용상 주의사항

독성이 있으므로 혈이 부족하거나 기가 약한 사람, 임신부는 복용하지 마십시오.

# 결명자

학명 : Casssia tora LINNE
이명 : 결명자, 마제결명, 야녹두, 가녹두, 초결명, 결명초, 결완자, 결명씨, 양명, 양각, 결명씨

■■전문가의 한마디

눈병, 시력약화, 청맹 등에 결명자차를 끓여 마시고 결명자차로 눈을 씻어주면 하루만에 병이 낫게 되고, 결명자씨를 베개속에 넣고 베고 있으면 두통을 다스릴 수 있으며, 잎을 나물로 만들어 먹으면 오장을 보호한다고 알려져 있다.

콩과에 속하는 한해살이풀인 결명초의 성숙한 씨를 말린 것

●식물의 특성과 형태 높이는 1미터 내외이며 6~8월에 노란색 꽃이 피며 9~10월에 열매가 여무는데 녹색이며 여느 식물의 열매와 같이 둥글지 않고 네모난 것이 특색이다.

●약초의 성미와 작용 달고 쓰며 짜고 성질은 약간 차고 독은 없으며 간과 대장에 작용한다.

●약리효과와 효능

간의 열기를 제거하고 대장의 연동운동을 활발히 하여 눈이 충혈되어 붓고 아프며 햇빛을 꺼리고 눈물이 흐르는 데나 시력감퇴, 야맹증이나 기타 두통, 어지럼증 가슴이 답답한 증상, 또는 변비에 좋다.

●주요 함유 성분과 물질

에모딘, 토라크리손, 단백질, 지방, 점액질 등이 포함되어 있다.

●채취시기와 사용부위

가을에 씨가 여문 다음 줄기채로 베어서 말려 씨를 털어 모아서 사용한다.

●효과적인 용량과 용법

하루 6~12g을 탕약, 가루약 형태로 복용한다.

●사용상 주의사항

변이 무른 자와 혈이 부족하여 어지럼증이 있는 사람은 복용해서는 안 된다.

●임상응용 복용실례

결명씨에 들어있는 안트라키논 화합물이 대장의 윤동운동을 세게 하여 설사를 일으키킨다는 것이 밝혀졌다. 국화, 석결명을 배합하여 눈이 붓고 아픈 것을 다스린다.

【알기 쉽게 풀어쓴 임상응용】

청간명목

• 바이러스로 인한 급성결막염에는 목적 . 적작 . 금은화 . 생지황 . 치자와 같이 쓰면 좋다. 유행시기에 미리 사용하면 예방에도 효과가 있다.

• 노인의 각막혼탁은 일종의 만성진행성질환으로 중년부터 노년에 발생하는데 이 경우에는 육미에 결명자 . 목적 . 석곡 . 밀몽화 . 복분자 . 국화 등을 넣어 장기간 복용하면 좋다.

혈압강하

• 혈압이 상승하여 일정치 않고, 강압제를 써도 장기간 효과가 지속되지 않는 경우 간혹 심장혈관이나 뇌혈관에 병변이 병발하는 수가 있는데 이때는 택사 . 갈근 . 산수유 등과 같이 달여 복용하면 관상동맥을 확장하여 혈류저항을 감소시키는 작용을 하므로 강압효과 얻을 수 있다.

• 본태성 고혈압으로 장기간 혈압약을 복용해도 효과가 없을 때 장에 문제가 없다면 1회 결명자 5~8전을 달여 매일 1회씩 1개월 간 복용하면 좋고, 여정자와 한련초를 같이 쓰면 더욱 좋다.

• 뇌일혈로 인한 중풍으로 반신불수가 되어 혈압이 계속되고 변비가 있을 때는 알맞은 처방약을 쓰면서 결명자 5전과 여정자 3전을 따로 달여 먹으면 혈압도 내리고 변비도 방지하는 효과가 있다.

• 결명자의 강압작용은 완만하지만 안정적이므로 장에 문제만 없으면 장기간 지속해도 좋다.

콜레스테롤 저하

• 고콜레스테롤 혈중에도 결명자를 쓰면 좋다. 임상실험에서도 결명자가 콜레스테롤 저하작용이 있다는 것을 증명하고 있다. 복용 중에 가벼운 설사가 나는 수가 있는데 방치하여도 무방하며, 산사와 여정자를 같이 쓰면 98% 이상 효과가 있다고 한다.

변비치료

• 노인이 장조변비가 있고 혈압이 높은 경우 매일 결명자 3~5전을 달여 복용하면 혈압도 내리고 혈압이 높지 않는 자는 예방도 되며, 특히 뇌졸중을 예방하는 효과가 있다.

# 석결명

학명 Haliotis gigantea GMELIN
이명 진주모, 복어갑, 구공라, 천리광, 결명자, 전복조개

전복과 말전복 및 동속 근연동물의 패각을 건조한 것

■■전문가의 한마디

석결명은 질중하고 하강하여 강압효과가 양호하다. 동맥경화성 고혈압으로 두훈안화, 면홍, 설홍, 맥현삭 등의 증상에 좋다.

●식물의 특성과 형태

형태는 장타원형으로 안쪽면은 귀와 같은 모양을 하고 있으며, 길이는 5~14cm, 너비 3~9cm, 높이 2cm이다. 표면은 평탄하지 않고 회백색 또는 회흑색이며, 내표면은 광활하고 광택이 있다.

●약초의 성미와 작용

맛은 짜고 성질은 차갑다. 간에 작용한다.

●약리효과와 효능

양기를 내려주는 작용을 가지고 있고 눈의 염증성 질환에도 이용되고 있다. 이 밖에 머리가 어지럽고 눈이 잘 보이지 않는 증상에도 효과가 있다.

●주요 함유 성분과 물질

껍질에는 탄산칼슘이 90%이상이고, 유기질은 약 3.67%이며, 소량의 마그네슘, 철, 유산염, 염소화합물, 극미량의 요오드 등이 함유

되어 있다.

●채취시기와 사용부위

여름과 가을에 채취한 전복의 껍질을 잘 씻어 햇볕에 말려서 이용한다.

　복용방법 하루에 12~40g을 복용한다.

●사용상 주의사항

양기가 부족한 사람은 주의하여야 하며, 소화기가 약하고 속이 찬 사람은 복용을 피

해야 한다.

●임상응용 복용실례

　용담초, 상엽, 국화 등과 배합하여 눈이 붓고 아픈 증상을 다스린다

【알기 쉽게 풀어쓴 임상응용】

　강압
• 석결명은 질중하고 하강하여 강압효과가 양호하다. 동맥경화성 고혈압으로 두훈안화, 면홍, 설홍, 맥현
삭 등의 증상에, 걸을 때 붕 뜨는 기분을 느끼면 석결명 1~2양에 조구등, 황금, 국화를 넣어 쓰면 좋다. 석
결명은 패각류로 장시간 달여야 유효성분이 추출된다.
• 본태성고혈압으로 증상이 뚜렷하지 않거나 때때로 두훈안화가 나타나고 혈압이 계속 내리지 않을 때
는 해대, 결명자, 여정자, 석곡을 넣어 쓰면 좋다. 석결명에 대계, 생지황, 맥문동, 여정자를 넣어 쓰면 강압
효과를 지속시킬 수 있다.
　청열명목
• 석결명은 안과 상용약으로 청열명목, 소종, 자윤의 작용이 있으므로 급, 만성의 안질로 붉게 부어 아프
고, 바람을 맞으면 눈물이 나며, 물건이 잘 보이지 않을 때는 상엽, 국화, 형개, 연교, 목적, 결명자, 선퇴, 금
은화를 넣어 쓴다. 충혈이 심할 때는 홍화를 넣으면 좋다.
　기타응용
• 석결명은 미열을 치료하는 작용이 있으므로 미열의 경과가 짧고 허약증이 심하지
않을 때 증상에 따라 쓰면된다. 허약증이 뚜렷할 때는 석결명이 적당하지 않다. 미
열, 번조불안, 두훈통, 안화, 천면 등의 증상에는 백작, 석곡, 별갑, 여정자, 목단을
넣어 쓰면 좋다.

# 백강잠(누에나방)

학명 Bombyx mori L, Beauveria bassiana(Bals) Vuill
이명 천충, 강충, 강잠, 누에나방

누에를 건조한 것

■■■**전문가의 한마디**

고열이지만 경기가 없을 때는 백강잠을 쓰면 열을 발산하여 경기를 방지할 수 있다. 예를 들어 마진 초기에 청열해독약에 넣어 쓰거나, 뇌막염 초기에 쓰면 해열을 돕고 경기를 방지하는 효과가 있다.

●식물의 특성과 형태 균사는 융모상으로 기주의 몸체 마디에서 길게 나와 차츰 몸 전처를 덮으며 후에 분말상으로 된다.

●약초의 성미와 작용 성질이 평온하고 맛은 짜며 독이 없으며, 간과 폐에 작용한다.

●약리효과와 효능 운동기능의 이상증상을 다스리며 담으로 인해 덩어리가 생긴 증상을 다스린다. 소아의 간질, 중풍마비, 안면 신경마비, 구안와사, 경련, 근육이 당기는 증상, 반신불수를 다스린다.

●주요 함유 성분과 물질

Lipoprotein( 성분은 단백질 67.44%, 지방 4.38%), oosporein 등을 함유하고 있다.

●채취시기와 사용부위 흰가루 병으로 죽은 누에를 건조실에서 말려서 사용한다.

복용방법 하루 6~9g을 탕약, 가루약, 알약 형태로 복용한다.

●사용상 주의사항 심장이 약한 사람이 정신이 혼미해진 증상이나 혈이 부족한 사람이 근육을 잘 못 쓸 때는 피한다.

●임상응용 복용실례

복용실례 백부자, 전갈 등을 배합하여 구안와사를 다스린다.

【알기 쉽게 풀어쓴 임상응용】

### 지경

• 백강잠은 경련을 진정하므로 소아의 고열로 인한 경기에 효과가 있다. 고열이지만 경기가 없을 때는 백강잠을 쓰면 열을 발산하여 경기를 방지할 수 있다. 예를 들어 마진 초기에 청열해독약에 넣어 쓰거나, 뇌막염 초기에 쓰면 해열을 돕고 경기를 방지하는 효과가 있다. 경기가 나타났을 때 백강잠을 대량으로 쓰면서 조구등, 영양각, 우황을 넣어 쓰면 좋다. 하지만 영양각을 구할 수 없어 응용이 힘들다. 저항력이 약한 소아가 열성병에 걸려 경기의 징조가 나타날 경우에는 가능한 한 일찍 백강잠을 투약하여 증상의 악화를 방지한다.

• 백강잠은 지경작용이 있으므로 아관긴폐, 지체강직, 각궁반장 등이 보일 때는 전갈, 선퇴, 남성, 백부자, 방풍 등을 넣어 쓰면 좋다.

• 다쳤을 때 백강잠을 복용하면 파상풍을 예방할 수 있다.

### 해독소종

• 백강잠을 복용하거나 바르면 자궤전의 경종이나 경부임파결핵의 치료에 좋다. 또 백강잠 3전, 전갈, 오공 각 2전, 패모 5전을 가루 내어 조석으로 1전씩 복용하면 좋다. 또 참기름으로 섞어 매일 환부에 발라도 좋다. 환부가 터져서 농이 나올 때는 유향, 몰약, 천산갑을 넣고 가루 내어 고상으로 만들어 환부에 바르면 배농을 촉진하고 육아형성을 촉진한다. 나력담핵에는 패모, 연교, 하고초를 넣어 쓰기도 한다.

• 옹저가 오래 되어 환부가 딱딱하고 동통이 있으면 안식향, 유향, 웅황을 넣어 바르면 좋다.

• 백강잠은 보조적인 항암작용이 있으므로 간암, 위암에 오공, 천산갑, 봉출을 넣어 쓰면 통증을 줄이고 식욕을 증진하는 효과가 있다.

• 중증 폐결핵으로 객혈, 흉통이 나타나면 백급과 같이 써 지혈효과를 강화한다.

【참고】 백강잠 이 없으면 누에 번데기(강용)으로 대용하고 허한에 의한 만경에는 쓰지 않는다. 잠사는 누에똥인데 거풍제습, 화위장습탁작용이 있다.

* 보건복지부 한약처방100 가지 약초

독을 해독하여 두통과 관절통 및 창독을 치료하는 효능도 있는

# 전갈

학명: Buthus martensi
이명: 갈자, 두백, 주박충, Scorpio

● **식물의 특성과 형태** 전갈을 채취하여 곧게 펴서 건조한 적갈색 충체, 길이는 약6~8cm 정도, 두 개 집게다리, 4개 다리, 큰 꼬리가 있다.

● **약초의 성미와 작용** 맛은 달고 매우며 성질은 평하고 독성이 있다. 간에 작용한다.

● **약리효과와 효능** 경락을 통하게 하고 지통시키는 작용이 있으며 독을 해독하여 두통 과 관절통 및 창독을 치료하는 효능도 있다.

● **주요 함유 성분과 물질** 전갈독의 본체는 독성단백질로 일종의 마취독이며 독성중에 는 hydroxylamine과 공존하고 있다.

● **채취시기와 사용부위** 봄부터 가을 사이에 잡아서 물에 담가 흙을 게우게 한 다음 끓는 물에 죽여서 햇볕이나 건조실에서 말린다. 소금에 절여서 말리기도 한다.

● **복용방법** 하루 2~5g을 복용한다.

● **사용상 주의사항** 혈액이 부족하여 풍의 증상이 생긴 사람은 복용을 금해야 한다.

● **임상응용 복용실례**

식풍지경, 통락지통 효능이 있고, 경풍추휵, 구안왜사, 반신불수, 중풍, 창 양종독, 파상풍, 풍진에 약용한다.

두통이나 어지럼증, 고혈압 등에 좋은

# 조구등

학명: Uncaria sinensis, U. rhynchophylla
이명: 조등, 조등구, Uncariae ramulus et uncus

●식물의 특성과 형태 작은 가지는 네모지고, 낚시바늘 모양의 가지는 잎겨드랑이에서 나와 아래로 굽는다.

●약초의 성미와 작용 맛은 달며 성질은 약간 차고 독은 없다. 간과 심포에 작용한다.

●약리효과와 효능 경련이나 마비, 소아의 놀라서 발작하는 증상 등을 다스리고 두통이나 어지럼증, 고혈압 등에 좋다.

●주요 함유 성분과 물질 rhynchophylline, isorhynchophylline 등이 함유되어 있다.

●채취시기와 사용부위 봄과 가을에 어린 가지를 채취하여 그늘에 말린다.

　복용방법 10~15g을 사용하며 오래 끓이지 않는다.

●사용상 주의사항

몸이 허약한 사람은 복용을 피하는 것이 좋다.

●임상응용 복용실례

간과 심포의 화열을 삭히는 요약으로 경련이나 간질, 두통, 현훈, 마비, 소아 발작, 고혈압 등에 좋다. 천마, 영양각, 전갈 등과 배합하여 경련이나 마비, 근육이 땅기고 오그라드는 증상을 다스린다.

고열로 인해 정신이 혼미하면서 열독으로 피부에 발진이 생기는 증상에

# 영양각(새가영양의 뿔)

학명 Saiga tatarica L.
이명 영양, 구미양, 영양각

●식물의 특성과 형태 긴 원추형으로 약간 구부러져 있으며 길이는 15~33㎝로 유백색 또는 황백색이며 아래는 약간 청회색이다.

●약초의 성미와 작용 맛은 짜고 성질은 차갑다. 간과 심장에 작용한다.

●약리효과와 효능 고열로 인한 경기와 팔다리의 경련, 머리가 어지럽고 눈이 충혈되는 증상, 고열로 인해 정신이 혼미하면서 열독으로 피부에 발진이 생기는 증상 등에 효과가 있다.

●주요 함유 성분과 물질 각질단백과 인산칼슘, 불용성 무기염 등을 함유하고 있다.

●채취시기와 사용부위 새가영양의 뿔을 8~10월에 잘라 햇볕에 말려서 이용한다.

●복용방법 하루에 1~3g을 복용한다.

●사용상 주의사항 열이 없는 사람은 복용을 피해야 한다.

●임상응용 복용실례

중추신경억제작용, 해열작용 등이 있음이 밝혀졌다.

조구등, 국화, 전갈, 오공 등과 배합하여 열성 전염병으로 인한 경련과 마비를 다스린다.

# 본초학 제 16 장
# 개규약

매운맛과 방향성이 강하여, 체내를 빠르게 주행함으로써 개규시키고 정신이 혼미한 상태를 깨게 하는 효능의 약물.
열사가 심포에 침입하였거나, 담탁이 심규를 막아서 발생한 신혼, 경계, 전간, 중풍 등의 갑작스런 혼궐 증상에 사용한다.

어혈을 풀어주며, 경련, 부종, 종기, 복통, 타박상, 난산 등에도 사용하는

# 사향

학명: Moschus moschiferus
이명: 당문자, 사제향, 사미취, 사향노루, Moschi moschus

356

●식물의 특성과 형태 무스크 향료, 숫사향노루의 사향선을 건조시켜 얻는 분비물, 향 낭은 달걀정도로 약 30g, 잘라서 건조시키면 분비물이 약간 축축한 자갈색의 분말로 굳어지며 이것을 묽게 희석하면 향기로운 무스크 향이 난다.

●약초의 성미와 작용 맛은 맵고 성질은 따뜻하다. 심장과 비장에 작용한다.

●약리효과와 효능

각종 구급상황이나 급성열병, 중풍 등에도 널리 이용되고 진통효과도 가지고 있다.

●주요 함유 성분과 물질 Muscone, Muscopyridine, Androsterone, Epiandrosterone, Steroid hormone, Cholesterol, 지질, 교질 등이 함유되어 있다.

●채취시기와 사용부위

가을부터 봄 사이에 잡은 사향노루의 사향주머니를 그늘에서 말린 다음 이용한다.

●복용방법 하루에 0.03~0.1g을 복용한다.

●사용상 주의사항 임산부는 절대 복용을 금해야 한다.

●임상응용 복용실례 정신을 맑게 하고 어혈을 풀어주며, 경련, 부종, 종기, 복통, 타박상, 난산 등에도 사용한다. 서각, 우황 등과 배합하여 갑자기 고열과 함께 정신을 잃는 증상 등을 다스린다.

# 소합향

학명: Liquidambar orientalis
이명: 소합향유, 제고, 소합유, Styrax liquides

357

●식물의 특성과 형태 초여름에 나무껍질에 상처를 내어 삼출 수지를 모아 알코올에 용해시켜 여과한 후 알코올을 증발시켜 정제하여 소합향을 만든다.

●약초의 성미와 작용 맛은 맵고 성질은 따뜻하다. 폐와 간에 작용한다.

●약리효과와 효능 정신을 맑게 하고 혈액순환을 촉진하며 기관지벽의 신경을 자극하여 분비액을 삼출시켜 가래를 없애는 작용이 있다.

●주요 함유 성분과 물질 3-Epioleanolic-acid, αSitosterol, αStoresin, Benzyl-alcohol, Benzyl-cinnamate, βSitosterol, Shikimic-acid, Storesin 등이 함유되어 있다.

●채취시기와 사용부위 초여름에 나무껍질에 상처를 내서 진이 흘러내려 껍질 부분에 스며들게 한 후 가을에 껍질을 채취하여 알코올에 용해시켜 여과한 후 알코올을 증발시켜 정제소합향을 조제한다.

●복용방법 하루에 1~2g을 복용한다.

●사용상 주의사항 음액이 부족하여 허열이 뜨는 사람은 복용을 피해야 한다.

●임상응용 복용실례 자극성 거담작용, 경미한 항균작용, 항궤양작용 등이 밝혀졌다. 안식향, 주사, 서각, 사향, 빙편 등과 배합하여 의식불명을 다스린다.

# 석창포

학명: Acorus gramineus, A. gramineus var. variegatus
이명: 창포, 창본, 구절창포, Acorigraminei rhizoma

천남성과 식물인 석창포의 근경

■■■ **전문가의 한마디**

유행성뇌막염, B형뇌염으로 고열혼미, 다담난객, 천명, 경련 증상이 나타날 경우에는 울금, 반하, 죽여, 연교, 치자, 황련과 같이 쓰면 좋다.

●식물의 특성과 형태

뿌리줄기는 옆으로 뻗고, 마디가 많다. 잎은 뿌리줄기 끝에서 모여서 나고, 꽃은 6~7월에 연한 노란색이다.

●약초의 성미와 작용

맛은 맵고 쓰며 성질은 따뜻하다. 심장과 위에 작용한다.

●약리효과와 효능

막힌 것을 소통시켜주며 담을 없애고, 인체의 양기를 순조롭게 하는 작용과 정신을 맑게 하며 눈과 귀를 밝게 하는 작용이 있다.

●주요 함유 성분과 물질

뿌리에 정유 0.11~0.42%, 주성분은 $\beta$Asarone, Asarone, Caryophyllene, Trans-4-propenyle 등이 함유되어 있다.

●채취시기와 사용부위

가을과 겨울에 채취하여 잔 뿌리와 진흙을 제거하고 물에 깨끗이 씻어 햇볕에 말려서 이용한다.

복용방법 하루에 4~12g을 복용한다. 선품은 10 - 15g을 사용한다.

● 사용상 주의사항

몸에 진액이 부족한 사람과 가슴이 답답하면서 땀이 많은 사람, 피를 토하거나 기침을 하는 사람, 유정이 있는 사람은 복용을 피해야 한다.

● 임상응용 복용실례

건위작용, 경미한 진정작용, 진통작용이 있음이 밝혀졌으며, 석창포의 추출물이 암 세포에 대한 독소작용을 한다는 것이 밝혀졌다. 후박, 진피, 창출 등과 배합하여 가슴 과 배가 답답하고 그득하면서 식욕이 없는 것을 다스린다.

【알기 쉽게 풀어쓴 임상응용】

성뇌정간
• 석창포는 의식각성, 거담, 정간의 효능이 있어 혼궐증(담탁몽폐심규)의 치료에 쓰면 좋다. 단독으로 대량으로 쓰거나 소량을 복방에 넣어 써도 좋은 효과가 있다. 유행성뇌막염, B형뇌염으로 고열혼미, 다담난객, 천명, 경련 증상이 나타날 경우에는 울금, 반하, 죽여, 연교, 치자, 황련과 같이 쓰면 좋다. 만약 효과를 얻지 못하면 석창포5 ~ 8전, 원지 3전을 달여 몽석말 5분을 넣고 잘 섞어 복용하면 약 1시간이면 담과 타액을 대량으로 토하면서 호흡이 편해지고 의식이 점차 회복된다.

거습건위
• 여름철 습열로 발열과 오한이 나고 열이 내리지 않으며 전신의 마디가 시큰거리고 설태백니를 보이면, 곽향, 패란, 복령, 후박 등의 청열화습약에 석창포를 넣어 쓰면 거습효능이 더욱 강해진다. 풍습으로 인해 관절과 근육에 산통이 있을 때는 초기에 석창포와 방풍, 강활, 독활을 쓰면 거습지통의 효과를 얻을 수 있다.

기타응용
• 석창포를 진하게 달여 빙편 1분을 넣어 복용하면 인후의 급성 염증으로 인한 통증을 멎게 하고 화농을 방지하는 효과가 있다. 또 석창포 즙을 물에 섞어 입 안을 헹구면 농액을 깨끗하게 제거하여 구강의 청결을 도모할 수 있다.

【참고】 제습개규에는 구절창포가, 열담에는 선창포가, 화습개위에는 석창포가 좋음. 창포와 수창포는 효능이 비슷하나, 창포는 개규작용이, 수창포는 화습개위, 화담지해, 옹종창종습진에 좋다.

* 보건복지부 한약처방100 가지 약초

# 용뇌(빙편)

학명: Dryobalanops aromaticag
이명: 빙편, 용뇌, 용뇌향, Borneolum syntheticum

● 식물의 특성과 형태 상록교목인 용뇌향수의 수지, 용뇌수 가지의 삼출 건조수지와 가지를 썰어 수증기증류법으로 승화시켜서 냉각한 결정체이다.

● 약초의 성미와 작용 맛은 맵고 쓰며 성질은 서늘하다. 심장과 비장, 폐에 작용한다.

● 약리효과와 효능 고열과 함께 정신이 혼미하거나 어린이의 경기, 중풍 등에 효과가 있으며 인후두염과 구내염, 눈병과 각종 염증 등에 이용된다.

● 주요 함유 성분과 물질 수지성분으로 D-Borneol, 정유에는 다량의 Terpene류 함유, Triterpenoide 물질로 Oleanolic acid, Alphitolic acid, Asiatic acid 등이 함유되어 있다.

● 채취시기와 사용부위 용뇌향수의 수지를 가공하거나 건조된 수지와 가지를 채취하여 증류한 후 냉각시킨 결정체를 이용한다.

　복용방법 하루에 0.15~0.3g을 복용한다.

● 사용상 주의사항 기혈이 허약한 사람은 복용을 피하여야 하며 임산부의 경우에는 반드시 한의사와 상의한 후 복용해야 한다.

● 임상응용 복용실례 항균작용과 항염작용이 있으며, 국소적인 진통작용과 방부작용이 있다. 사향 등과 같이 배합하여 정신이 혼미하거나 열이 나면서 경련을 하는 증상을 다스린다.

# 본초학 제 17장
# 보허약

## 보기약
인체의 생리기능 및 체력을 증강시키는 약물군. 비, 폐를 위주로 하며, 경우에 따라 심을 귀경으로 하기도 한다.

## 보양약
인체의 양기를 북돋는 약물. 심, 비, 신 등의 양이 허한 증상을 포괄한다.

## 보혈약
혈허로 인한 증후를 개선하거나 제거하는 약물. 낯빛이 위황하고 입술과 손톱이 창백하며, 현훈, 이명, 목혼, 심계, 불면, 건망, 월경지연, 월경량 감소, 무월경 등의 증상이 나타난다.

## 보음약
음액을 자양하는 약. 보음약, 자음약, 양음약, 육음약, 익음약 등으로 불린다.

# 감초

학명: Glycyrrhiza uralensis, G, inflata
이명: 국로, 미초, 밀감, 첨초, Glycyrrhizae radix

두과식물인 감초의 근과 근상경

■ ■ **전문가의 한마디**

감초에는 해수를 멎게 하고 담을 제거하는 효과가 있으므로 해수기천에 활용한다. 기관지의 염증이 가벼울 때는 전호, 길경, 행인을 넣어 쓰면 좋다.

●식물의 특성과 형태

성상뿌리는 땅속 깊이까지 뻗고 줄기는 1m 가량 자라는데 잎은 어긋나며 우상복엽으로 타원형이다.

●약초의 성미와 작용

맛은 달고 성질은 평하다.

●약리효과와 효능

비위기능의 허약을 도와주며 정신을 안정시키는데 사용하며 독극성 물질의 해독에도 많이 사용한다.

●주요 함유 성분과 물질

Glycyrrhizin, Liquiritigenin, Glucose, Mannitol, Malic acid, Asparagine 등이 함유되어 있다.

●채취시기와 사용부위

봄과 가을에 뿌리를 캐서 잔뿌리는 제거하고 물로 씻어 햇볕에 말리어 쓴다.

● 효과적인 용량과 용법

하루 2~9g을 가루약, 알약, 달여서 먹는다.

● 사용상 주의사항

열을 내리며 해독을 목적으로 사용할 때는 생으로 그대로 쓰고 비위를 따뜻하게 하며 기를 보할 목적으로 사용할 때는 볶아서 사용한다.

【알기 쉽게 풀어쓴 임상응용】

### 보익
• 감초는 주로 위기능이 약해졌을 경우나 심장이 약해지고 심기능이 부전하여 동계, 허맥, 약맥이 나타날 경우, 풍습성의 심장병으로 심박동이 약하고 기외수축이나 간헐맥이 있을 경우에 특히 효과가 있음이 증명되어 있다. 또 밀자하면 효과가 더욱 좋아진다.

### 청열해독
• 감초의 해독작용은 광범위하여 모든 열증에 사용할 수 있다. 인후종통에는 산두근, 금은화, 길경, 현삼, 우방자를, 목이 잠길 때는 길경, 박하, 행인을, 유선염에는 포공영, 지정을, 모든 외과의 창양에는 금은화, 연교, 생지황을, 농양에는 천산갑, 각자, 천화분을 넣어 쓰면 좋은 효과를 얻을 수 있다.

### 거담지해
• 해수를 멎게 하고 담을 제거하는 효과가 있으므로 해수기천에 활용한다. 기관지의 염증이 가벼울 때는 전호, 길경, 행인을 넣어 쓰면 좋다. 기침을 겸하는 감기 초기에는 감초를 2전까지 올려 쓰면 지해효과가 강해진다.

### 완급지통
• 감초에는 경련성 통증을 완화하는 효과가 있으므로 완복 및 사지련급동통에는 항상 백작을 가하고(작약감초탕), 비위허한으로 인한 완복동통에는 계지, 작약, 이당을 가하며(소건중탕), 위통이 있고 신물이 넘어오면 꼬막(와릉자)과 함께 가루로 만들어 복용한다(감릉산).

### 완화약성
• 방제에 감초를 넣어 그 열성을 완화하고 독성을 제거하는 데, 예를 들면 부자, 건강을 가하여 그것의 열성을 완화하여 음액의 상함을 방지하고, 석고, 지모를 가하여 그것의 한성을 완화하여 위가 상하는 것을 방지한다.

# 교이(이당)

곡류 등의 전분질 원료 또는 이 원료들에서 추출한 전분에 물을 넣고 끓인 뒤 엿기름가루나 당화재로 당화시켜 정제를 한 것이다.

보허약(보기약)

364

●식물의 특성과 형태 엿은 단단한 엿과 유동성이 있는 물엿으로 구분된다. 물엿은 당과를 만드는 당분의 원료로 사용된다. 엿기름과 곡식의 비율은 대체적으로 1 : 10이 알맞다.

●약초의 성미와 작용 맛이 달고 끈적끈적하다.

●약리효과와 효능 속을 완화시킴, 허한 것을 보하는 효능, 소모된 진액을 자양시키고, 음을 보하고 진액을 생겨나게 하는 효능이 있다.

●채취시기와 사용부위 엿은 찹쌀이나 멥쌀 가루를 찜통에 쪄서 맥아( 엿기름)를 혼합하여 쌀가루의 5 배 정도의 섭씨 40도 쯤 되는 물을 붓고 9 시간 정도 보온해 두었다가 물만 따로 분리하여 물의 양이 3 분의 1 로 줄어들 때 까지 졸이면 엿이 된다.

●주요 함유 성분과 물질 맥아

　복용방법 3~8g

●임상응용 복용실례

비가 상하는 내상 병증으로 늘 노곤해 하는 병, 대변을 보기 전에 복통하고, 대변을 보려고 할 때 참을 수 없는 상태, 폐의 진액 부족으로 생긴 기침, 피를 토하는 병, 갈증, 인후통, 변비에 사용된다.

해독 및 진통작용, 피로회복, 숙취제거에도 좋은 효과가 있는

# 꿀(봉밀)

학명Apis mellifera L. A. indica RADOSZKOWSKI
이명석밀, 식밀, 백밀, 꿀

365

●식물의 특성과 형태 반투명하고 광택을 띤 끈끈한 액체로 백색 도는 엷은 황색 혹은 귤황색이다. 보관방법에 따라 백색의 과립상 결정이 생기기도 한다.

●약초의 성미와 작용 맛은 달고 성질은 평하다. 폐와 비장, 대장에 작용한다.

●약리효과와 효능 비위와 폐의 기운를 보충하고 진해작용과 해독 및 진통작용, 피로회복, 숙취제거에도 좋은 효과가 있다.

●주요 함유 성분과 물질
꿀벌의 종류, 원료가 된 꽃, 환경 등의 차이에 따라 그 화학 성분이 차이가 매우 크지만 대체로 과당과 포도당이 70%이고 sucrose, maltose, orgnic acid 등이 함유되어 있다.

●채취시기와 사용부위 봄부터 가을 사이에 벌집에서 채취하여 여과시켜 이용하거나 또는 약한 불로 천천히 가열하여 위에 뜨는 거품과 지꺼기를 제거한 후 이용하기도 한다.

복용방법 하루에 10~40g을 복용한다. 변비에는 한번에 40~80g까지 복용하기도 한다.

●사용상 주의사항 비위의 기능이 약하여 수액대사가 원활하지 못하고 자주 체하는 사람이나 담이 많은 사람은 복용을 피하는 것이 좋다.

# 대조(대추)

학명: Zizyphus jujuba var, inermis
이명: 건조, 홍조, 양조, 대추

서리과(갈매나무과)식물인 대추의 성숙한 과실

■ ■ ■ 전문가의 한마디

대조는 자양강장의 효능이 있으므로 복방에 배합하거나 단독으로 쓰거나 식이요법으로 이용하여도 보신건위, 생진소화의 효능을 얻을 수 있다.

식물의 특성과 형태

경산, 보은에서 많이 재배, 잎은 호생하고 난형이며 길이 2~6cm, 나비 1~2.5cm이다. 열매의 표면은 적갈색이며 타원형이다.

●약초의 성미와 작용

맛은 달고 성질은 평하며 비장과 위장에 작용한다.

●약리효과와 효능

기운을 보충하고 진액을 생성케 한다. 독을 제거하는 효과가 있어, 오랫동안 복용하면 피부색이 좋아지고 몸도 가벼워져 장수한다고도 한다.

●주요 함유 성분과 물질

비타민 B, C, K, P, 글루코스 외 9종의 탄수화물, 글루타민산 외 8종의 단백질 리피드외 2종 지방산, 아돌핀외 28종의 알카로이드, 사포제닌 외 12종이 기타성분을 포함하고 있다.

●채취시기와 사용부위 가을에 성숙한 과실을 따서 햇볕에 말려서 사용, 최근에는 생용으로도 사용한다.

　복용방법 하루 6~12g을 탕약, 알약 형태로 복용한다.

●사용상 주의사항 감초와 같이 대추는 많이 복용하면 위장 내에 습하고 탁한 기운이 가로막아 배가 부르고 몸이 부을 수 있으므로 잘 체하는 사람이나 먹고 나면 잘 붓는 사람은 복용하는 것에 주의하여야 한다.

●임상응용 복용실례

　해독효과, 강한 약재 중화 등에 사용한다. 소맥, 감초, 대조 등을 물에 달여 하루에 3번씩 먹으면 가슴이 뛰고, 예민해진 상태를 완화시킬 수 있다.

【알기 쉽게 풀어쓴 임상응용】

### 자양건위
• 대조는 자양강장의 효능이 있으므로 복방에 배합하거나 단독으로 쓰거나 식이료법으로 이용하여도 보신건위, 생진소화의 효능을 얻을 수 있다. 비위허약으로 힘이 딸리고 식사량이 적으며 연변이면 인삼, 백출 등을 가하고, 만약 비불통혈로 인한 기에는 감초와 같이 함께 끓여 물은 마시고 대조는 씹어 먹는다.
• 대조에는 보간의 효능이 있으므로 만성간염으로 transaminase치가 증가하여 식욕이 감퇴된 경우에는 매일 대조 4~5개를 복용하면 도움이 된다. 식이요법으로 대조와 땅콩을 찹쌀과 함께 죽을 쑤어 설탕을 약간 넣어 매일 복용하여도 도움이 된다.

### 생진안면
• 대조는 생진자양의 효능이 있으므로 진액부족으로 마른기침이 나오고 기침 소리가 클 때는 사삼, 현삼, 맥문동을 넣어 쓰면 좋다. 목소리가 잠길 때는 석곡, 사삼과 같이 쓰면 목소리도 잘 나오고 성대보호에도 좋다. 장의 진액부족으로 인한 변비나 혈변에는 지유, 생지황과 같이 쓰면 좋다.

### 약성완화
• 대조는 약물의 독성을 완화하는 작용이 있으므로 열성, 독성을 지닌 복방에 배합된다.
즉 정력대조사폐탕은 거담평천, 이수소종의 작용을 하지만 거담작용이 극심하므로 대조로 정력자의 열성을 완화하여 폐기를 상하지 않게 하며, 십조탕도 대조에 대극, 감수, 완화를 가하여 비위를 상하지 않게 한다.
【참고】 첩약에 생강과 함께 가하는 이유는 여러 약의 완화목적과 보중익기 해표제에 배합하여 신산발한작용을 완화하고 영위를 조화하여 한 액의 근원을 도와 발한과다로 인한 영음손상을 방지한다.(계지탕)

* 보건복지부 한약처방100 가지 약초

명치끝이 그득하고 구토, 설사가 그치는 않는 증상에 효과가 있는

# 백출(삽주)

학명: Atractylodes macrocephala
이명: 백출, 산계, Atractylodis mactocephalae rhizoma

국화과 식물인 백출의 근경

■■■전문가의 한마디

백출이 배합되는 방제는 거의가 보익제에 속하며 배합에 따른 금기는 없다. 비위 습 제거와 중기를 보하는데는 기본약으로 쓰인다.

●식물의 특성과 형태

높이 50~60cm, 뿌리줄기가 굵고 잎은 어긋남, 꽃은 7~10월에 자색, 열매는 수과로 부드러운 털이 있다.

●약초의 성미와 작용

맛은 달고 쓰며 성질은 따뜻하다. 비장과 위에 작용한다.

●약리효과와 효능

명치끝이 그득하고 구토, 설사가 그치는 않는 증상에 효과가 있으며 식욕부진과 권태, 얼굴빛이 누렇게 되고 대변이 묽게 나오는 등 비위가 허한 증상에 효과가 있다.

●주요 함유 성분과 물질

atractylol을 주성분으로 하는 정유와 atraxtylone, vitamine A, atractylenolide I, II, III, $\beta$-eudesmol, hynesol 등이 함유되어 있다.

368

●채취시기와 사용부위

봄과 가을에 채취하여 잔뿌리와 노두를 제거하고 말려서 사용한다.

　복용방법 하루에 4~12g을 복용한다.

●사용상 주의사항

성질이 건조하므로 진액이 부족한 사람과 허열이 뜨는 사람은 복용을 피해야 한다

●임상응용 복용실례

　백출의 추출물에는 이뇨작용과 항균작용이 있다. 인삼, 복령, 감초 각 한 돈과 백출 한
돈(3.75g)을 같이 달인 것이 바로 사군자탕이다.

【알기 쉽게 풀어쓴 임상응용】

보기건비
• 백출은 강장건위약으로 오래 복용하면 좋다. 백출이 배합되면 위액의 분비와 위의 규칙적인 연동을 왕성하게 하여 소화흡수력을 높이고 간장기능과 신체의 저항력을 증강시키는 효과를 얻을 수 있다. 백출이 배합되는 방제는 거의가 보익제에 속하며 배합에 따른 금기는 없다. 비위습 제거와 중기를 보하는데는 기본약으로 쓰인다.

이수소종
• 백출은 체내의 잉여수분을 배출하는 작용이 있으므로 병인성의 수분저류에는 어떤 경우에도 쓸 수 있다. 즉, 비기허로 수습이 쌓여 이루어진 담음이나 수종에 이용한다. 담음내정으로 인한 흉협지만, 두현, 심계에는 계지, 복령 등을 가하고(영계출감탕), 수습이 넘쳐 나와 지체부종, 소변불리에는 복령, 저령, 택사 등을 가하며(오령산), 비신허한증을 보이는 수종에는 필히 부자, 건강 등을 가하여 쓴다(진무탕, 실비음).
• 만성관절염으로 관절부위에 물이 고이면 방기, 오가피, 적소두, 의이인을 가하여 쓰면 좋다. 또 마비성 질환에도 혈액순환이 완만해서 체액이 순환되지 못하여 사지말단에 수종이 오는 수가 있는데 이때에는 황기, 단삼을 넣어 쓰면 좋다.

안태지한
• 백출에는 지한작용이 있으므로 표허지한(비기허쪽이면 백출이 군약이고, 폐기허쪽이면 황기가 군약이다)에 이용한다. 소아가 병을 앓고 허약해져 자한이나 도한이 있으면 산약, 부소맥, 마황근 등을 가하고, 표허지한으로 쉽게 감기가 오면 황기, 방풍을 가하여 쓴다(옥병풍산).

# 백편두(까치콩)

학명: Dolichos lablab
이명: 백편두, 남편두, 편두, 작두, Dolichoris semen

콩과식물인 편두(편두 까치콩의 종자

보허약(보기약)

370

■■■전문가의 한마디

백편두는 약성이 화
평하며 보신의 효능
이 뛰어나므로 만성
질환에 소화흡수력의
감퇴를 제거하는데
넣어 쓰면 좋고, 환제
로 복용하는 것이 가
장 좋다. 또 당뇨병의
예방에도 도움이 된
다.

## 식물의 특성과 형태

길이 6m, 잎은 어긋나며 3출협, 꽃은 총상화서로 자줏빛, 꽃은 접
형, 열매 꼬투리는 5개 씨앗이 있다.

●약초의 성미와 작용

맛은 달고 성질은 약간 따뜻하다. 비장과 위에 작용한다.

●약리효과와 효능

큰 병을 앓은 후 기운을 회복시킬 때도 보약을 복용하기 앞서서
백편두를 먼저 복용한 후 보약을 복용하면 보다 좋은 효과를 나타
낸다.

●주요 함유 성분과 물질

단백질, 지방, 탄수화물, 칼슘, 인, 철과 함께 Phytin, Pantothenic
acid, 아연이 함유되어 있고, 또한 청산배당체, Trypsin seducatase,
Amylase inhibior, 적혈구웅집소 A, B 등이 있고, 꽃에는 Robinin이

있다.

●채취시기와 사용부위

가을에 완숙종자를 채취하여 햇볕에 말려서 사용한다.

복용방법 하루에 8~16g을 복용한다.

●사용상 주의사항 감기 등 외부의 바이러스 등에 의해 발생한 질병의 급성기에는 복용을 피하는 것이 좋다.

●임상응용 복용실례

약리실험 결과 이뇨작용이 있다. 위장이 허하여 설사를 하거나, 여름철에 더위를 먹어 소화불량, 식욕부진 등의 증상이 있을 때 한번에 4~10g을 달여서 하루 3번 복용하면 효과가 있다.

【알기 쉽게 풀어쓴 임상응용】

## 건비화습

• 백편두는 주로 건비지사, 화중한다. 비허로 수습이 정체하여 소화흡수력의 감퇴와 수분의 수송장해가 생겨 당뇨병, 음식이상, 설사, 복명, 구토, 부종 등이 일어나는 증상에 쓰면 좋다. 백편두는 약성이 화평하며 보신의 효능이 뛰어나므로 만성질환에 소화흡수력의 감퇴를 제거하는데 넣어 쓰면 좋고, 환제로 복용하는 것이 가장 좋다. 또 당뇨병의 예방에도 도움이 된다.

• 여름철 감기나 서습으로 인한 구토, 설사, 흉민에는 곽향, 패란, 하엽, 후박 등과 같이 쓰면 좋다.

• 만성적인 설사를 반복하고 대편에 불소화물이 섞일 때는 당삼, 복령, 백출, 의이인과 같이 환으로 만들어 복용하면 좋다. 기타의 처방에 백편두를 배합하면 건비의 작용이 증가한다. 만약 설사가 멎지 않고 사지가 냉하며 복부에 냉통이 있을 때는 육계, 부자, 건강을 넣어 써야 한다.

• 부인이 비허로 항상 백대하가 있고 얼굴이 창백하면 황기, 백출, 산약, 검인을 가하여 쓰면 좋다.

• 위질환으로 설사를 하거나 조금만 과식해도 토하는 경우에는 반하, 사인, 백출 등을 넣어 쓰면 좋다. 평소에도 위의 증상이 자주 나타나면 황기, 당삼, 백출과 같이 써야 한다.

• 부인이 비허로 항상 백대하가 있고 얼굴이 창백하면 황기, 백출, 산약, 검인을 가하여 쓰면 좋다.

• 만성위염을 치료할 때도 백편두를 넣어 쓰면 좋고, 위궤양에는 오적골, 백급, 백작과 같이 쓰면서 백편두를계내금, 감초와 같이 가루 내어 자주 복용하면 좋다.

* 보건복지부 한약처방100 가지 약초

0        1cm

자양작용이 뛰어나서 식이료법의 우수한 보조제로 쓰이는

# 산약

학명: Dioscorea tenuipes, D, batatas, D, japonica
이명: 서여, 산우, 마, 토저, Dioscoreae rhizoma

마과 식물인 마의 괴상경

■■■전문가의 한마디

산약은 장양효과는 없으나 보정효과는 우수하므로 신허유정에 활용한다. 특히 청장년의 유정에는 5전 이상 사용할 필요가 있으며 검인, 금앵자, 연자, 숙지황, 모려, 용골과 같이 쓰면 더욱 좋다.

●식물의 특성과 형태

뿌리는 육질, 잎은 마주나고, 꽃은 6~7월에 피고, 열매는 삭과로 3개의 둥근 날개와 종자가 있다.

●약초의 성미와 작용

맛은 달고 성질은 따뜻하다. 비장, 폐, 신장에 작용한다.

●약리효과와 효능

소화기의 기능이 약하거나 설사를 할 때, 천식과 기침이 있을 때, 유정과 대하가 있거나 소변을 자주 볼 때, 갈증이 있을 때에 주로 이용된다.

●주요 함유 성분과 물질

saponin, 점액, cholin, 전분, glycoprotein, amino acid가 함유되어 있고, 또한 vitamin C, abscisin II 등이 함유되어 있다.

●채취시기와 사용부위

11~12월에 뿌리를 채취하여 꼭지부분을 제거하고 물에 잘 씻은 다음 겉껍질을 벗겨 햇볕에 말려서 이용한다.

복용방법

하루에 8~24g을 복용한다. 혹은 환&#8228;산제로 사용한다.

●사용상 주의사항

평소에 몸에 습기가 많아 속이 더부룩한 사람이나 체한 사람은 복용을 피해야 한다.

●임상응용 복용실례

인체의 저항력을 높여주고 혈중 콜레스테롤을 감소시켜주는 작용이 있는 것으로 알려져 있다. 인삼, 백출, 복령 등과 배합하여 비위가 허약하여 발생하는 설사 등을 다스린다.

【알기 쉽게 풀어쓴 임상응용】
건비보폐
• 산약은 자양작용이 뛰어나서 식이료법의 우수한 보조제로 쓰이며, 소화, 호흡, 비뇨, 생식기계의 허약증에 쓰이고, 또 신허증의 치료에도 좋다.
• 산약의 수삽작용은 빈뇨, 다뇨를 치료하는 효과가 있으므로 만성신염이나 몸이 허약하여 소변을 자주 볼 때는 보골지, 토사자, 파극 등을 가하여 쓰거나, 익지인, 오약을 넣어 쓴다.(축천환) 요붕증인 경우에는 당삼, 황기, 부자, 익지인과 같이 쓰면 좋다. 또 산약은 신기능을 증강하므로 요단백이 장기간 소실되지 않고 요량감소나 부종, 피로권태감이 있을 때 황기, 택사, 토사자와 같이 환으로 만들어 쓰면 좋다.
고정수삽
• 산약은 장양효과는 없으나 보정효과는 우수하므로 신허유정에 활용한다. 특히 청장년의 유정에는 5전 이상 사용할 필요가 있으며 검인, 금앵자, 연자, 숙지황, 모려, 용골과 같이 쓰면 더욱 좋다. 가끔 유정이 있을 때는 산약을 보조식품으로 삼아 검인, 백과, 연자와 같이 넣고 죽을 쑤어 먹으면 좋다.
• 산약은 소갈의 예방과 치료에 사용되는 요약이다. 소갈증이 가벼울 때는 매일 산약 250g을 끓여 다로 대용하면 좋다. 상소 단계에서 심한 구갈을 호소하고 물을 많이 먹고 소변도 자주 볼 경우에는 황기, 갈근, 천화분, 지모 등을 가하여 쓴다.(옥액탕) 진액의 부족으로 인한 구갈에는 맥문동, 옥죽 등을 가하여 쓴다. 식이료법으로 산약, 황기, 사삼을 돼지 췌장과 같이 고아 먹어도 좋다.

# 인삼

학명: Panax ginseng
이명: 백삼, 홍삼, 토정, 신초, 혈삼, Ginseng radix

374

두릅나무과 식물인 인삼의 근

■■■전문가의 한마디

원기를 보하고 심장 기능을 강화하며 정신을 안정시켜 지력을 증진하고 정신력 쇠퇴 등의 증상을 제거하는 작용이 있다. 또 혈액순환촉진, 혈압조정, 체력강화 등의 효과가 있

## 식물의 특성과 형태

높이 50~60cm, 꽃은 4월에 연한 녹색으로 피고, 둥근 열매는 여러 개가 산형으로 모여 달리며 붉은색으로 익는다.

### ●약초의 성미와 작용

맛은 달고 약간 쓰며 성질은 약간 따뜻하다.

### ●약리효과와 효능

비장과 폐와 심장에 작용한다. 인삼은 기를 보하는 약 중에서 으뜸으로 인체 오장육부의 원기를 보하는 중요한 약재이다.

### ●주요 함유 성분과 물질 주요성분으로 인삼사포닌, 폴리아세틸렌, 항산화활성 페놀계화합물, 간장보호물질인 고미신, 인슐린 유사작용 산성펩티드, 강압작용 Cholin등이 함유되어 있다.

### ●채취시기와 사용부위

일반적으로 재배 4~7년 후, 가을에 잎과 줄기가 마르면 채취하여 생용하거나 법제하여 사용한다.

복용방법 하루 2~10g을 탕약, 가루약, 알약, 약엿, 약술 형태로 먹는다. 허탈위증에는 25-50g을 쓸 수 있다.

● 사용상 주의사항

인삼은 성질이 더운 약재이므로 열이 많이 나는 증세, 고혈압병에는 쓰지 않는다.

● 임상응용 복용실례

임파세포수증가, 혈압상승, 혈구수증가, 혈당강하, DNA와 RNA생합성증가, 동맥경화예방 작용 등이 있다. 녹용, 육종용, 파극천, 오미자, 숙지황, 두충, 산수유, 토사자, 구기자 등과 배합하여 신기쇠약으로 인한 양위를 치료한다.

【알기 쉽게 풀어쓴 임상응용】

• 인삼은 크게 원기를 보하고 심장기능을 강화하며 정신을 안정시켜 지력을 증진하고 정신력쇠퇴 등의 증상을 제거하는 작용이 있다. 또 혈액순환촉진, 혈압조정, 체력강화 등의 효과가 있어 대병, 구병, 대실혈 혹 대토사 후에 숨을 헐떡이고(기단), 피로하며 맥은 미약하여 끊어질 것 같고, 허약 상태가 너무 심한 쇼크 상태에는 인삼만 단독으로 달여 복용하고(독삼탕), 탈기에 사지냉을 겸하고, 자한 등 망양의 증상을 보이면 부자와 같이 쓰며(삼부탕), 열로 기와 음이 부족하고 단기, 구갈, 맥미세를 보이면 맥문동, 오미자를 가한다(생맥산).

• 인삼에는 강심작용이 있어 체력이 약하여 전신에 힘이 없고 심장이 약할 때 쓰면 심장의 박동을 강화하는 좋은 효과가 있다. 약리 연구로도 인삼의 강심작용은 강심배당체와 유사하고 승압작용이 현저하며, 또한 호흡중추를 흥분케 하여 호흡빈도와 호흡심도를 증강하는 작용을 한다는 것이 증명되었다.

• 인삼과 천화분을 함께 쓰면 암세포의 성장을 억제하는 작용이 있다. 현재 여기에 대한 것은 반지련, 백화사설초와 함께 계속 연구 중에 있다.

• 인삼은 내분비를 자극하여 항진시키는 작용이 있으며, 심근을 억제하고 혈압을 조정하여 정상으로 회복시키는 작용도 있다. 또한 남녀 성기능의 쇠퇴를 치료하므로 노령자의 양위 및 유정을 치료하는 데도 좋다. 단 장기간 복용해야 한다.

• 인삼은 노쇠를 방지하고 두뇌의 활동을 활발하게 하며 정신력을 왕성하게 하고 시력, 청력, 사고력, 기억력을 좋게 하며, 주의력의 집중을 돕는 작용을 하므로 노인들이 원기가 부족하고 숨이 차서 헐떡거릴 때 좋다. 단, 장기간 복용하지 않으면 효과를 얻기 어렵다.

【수치】 노두(구토작용)제거 사용해야 한다.

* 보건복지부 한약처방100 가지 약초

# 황기(단너삼)

학명: Astragalus membranaceus, A. mogolicus
이명: 황기, 면황기, 황초, 단너삼, Astragali radix

보허약(보기약)

376

콩과 식물인 동북황기(황기)의 근

■■전문가의 한마디

황기에는 현저한 요
량증가 및 Na 배설촉
진 작용이 있다. 기허
로 수습이 정체하여
온 몸과 얼굴이 붓고
소변이 시원치 못하
면 백출, 방기 등을 가
하여 쓴다

●식물의 특성과 형태

높이 1m, 꽃은 연한 노란색으로 7~8월에 총상화서, 열매 꼬투리는
난형이다. 약재는 원주형으로 황색이다.

●약초의 성미와 작용

맛은 달고 성질은 약간 따뜻하다. 비장과 폐를 다스린다.

●약리효과와 효능

기가 허하여 지나치게 많은 땀이 흐르거나 상처가 잘 아물지 않는
것을 치료하는데 이때는 말린 것을 그대로 사용한다.

●주요 함유 성분과 물질 포르모노네틴, 아스트라이소플라반, 아스
트라프테로카르판, 베타시토스테롤 등이 함유되어 있다.

●채취시기와 사용부위 가을 또는 봄에 뿌리를 캐어 물에 씻어 햇볕
에서 말려서 이용한다.

●복용방법 하루 6~15g을 복용한다. 대제로는 120g까지 사용한다.

●사용상 주의사항

백선피와 함께 쓰면 효과가 떨어진다. 피부에 사기가 왕성하여 생긴 단독, 종기가 있는 사람과 상처 부위가 아프고 열이 나는 증상에는 복용을 피해야 한다.

●임상응용 복용실례 혈압강하, 소염 작용이 있고, 혈행장애로 인한 피부와 감각마비, 반신불수, 구안와사, 소갈증, 각종 암 등에 사용한다. 백작약, 금은화, 감초, 조각자 등과 배합하여 농을 배출시키고 상처를 빨리 아물게 한다.

【알기 쉽게 풀어쓴 임상응용】

강장보신
• 황기는 강장보신에 중요한 약물로서 모든 허약증에 적용되며 밀자하면 효과가 더욱 강해진다. 또 약성이 온화하여 허를 보하면서도 조열을 초래하지 않으므로 장기간 복용하여도 해가 없다.

고표지한
• 지한작용이 있으므로 표허(위기허)에서 오는 자한, 도한에 모려, 부소맥, 마황근 등을 가하여 쓰고(모려산), 표허자한에 오풍을 겸하고 맥이 허하며 감기(풍사)에 쉽게 감염되면 백출, 방풍을 가하여 익기고표 한다(옥병풍산). 음허내열로 인한 도한에는 생지황, 황백 등을 가하여 쓴다(당귀육황탕). 몸이 허약하여 평소에 약간의 땀이 있는 자가 급성열병으로 허한이 갑자기 증가할 경우에는 부소맥, 모려, 산약을 같이 쓰면 땀을 멎게 하고 저항력도 증가하는 효과가 있다.

이뇨소종
• 황기에는 현저한 요량증가 및 Na 배설촉진 작용이 있다. 기허로 수습이 정체하여 온 몸과 얼굴이 붓고 소변이 시원치 못하면 백출, 방기 등을 가하여 쓴다(방기황기탕). 급성 신염으로 인한 풍수에는 방기, 백출, 감초를 가하여 쓰고, 피수에는 방기, 계지, 복령, 감초 등을 가하여 쓴다. 신염후기나 신부전에는 파고지, 당삼, 파극, 육계와 같이 쓰면 신기능이 강화된다. 또 황기는 요단백소실을 가속화하므로 단백이 장기간 소실되지 않을 때 산약, 택사, 복령, 당삼을 넣어 쓰면 좋다.

탁독생기
• 신체허약으로 인한 창양종독의 치료에 쓰이므로 기혈부족에 의한 옹저가 빨리 곪아터지지 않거나 혹은터진 후에 빨리 아물지 않는 것에 이용한다(이것을 고인은 "구패"라 하였음). 창양이 오랫동안 곪아터지지 않는 때는 당귀, 천산갑, 조각자 등을 가하며, 창양은 터졌으나 오랫동안 아물지 않으면 당귀, 인삼, 육계 등을 가한다(십전대보탕). 상처가 내함되거나 터진 구멍이 좀처럼 아물지 않을 때는 황기를 당귀와 같이 쓰면 피막이 생겨 상처를 아물게 한다. 단, 화농증의 초기에는 염증이 심해질 수 있으므로 사용하지 않는다.

377

정과 혈을 보하고 근골을 강하게 하는

# 녹용

학명: Cervus albirostris
이명: 반룡주, 흰입술사슴, Cervi pantotrichum

사슴과 동물인 매화록(대륙사슴)의 용. 마록(백두산사슴)의 용

■■■전문가의 한마디

녹용의 혈, 근, 육 등
전신이 유용하며 특
히 녹용, 녹미, 녹경은
장양작용을 가진다고
보고되어 있다. 그 중
에서도 녹용이 제일
좋고, 사용할 때는 잘
라서 장시간 달이거
나 분말로 하여 복용
한다.

●식물의 특성과 형태

자라기 시작하여 한 달 이내의 뿔로 부드럽고 혈액이 많다. 대개
는 약 60~70cm 정도에서 잘라서 약용한다.

●약초의 성미와 작용

달고 짜며 성질은 따스하며 간과 신장에 작용한다.

●약리효과와 효능

정과 혈을 보하고 근골을 강하게 한다. 유정, 대하, 마르는 증상,
정신이 권태롭고 피로한 것, 어지럼증, 귀에서 소리나는 증상, 요
통, 슬관절통을 다스린다.

●주요 함유 성분과 물질

교질, 프로틴, 칼슘, 마그네슘 등을 함유하고 있다.

●채취시기와 사용부위

불로 잔털을 제거한 후 황주나 소주에 담가서 24시간 두었다가 건

조하여 사용하거나 불에 약간 구워 사용한다.

복용방법

아직 골화되지 않은 것을 사용하며 2~4g을 복용한다.

●사용상 주의사항

진액이 부족하면서 열이 있는 사람이나 소화기 기능이 항진되어 있는 사람, 진액이

부족하면서 출혈증상이 있는 사람은 피해야 한다.

●임상응용 복용실례

양기부족, 정과 혈이 허한데 매우 뛰어난 치료효과가 있다. 우슬, 두충, 지황, 보골지,

파극천 등을 배합하여 요통과 유정을 다스린다.

【알기 쉽게 풀어쓴 임상응용】

• 녹용은 이미 세계 각국에서 주목을 받고 임상 각방면에서 응용되고 있다. 녹용의 혈, 근, 육 등 전신이
유용하며 특히 녹용, 녹미, 녹경은 장양작용을 가진다고 보고되어 있다. 그 중에서도 녹용이 제일 좋고, 사
용할 때는 잘라서 장시간 달이거나 분말로 하여 복용한다. 녹용에 함유된 성분은 대량의 발정호르몬, 칼
슘, 교질, 단백질, 마그네슘 등이다.

• 체질이 허약한 소아로서 발육이 더디거나 연골병에 걸려 있을 경우, 또는 치아가 더디게 나거나 정문이
좀처럼 아물지 않는 경우에 녹용을 복용시키면 지능도 발달시키고 위장의 소화흡수력을 높이는 효과도
있다.

• 녹용에는 호르몬이 들어 있어 성기능감퇴에 대하여 흥분장양작용이 있으므로 남성의 양위나 여성의
불감증이 있을 때 황기, 당삼, 구기자, 산약, 사삼 등과 같이 사용하면 좋은 효과가 있다.

• 녹용에는 장양의 효능이 있으므로 정신피로, 수척, 사지냉감, 요슬냉감, 야간빈뇨, 식욕부진, 수면불량
등의 증상이 나타날 때도 황기, 인삼과 같이 쓰면 좋다.

• 녹용은 적혈구, Hemoglobin, 망상적혈구의 신생을 촉진하는 효과가 있으므로 다산에 의한 체
력소모나 중병 및 대수술 후에 쓰면 좋다.

• 신양허로 추위하고 힘이 없으며, 양위활정, 유뇨, 요빈 및 불임, 허한성 자궁출혈,
대하과다 등에 가루로 만들어 복용하거나 숙지황, 산수유, 파극, 음양곽, 보골지, 두
충 등과 같이 쓰면 좋다. 허한성 자궁출혈에는 아교, 오적골, 포황, 당귀 등을, 신
양부족, 충임경의 허한에 속한 대하과다에는 구척이나 백급을 가하여 사용한다.

# 두충

학명: Eucommia ulmoides
이명: 목면, 사선, 사선목, Eucommiae cortex

두충과 식물인 두충(두중)의 수피

**■■전문가의 한마디**

두충의 주치는 성기능쇠퇴이다. 양위, 조루, 불감증에 사용하면 좋으며 주로 보골지, 토사자, 육종용, 육계 등과 같이 쓰면 조기의 성기능감퇴에 좋다.

●식물의 특성과 형태

높이 20m, 줄기 껍질, 잎, 열매를 자르면 고무같은 실이 나옴, 꽃은 암수 딴그루로서 새 가지의 밑부분 포편의 겨드랑이에 달리고 꽃덮개는 없다.

●약초의 성미와 작용

맛은 맵고 달며 성질은 따뜻하다. 간, 신장에 작용한다.

●약리효과와 효능

간과 신을 보하고 힘줄과 뼈를 튼튼하게 하며 태아를 안정시킨다. 강장 효과가 있어 몸을 튼튼하게 하고 신장과 간 기능을 촉진시킨다.

●주요 함유 성분과 물질

두중교(gutta-percha) 6-10%, 수지, Alcaloid, 유기산, 비타민 C등이 함유되어 있다.

●채취시기와 사용부위 봄부터 여름사이, 4~5월에 줄기껍질을 벗겨

겉껍질을 긁어버리고 햇볕에 말리어 사용한다.

### 복용방법

하루 8~12g을 탕약, 알약, 가루약, 약술 형태로 복용한다.

### ●사용상 주의사항

현삼과는 배합금기이며, 정력이 약한 사람이 열이 왕성한 증상에는 쓰지 않는다.

### ●임상응용 복용실례

정기쇠퇴로 인한 요통, 무릎이 차고 시린 증상, 몽정, 조루, 소변불리에 좋다. 두충 15~40g을 물 250ml로 200ml 정도 되게 달여 하루 세 번 복용하면 고혈압치료에 효과적이다. 속단, 산수유, 두충 등과 함께 복용하면 허리와 등이 시고 아픈 것에 효과적이다.

【알기 쉽게 풀어쓴 임상응용】

### 장양보신

• 두충은 보양강장약으로 보익범위가 넓어 내과, 부인과에서 보이는 약간의 퇴행성질병에 쓰인다. 약리 연구에 의하면 고혈압, 고혈당, 동맥경화, 뇌신경쇠약, 심장과 뇌중추신경의 질병에 치료효과가 현저하다는 것이 증명되었다.
• 두충의 주치는 성기능쇠퇴이다. 양위, 조루, 불감증에 사용하면 좋으며 주로 보골지, 토사자, 육종용, 육계 등과 같이 쓰면 조기의 성기능감퇴에 좋다. 쇠퇴가 중증이면 녹용 등 동물성 장양약을 배합하여 환으로 쓰는 것이 좋다. 몽정에는 복분자, 익지인, 모려와 같이 쓰면 좋다.

### 요력증가

• 두충은 풍습을 제거하고 요의 골격근, 건력을 증강하는 작용이 있다. 풍습에 의한 요척 및 하지동통무력, 풍습성 척추염, 비대성 척추염, 풍습성 요근염, 좌골신경통, 요근피로 등이 잘 낫지 않고 발작을 반복하며 가벼운 근육위축을 보일 때는 구척, 속단, 황기, 단삼, 당귀, 현호색, 강활 등과 같이 술에 담가 복용하거나 환으로 만들어 복용하면 효과가 좋다.

### 강압안태

• 두충에는 강하고 지속성인 강압작용이 있어 동맥경화성고혈압, 빈혈성고혈압, 신장성고혈압 등에 쓰면 좋다. 또 두충에는 콜레스테롤 흡수를 감소시키는 작용도 있다.

【수치】 수피가 초흑이 되도록 해서 고무질을 완전히 제거 후 사용한다.

# 보골지(파고지)

학명: Psoralea corylifolia
이명: 파고지, 흑고자, 개암풀, Psoraleae fructus

● 식물의 특성과 형태 중국 남부에 자생, 높이는 1~1.5m, 잎은 어긋나며 꽃은 7~8월에 두상 총상화서, 꽃잎은 나비 모양이다.

● 약초의 성미와 작용 맛은 맵고 쓰며 성질은 따뜻하다. 신장, 비장에 작용한다.

● 약리효과와 효능 양기가 허약하여 허리와 무릎이 시리고 아프거나 소변을 자주 볼 때, 음위와 유정, 유뇨, 설사 등에 효과가 있다.

● 주요 함유 성분과 물질 수지, 정유, bakuchiol, psoralen, angelicin, bavachin, bavachinin, isobavachin 등이 함유되어 있고, 껍질에는 psoralidin, corylifolin 등이 함유되어 있다.

● 채취시기와 사용부위 가을에 익은 열매를 채취하여 햇볕에 말린 후 다듬어 소금물에 담갔다가 구워서 사용한다.

● 복용방법 하루에 8~12g을 복용한다.

● 사용상 주의사항 음액이 부족하고 열이 많은 사람과 대변이 건조한 사람은 복용을 피해야 한다.

● 임상응용 복용실례 강심작용과 항암작용, 지혈작용, 항균작용, 여성호르몬 유사 작용 등이 밝혀졌다.

토사자, 호도, 침향 등과 배합하여 음위증을 다스린다.

# 선모

학명: Curculigo orchioides
이명: 파라문삼, 독각선모, Curculiginis rhizoma

●식물의 특성과 형태 잎은 띠와 비슷하고, 꽃은 황색으로 잎겨드랑이에 달리고, 열매는 삭과로 타원상 구형, 종자는 흑색 구형이다.

●약초의 성미와 작용

맛은 맵고 성질은 따뜻하며 약간의 독성을 가지고 있다. 신장과 간, 비장에 작용한다.

●약리효과와 효능 신장의 양기를 보충하고 성기능을 촉진하며 허리와 무릎을 따뜻하게 하여 신장이 쇠약하여 발생하는 발기불능 등의 성기능 감퇴나 허리와 무릎이 시리고 아픈 증상 등에 효과가 있다.

●주요 함유 성분과 물질 tannin 4%, 지방 1%, 수지, 전분 등이 함유되어 있다. 이 외에도 curculigoside, lycorine, mucolage 등이 함유되어 있다.

●채취시기와 사용부위

가을과 겨울에 채취하여 잔 뿌리을 잘 씻어서 햇볕에 말려서 이용한다.

복용방법 하루에 4~12g을 복용한다.

●사용상 주의사항 독성이 있고 약효가 강하므로 몸에 진액이 부족하여 허열이 뜨는 사람은 복용을 피해야 한다.

# 속단

학명: Dipsacus asper, D. japonicus
이명: 용두, 속절, 접골, 천속단, Dipsaci radix

보허약(보양약)

384

●식물의 특성과 형태 줄기에 6~8개의 모서리, 잎은 마주나며 꽃은 8~9월에 흰색 두상
화서로 피고, 열매는 9~10월에 익는다.

●약초의 성미와 작용 맛은 쓰고 매우며 성질은 약간 따뜻하다. 간과 신장에 작용한다.

●약리효과와 효능 간과 신장이 약하여 나타나는 허리와 무릎이 시리고 아픈 증상, 관
절이 잘 움직이지 않는 증상, 붕우, 유정, 각종 타박상 등에 효과가 있다.

●주요 함유 성분과 물질 Alkaloid, 정유, Vit. E, Iridoid, Gentianine, Triterpenoid, Saponin,
Akebia Saponin D, Daucosterol, Secologanin, Loganin 등이 함유되어 있다.

●채취시기와 사용부위 가을에 뿌리를 채취하여 잔뿌리를 제거한 후 약한 불에 쬐어 말
려서 이용한다.

●복용방법 하루에 6~12g을 복용한다.

●사용상 주의사항 맛이 쓰고 성질이 차가운 약과 함께 사용하여서는 안되며, 열이 많
이 나는 사람도 복용을 피해야 한다.

●임상응용 복용실례 배농작용, 지혈작용, 진통작용, 조직재생촉진작용 등
이 있다.

두충, 우슬, 비해 등과 배합하여 하지무력증을 다스린다.

잘 걷지 못하는 증상이나 발기부전, 조루, 변비 등에 일정한 효과가 있는

# 쇄양

학명: Cynomorium songaricum
이명: 쇄양, 불로약, 지모구, Cynomorii herba

●식물의 특성과 형태 높이 0.5~1m, 뿌리줄기는 짧은 혹 모양, 잎은 비늘모양 난형, 꽃은 암자색 수상화서, 열매는 견과로 구형이다.

●약초의 성미와 작용 맛은 달고 성질은 따뜻하다. 비장과 신장, 대장에 작용한다.

●약리효과와 효능 허리와 무릎이 약하여 잘 걷지 못하는 증상이나 발기부전, 조루, 변비 등에 일정한 효과가 있다.

●주요 함유 성분과 물질 Anthocyanidin, Triterpenoid saponin, Tannin, Cynoteropene, Daucosterol, $\beta$Sitosterol, Ursolic acid 등이 함유되어 있다.

●채취시기와 사용부위 봄과 가을에 채취하여 꽃 부분과 진흙을 제거한 뒤 잘 씻어 햇볕에 말려서 이용한다.

복용방법 하루에 6~12g을 복용한다.

●사용상 주의사항 진액이 부족하면서 열이 있는 사람과 소화기가 약해 설사를 하는 사람, 열이 있으면서 변비가 있는 사람은 복용을 피해야 한다.

●임상응용 복용실례 허리와 무릎이 약하여 보행곤란 증상, 발기부전, 조루, 변비 등에 효과가 있다.

파극천, 구기자, 보골지, 음양곽 등과 배합하여 성욕결핍을 다스린다.

# 육종용

학명: Cistanche deserticola
이명: 육승용, 지정, 오리나무더부살이, Cistanches herba

열당과의 육종용의 육질경

■■전문가의 한마디

장양효과가 아주 좋으므로 성기능감퇴, 야간다뇨, 빈뇨, 부종, 하지이완성마비, 월경과다, 백대하, 불임 등에 적용한다. 성기능쇠약을 치료할 때는 육종용을 잊지 않고 활용하면 좋다.

●식물의 특성과 형태

높이 30~45cm, 줄기는 원주형이고, 잎은 침상, 꽃은 수상화서 원주형이고 꽃잎은 종모양. 열매는 타원상 구형이다.

●약초의 성미와 작용

맛은 달고 시고 짜며 성질은 따뜻하다. 신장과 대장에 작용한다.

●약리효과와 효능

정력감퇴, 고환 위축, 전립선염, 유정, 불임증, 골연화증, 허리와 무릎이 시리고 아픈데 쓰인다.

●주요 함유 성분과 물질

Alo-cis-isoiridomyrmecine, Alo-cis-iridomyrcin, Alo-cis-dehydrolactone, Alo-cis-isodehydronepelactone 등이 함유되어 있다.

●채취시기와 사용부위

봄에 줄기를 채취하여 소금물에 절이다.

복용방법

하루 6~9g을 탕약, 알약 형태로 먹는다.

●사용상 주의사항

실증의 열이 있는 경우와 설사에는 쓰지 않는다. 또한 장에 열이 있어 변비가 있는 사람은 복용을 하지 말아야 한다.

●임상응용 복용실례

정력감퇴, 고환위축, 전립선염, 유정, 불임증, 골연화증, 요통, 노약자 변비, 여러 가지 출혈 등에 사용된다. 숙지황, 토사자, 오미자와 배합하여 신이 허하여 생긴 고환 위축을 다스린다.

【알기 쉽게 풀어쓴 임상응용】

장양생정
• 육종용은 적용하는 증상이 광범위하고, 약성은 온이나 신열은 아니며, 보신의 작용을 갖지만 격렬하지 않다. 장에 윤기를 넣어주지만 설사를 일으키지는 않는다. 그러므로 장기간 복용하면 몸을 건강하게 하고, 병을 예방하며, 수명을 연장하는 효과가 있다.
• 육종용은 장양효과가 아주 좋으므로 성기능감퇴, 야간다뇨, 빈뇨, 부종, 하지이완성마비, 월경과다, 백대하, 불임 등에 적용한다. 성기능쇠약을 치료할 때는 육종용을 잊지 않고 활용하면 좋다.
• 가벼운 성기능쇠약으로 조루가 있을 때는 산수유, 토사자, 보골지와 같이 쓰면 좋다. 좀 더 심한 상태면 파극, 보골지, 녹용 등 동물성 장양약과 같이 쓸 필요가 있으며, 이는 부인의 불감증 치료에도 좋다.
• 정자의 감소, 활동불량에는 육종용에 토사자, 파극, 음양곽 등을 넣고 환으로 만들어 복용하면 좋다.
• 일체의 병후쇠약증상에는 장염증상만 없다면 육종용을 군으로 하고 구기자, 황기, 당삼 등과 같이 쓰면 좋다.

윤장통변
• 육종용은 대변의 수분을 증가시키는 작용이 있으므로 허약성변비에는 좋으나 실열성변비에는 금한다. 노인이나 산부의 장조변비에는 마자인, 당귀 등을 가하여 사용한다.

【수치】 수침하여 염분 제거 후 주증하여 사용한다.

# 익지인

학명: Alpinia oxyphylla
이명: 익지자, 익지종, 영화고, Alpiniae oxyphyllae fructus

보허약(보양약)

388

●식물의 특성과 형태 높이 1~3m, 잎은 어긋나며 꽃은 흰색 원추화서로 열매는 타원상 구형 삭과, 외피는 여러개 선명한 맥이 있다.

●약초의 성미와 작용 맛은 맵고 성질은 따뜻하며 비장과 신장에 작용한다.

●약리효과와 효능

 신장의 양기를 돕고, 비장의 기운을 따뜻하게 하는 효과가 있다. 소변이 자주 나와 불편한 노인성 유뇨, 빈뇨, 어린아이 야뇨증과 배가 차가워 설사를 하는 증상에 좋다.

●주요 함유 성분과 물질 Volatile oil, Cineole, Terpene, Sesquiterpene, Zingiberene, Nootkatol, Yakuchinone A-B 등이 함유되어 있다.

●채취시기와 사용부위 여름철 열매가 여문 다음 따서 말려두었다가 쓸 때 열매껍질을 벗겨버리고 사용한다.

 복용방법 하루 3~6g을 탕약, 가루약, 알약 형태로 먹는다.

●사용상 주의사항

 본 약재는 성질이 뜨거워 인체의 열기를 도와주므로 몸에 열이 많은 양성 체질 환자나 진액부족이 있으면서 열이 뜨는 사람에게는 좋지 않다.

몸이 허하여 마르거나 열이 뜨는 증상에 좋은

# 자하거(태반)

학명: Homo sapiens
이명: 태의, 포의, Hominis placenta

●식물의 특성과 형태 불규칙한 원형, 지름은 9~16cm, 표면은 붉은 빛을 띠며 한쪽 면은 울룩불룩하고, 주름이 많다. 다른 한 쪽은 막으로 싸여 있다.

●약초의 성미와 작용 맛은 달면서 짜고 성질은 따스하다. 폐와 간 그리고 신장에 작용한다.

●약리효과와 효능 몸이 허하여 마르거나 열이 뜨는 증상, 기침하고 피를 토하는 증상, 정액이 새는 경우, 고환이 위축되는 증상, 안면이 검고 피부가 검어지는 것, 부녀의 혈기 부족으로 인한 불임, 월경 불순, 모유의 결핍 등을 치료한다.

●주요 함유 성분과 물질 감마글로블린, 휘부린, 안정인자, 성선자극호르몬, 갑상선자극호르몬, 옥시토신상물질, 에스트라디올, 프로게스테론과 같은 다종의 스테롤체 호르몬 등 수많은 성분이 함유되어 있다.

●채취시기와 사용부위 신선한 태반을 취하여 양막과 탯줄을 떼어버리고 혈액을 깨끗하게 씻은 다음 뜨거운 물 속에서 조금 삶아 건조한다.

　복용방법 1.5~3g을 내복 혹은 가루로 복용한다.

●사용상 주의사항 음이 허하여 열이 생긴 사람이나 대변이 굳고 마른사람에겐 자하거 단독으로 사용하지 않는다.

# 토사자(새삼씨)

학명: Cuscuta japonica, C, australis
이명: 토사자, 토사실, Cuscutae semen

메꽃과 식물인 갯실새삼 종자

■■■전문가의 한마디

신허로 인한 양위, 유정 및 정자의 감소나 운동능력저하에 따라 일어나는 남성불임에는 육종용, 파극, 보골지, 녹용 등과 같이 쓰면 좋다.

●식물의 특성과 형태

종자는 땅에서 발아하지만 기주 식물(주로 활엽수)에 붙게 되면 뿌리가 없어진다.

●약초의 성미와 작용

맛은 달고 매우며 성질은 평하다. 간과 신장, 비장에 작용한다.

●약리효과와 효능

간과 신장이 허하여 생기는 요통과 무릎이 시리고 아픈 것을 치료한다. 비장이 허하여 생기는 설사에도 효과가 있다.

●주요 함유 성분과 물질

Glycoside, $\beta$-Carotene, $\gamma$-Carotene, 5,6-Epoxy-$\alpha$-carotene, Tetraxanthine, Lutein 등이 함유되어 있다.

●채취시기와 사용부위

가을철에 종자가 성숙했을 때 채취하여 술과 같이 볶으며 술에 넣고 4~5일이 지난 다음 4~5번 쪄서 익힌 후 덩어리를 만들어서 햇볕에 말린 후 사용한다.

●사용상 주의사항

몸에 열이 많아 소변이 붉고 배뇨 시 통증이 있는 사람은 복용을 피해야 한다.

●임상응용 복용실례

강근육 및 명안, 신장을 튼튼하게 하여 유정과 소변을 자주보고, 정력감퇴, 요통과 무릎통증 등에 사용한다. 구기자, 복분자, 오미자 등과 배합하여 발기부전이나 유정 등을 다스린다.

【알기 쉽게 풀어쓴 임상응용】

장양보정
• 토사자는 유윤다액하고 불열불조로 장양보신의 효과가 커서 예로부터 보신에 많이 쓰인 약물이다.
• 신허로 인한 양위, 유정 및 정자의 감소나 운동능력저하에 따라 일어나는 남성불임에는 육종용, 파극, 보골지, 녹용 등과 같이 쓰면 좋다. 또 이명, 요슬산통, 소변빈삭 등을 보이면 구기자, 복분자, 오미자 등을 가하여 쓴다(오자연종환). 여기에 보골지, 두충 등을 가하여 써도 좋다. 신음부족을 겸하면 숙지황, 산약, 산수유 등을 가하고, 유정이나 백대하에는 복령, 연자, 산약을 가하여 쓴다.
• 노인의 체력쇠퇴에는 토사자를 상용하면 좋고, 단독으로 가루 내어 꿀로 환을 만들거나, 산제로 만들어 복용하면 소갈을 치료한다고 한다.
• 토사자는 마비를 치료하는 작용이 있으므로 보골지, 육종용, 황기, 부자와 같이 쓴다. 이완성에는 쇄양, 우슬, 백화사를 넣어 쓰면 좋다. 단 경련성 마비에는 토사자는 듣지 않는다.

보신지사
• 토사자는 허약성으로 인한 다뇨, 빈뇨, 요실금에 대한 치료효과가 있으므로 보골지, 익지인, 복분자와 같이 쓰인다. 소아유뇨에는 복분자, 익지인, 오약, 산약을 가하여 쓴다. 신염후기에 신기능이 떨어지고 핍뇨, 부종이 나타난 경우에도 쓰면 좋다. 이것은 약리 실험으로도 증명되어 있다.

안태명목
• 토사자는 안태의 효과를 가지고 있으므로 습관성유산의 치료에 쓰인다. 임신 전이면 상기생, 육종용, 두충.당귀 등과 같이 쓰면 좋고, 임신중에 쓰면 유산예방도 가능하다.

＊보건복지부 한약처방100 가지 약초

# 파극천(호자나무)

학명: Morinda officinalis
이명: 파극천, 파극, 계장풍, Morindae officinalis radix

꼭두서니과 식물인 파극천의 근

■■전문가의 한마디

약리실험에서는 파극에 부신피질호르몬양의 작용이 있다고 알려졌으며, 동물실험에서는 강압작용이 있는 것이 확인되었다.

식물의 특성과 형태

뿌리는 육질로 비후한 염주상, 잎은 마주나며 꽃은 두상화서로 달린다. 꽃잎은 흰색, 열매는 장과로 둥글고 붉은색이다.

●약초의 성미와 작용

맛은 맵고 달며 성질은 약간 따뜻하다. 신장에 작용한다.

●약리효과와 효능

신장의 양기가 허약하여 생기는 유정, 발기부전, 야뇨증, 여자가 아랫배가 차서 임신하지 못하는데 사용한다.

●주요 함유 성분과 물질

주요성분은 Asperuloside, Tetraacetate, Isoalizarine, Sterol 등이 함유되어 있다.

●채취시기와 사용부위

겨울과 봄에 채취하여 수염뿌리를 제거하고 깨끗이 씻어 건조한다.

복용방법

하루 5~9g을 탕약, 가루약, 알약, 약술, 약엿 형태로 먹는다.

●사용상 주의사항

정액이 부족하며 몸에 열이 있는 사람은 복용을 피해야 한다.

●임상응용 복용실례

신장보양, 뼈와 힘줄을 강건하게 하여 팔다리가 저린 것을 없앤다. 산수유, 산약, 구기자, 보골지 등과 배합하여 발기부전과 불감증을 다스린다.

【알기 쉽게 풀어쓴 임상응용】

장양보익
• 파극은 식물성 장양약으로 중요하며 장양하나 조열하지 않고, 자양유윤의 효과가 있으나 설사를 일으키는 폐단도 없으므로 장기간 복용해도 좋다. 약리실험에서는 파극에 부신피질호르몬양의 작용이 있다고 알려졌으며, 동물실험에서는 강압작용이 있는 것이 확인되었다. 전제는 달이는 시간에 따라 치료효과를 발휘하지 않는 수가 있으므로 환제로 하여 복용시키면 효과가 충분히 발휘된다.
• 파극은 장양의 요약으로 통상 육종용, 보골지 등과 같이 쓴다. 양위에 대해서는 경중을 불문하고 쓰며 용량을 많이 써도 큰 장해는 없다. 파극환은 파극이 군약으로 예로부터 양위, 조루를 치료하기 위한 주요 방제다. 초기나 증상이 가벼운 경우에는 잘 듣지만 심한 경우에는 녹용이나 해구신과 같이 써야 한다.
• 파극은 내장하수에도 유효하다. 위하수에는 황기, 승마, 시호 등과 같이 쓰면 좋고, 신장하수에는 황기, 삼, 두충, 승마, 산약과 같이 쓰면 좋다. 자궁하수도 심하지 않는 경우에는 보중익기탕과 같이 쓰면 좋으나 심할 경우에는 효과가 없다.

보신안태
• 파극은 보신고삽, 지혈안태의 효능을 가지므로 기능성 자궁출혈이나 유산을 방지하는 데 쓰인다. 또 자궁을 따뜻하게 하는 작용도 있으며 이에는 육계, 보골지와 같이 쓰면 더욱 좋다.

거풍습
• 파극은 차게 하면 통증이 더 심해지는 잘 낫지 않는 류머티즘에 쓰면 효과가 좋다. 또 보혈온난을 도모하여 체력을 증가시키는 데는 파극과 육계, 부자, 황기 등과 같이 환으로 만들어 쓰거나 술에 담가 사용해도 좋다. 단, 병의 초기에 통처가 발적, 종창을 보일 때 쓰면 안 된다.

* 보건복지부 한약처방100 가지 약초

# 호로파

학명: Trigonella foenum-graecum
이명: 로파, 호파, Trigonellae semens

394

콩과 식물인 호노파의 종자

■ ■ ■전문가의 한마디

성기능이 감퇴되면 주증상 외에 하반신의 한냉감이나 하지 침중무력을 호소하므로 장양산한을 도모해야 좋은데 이에는 육종용, 보골지, 파극과 같이 쓰면 좋다.

●식물의 특성과 형태

높이 50~80cm, 향기가 나고, 잎은 어긋난다. 꽃은 흰색, 열매 꼬투리는 가늘며, 종자는 다갈색이다.

●약초의 성미와 작용

맛은 쓰고 성질은 따뜻하다. 신장에 작용한다.

●약리효과와 효능

호로파는 신장의 양기가 허하여 허리와 무릎이 시리고 아픈데, 발기가 되지 않고 정력이 약해지거나, 속이 차면서 배가 아프고 방광까지 당기고 아픈 데, 위경련, 각기, 배뇨장애가 있을 때 사용한다.

●주요 함유 성분과 물질

trigonelline, gallactose, mannose, choline 등이 함유되어 있다.

●채취시기와 사용부위

늦은 여름 씨가 여문 다음 전초를 채취하여 씨를 털어 이용한다.

복용방법

하루 3~9g을 복용한다.

●사용상 주의사항

음이 허하여 허열이 뜨는 사람은 복용을 피해야 한다.

●임상응용 복용실례

허리와 무릎이 시리고 아픈데, 발기부전과 정력약화, 위경련, 각기, 배뇨장애 등에 사용한다. 유황, 부자 등과 배합하여 신장이 약해서 생긴 복부와 옆구리의 팽만을 다스린다.

【알기 쉽게 풀어쓴 임상응용】

장양고정
• 호로파의 장양작용은 비교적 약하므로 단독으로 응용하지 않고 다른 장양약과 배합하여 쓴다. 약성이 온난하여 양위, 조루의 치료에 쓰이는 데 주로 부자, 보골지, 토사자, 파극, 육종용, 녹용 등과 같이 쓰면 좋다.
• 일반적으로 성기능이 감퇴되면 주증상 외에 하반신의 한냉감이나 하지침중무력을 호소하므로 장양산한을 도모해야 좋은데 이에는 육종용, 보골지, 파극과 같이 쓰면 좋다.
• 호로파는 중증의 몽정에도 쓰인다. 이에는 금앵자, 육종용, 용골, 모려 등과 같이 쓰면 좋다. 만약 성기가 냉하고 아랫배에 통증이 있으면 녹용, 합 등과 같이 쓰면 좋다.

거한화습
• 호로파는 복부허한을 치료하는 작용이 있으므로 한산으로 피로하거나 차게 하였을 때 음낭이 빠지려하는 격통을 보일 때 소회향, 오수유, 현호색, 천련자, 오약과 같이 쓰면 산한지통에 좋은 효과가 있다. 헤르니아가 일어나 통증을 참을 수 없을 때 소회향, 오수유와 같이 쓰면서 동시에 무릎을 세우고 누워 있게 하면 좋다.
• 완고하고 난치성의 빈혈두통에는 당귀, 하수오, 삼릉, 도인, 홍화, 시호와 같이 쓰면 좋다. 뇌진탕 후의 완고한 두통에는 단삼, 도인, 파극, 황기를 같이 쓰면 좋다. 단 가벼운 두통에 쓰는 것은 바람직하지 않다.
• 만성정신병에 장양약물을 쓰면 정신쇠퇴를 방지할 수 있는데 이에는 육종용, 산조인, 파극 등과 같이 쓰면 좋다.

# 호도인

학명: Juglans sinensis
이명: 호도인, 핵도인, 호두살, Juglandis semen

보허약(보양약)

396

●식물의 특성과 형태

높이가 20㎝, 수피는 회백색, 잎은 기수우상복엽, 꽃은 4~5월에 피고, 열매는 둥글고 핵은 도란형으로 4실이다.

●약초의 성미와 작용 맛은 달고 성질은 따뜻하다. 신장과 폐에 작용한다.

●약리효과와 효능 폐와 신장이 마르고 허하여 생기는 기침, 요통과 다리에 힘이 없는 경우, 고환이 위축되는 것, 유정, 소변이 잦은 것, 변비 등에 효과가 있다.

●주요 함유 성분과 물질 지방유, 단백질, 탄수화물, 칼슘, 인, 철 등이 함유되어 있다.

●채취시기와 사용부위

가을에 채취하여 껍질을 제거하고 햇볕에 말려서 이용한다.

●복용방법 하루 8~12g을 복용한다.

●사용상 주의사항 진액이 부족하면서 열이 있는 사람이나 열이 있으면서 기침하는 사람, 변이 무른 사람은 복용을 피해야 한다.

●임상응용 복용실례 기침, 요통과 다리에 힘이 없는 경우, 고환이 위축되는 것, 유정, 소변이 잦은 것, 변비 등에 사용한다.

보골지, 두충 등을 배합하여 노인이나 허약자들의 요통을 다스린다.

오랜 설사, 종기, 만성 간염, 치질, 등을 다스리는

# 하수오

학명: Polygonum multiflorum
이명: 진지백, 마간석, Polygoni multiflori radix

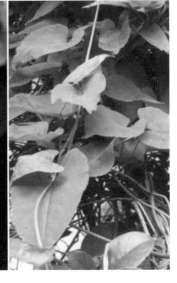

●식물의 특성과 형태

뿌리는 땅 속으로 뻗고 둥근 뿌리줄기가 있으며, 잎은 어긋나고 심장형이다.

●약초의 성미와 작용

맛은 쓰고 달고 떫으며 성질은 따스하다. 간과 심장, 신장에 작용한다.

●약리효과와 효능 빈혈성 어지럼증, 머리 세는 것, 유정, 대하, 오랜 설사, 종기, 만성 간염, 치질, 등을 다스린다.

●주요 함유 성분과 물질

chrysophanol, emodin, physcion, 조지방 등이 함유되어 있다.

●채취시기와 사용부위 늦가을에서 이른 봄에 걸쳐 채취하여 생용을 하거나 흑두와 황주를 넣고 삶아 말려서 사용한다.

복용방법 하루 8~25g을 복용한다.

●사용상 주의사항 변이 무른 사람이나 담이 걸리는 사람은 복용을 피해야 한다.

●임상응용 복용실례 강장, 조혈기능강화, 피로회복촉진 작용 등이 있다.

용골, 인삼, 당귀 등과 배합하여 하혈이 그치지 않는 것을 다스린다.

# 당귀

학명: Angelica sinensis(OLIV.)DIELS
이명: 건귀, 산점, 백점

산형과 식물인 조선당귀(참당귀)의 근

■■■전문가의 한마디

부인과의 질환에는 급, 만성을 가리지 않고 응용하며, 특히 빈혈증상을 없애는 작용이 우수하므로 안색이 나쁘고 현훈, 동계, 불면, 월경불순 등의 증에는 모두 당귀를 군으로 쓰는 것이 좋다.

● 식물의 특성과 형태

당귀는 굵고 짧은 주근의 길이 3~7×2~5cm, 가지뿌리의 길이는 15~20cm이다. 바깥면은 엷은 황갈색~흑갈색으로 주근 및 가지뿌리에는 세로주름이 많다.

● 약초의 성미와 작용

맛은 달고 매우며 성질은 따뜻하다.

● 약리효과와 효능

혈액순환 장애로 인한 마비증상과 어혈을 풀어주며 생리통, 생리불순 등에 사용하며, 혈액과 진액을 보충하는 효과가 있어 노인과 허약자의 변비에 사용한다.

● 주요 함유 성분과 물질

당귀는 decursinol, decursin, 중국당귀는 ligustillde, butylidenephthalide 등이 함유되어 있다.

●채취시기와 사용부위

가을에 줄기가 나오지 않은 당귀의 뿌리를 캐서 씻어 햇볕에 말려서 사용한다.

　복용방법 하루 6~12g을 탕약, 알약, 가루약, 약술, 약엿 형태로 복용한다.

●사용상 주의사항 설사하는 사람에게는 좋지 않다.

●임상응용 복용실례

부인냉증, 혈색불량, 산전·산후회복, 월경불순, 자궁발육부진, 혈액불순 마비증상, 생리통, 생리불순, 변비 등에 사용한다. 천궁, 작약 등을 배합하여 혈이 부족한 것을 다스린다.

【알기 쉽게 풀어쓴 임상응용】

### 보혈조경
• 당귀는 상용되는 보혈약으로 단독으로써도 좋은 효과가 있으며 복방으로도 많이 응용한다. 부인과의 질환에는 급, 만성을 가리지 않고 응용하며, 특히 빈혈증상을 없애는 작용이 우수하므로 안색이 나쁘고 현훈, 동계, 불면, 월경불순 등의 증에는 모두 당귀를 군으로 쓰는 것이 좋다.
• 보혈효과가 강하므로 혈허로 인한 각종 증후에 보기약과 같이 쓴다.(당귀보혈탕)

### 활혈지통
• 당귀는 보혈작용 뿐만 아니라 어혈소산의 효능도 있으므로 허한복통, 어혈통, 풍습비통 등에도 활용한다. 허한복통에는 계지, 백작, 생강 등을(당귀건중탕), 혈어로 인한 동통에는 유향, 몰약, 단삼 등을(활락효단), 질타손통에는 대황, 홍화, 시호, 천산갑 등을(복원활혈탕), 관절비통 혹 지체마목에는 강활, 계지, 진교 등을 가하여 쓴다.
• 동맥경화로 협심증이 일어난 경우에는 우선 소합향, 현호색, 강향 등으로 통증을 멎게 하고, 당귀에 적작, 단삼, 천궁, 홍화를 넣어 쓰면 관상동맥을 확장하고 혈관저항을 경감하며 혈류속도를 촉진시키는 효과가 있어 통증은 점차 소실한다. 이것은 혈전성질환에 쓰면 혈전을 용해하고 혈관폐색을 열어 혈액순환의 개선작용을 하게 되어 지통 및 신체의 운동기능 회복에도 도움이 된다.

### 보혈윤장
• 당귀는 보혈윤장의 효능이 있으므로 혈허로 인한 장조변비에는 육종용, 마자인, 하수오 등을 가하여 사용한다(익혈윤장환).

　　　　　　　* 보건복지부 한약처방100 가지 약초

# 숙지황

학명: Rehmannia glutinosa
이명: 숙지, Rehmanniae radix preparat

현삼과 식물인 지황의 근경

■■■전문가의 한마디

특히 부인과에 많이 쓰는데 수분이 많고 끈적거려 소화장애가 있으므로 미연에 사인이나 진피와 같이 쓰는 것이 좋다.

●식물의 특성과 형태

생지황을 쪄서 말린 것이다.

●약초의 성미와 작용

맛은 달며 성질은 약간 따뜻하다. 간과 신장에 작용한다.

●약리효과와 효능

신장의 음혈이 부족할 때, 허리와 무릎이 시리고 아플 때, 허열이 뜨고 식은땀을 흘리며 유정이 있을 때, 갈증이 있거나 가슴이 뛰고 진정이 되지 않을 때 효과를 나타낸다.

●주요 함유 성분과 물질

stachyose, verbascose, mannotriose, raffinose, sucrose, Θglucose, D-fructose, D-galactose 등이 함유되어 있으며, 이 외에도 catalpol, vitamin A, orginine, mannitol, βsitosterol 등이 함유되어 있다.

●채취시기와 사용부위

지황과 회경지황의 뿌리를 가공하여 찐 후 햇볕에 말린 것을 이용한다.

　복용방법

12~30g 많으면 매일 45~60g 최고 90g까지 사용 가능하다.

●사용상 주의사항

　숙지황은 점성이 많아 소화가 잘 안될 수 있으므로 배가 그득하여 밥을 잘 먹을 수 없고 변이 무른 사람은 복용을 피해야 한다.

●임상응용 복용실례

　동맥경화를 방지하는 효과가 있다는 보고가 있다. 당귀, 천궁, 포황, 흑두, 건강, 택란, 익모초 등과 배합하여 산후에 혈이 부족한 상태에서 열이 나는 증상을 다스린다.

【알기 쉽게 풀어쓴 임상응용】

• 숙지황은 보혈의 요약이며, 당귀, 백작과 같이 쓰면 보혈효과가 더욱 강해진다. 특히 부인과에 많이 쓰는데 수분이 많고 끈적거려 소화장애가 있으므로 미연에 사인이나 진피와 같이 쓰는 것이 좋다.
• 숙지황은 빈혈을 치료하는 작용이 있지만 단독으로는 효과가 약하므로 복방으로 쓴다. 철분 부족으로 얼굴이 누렇고 혀와 입술이 창백하며 무기력하고 사지가 냉할 때는 당귀, 아교, 하수오를 넣어 쓰면 좋다. 혈허증에는 환이나 고제로 쓰는 것이 복용하기 쉽고 약효면에서도 우수하다.
• 숙지황은 지혈보혈작용으로 한다. 출혈과다로 안색이 창백하고 무기력하며 맥침세하고 무력한 경우 당삼, 현삼, 생지황, 황기와 같이 쓰면 그 이상의 출혈을 방지하고 조혈을 촉진한다. 출혈이 멎으면 당귀, 백작, 하수오 등과 같이 쓸 필요가 있으며, 분만후나 혹은 제왕절개후의 출혈과다에는 귀비탕에 넣어 쓰면 좋다.
• 불면, 다몽, 기억력감퇴, 동계 등의 증상에는 산조인, 백자인, 당삼, 당귀를 넣어 환이나 고제로 쓰면 좋다. 단, 열로 인한 것이면 생지황, 현삼, 석곡, 맥문동과 같이 쓰는 것이 좋다.
• 숙지황은 조경에 요약이다. 허약에서 오는 월경불순에는 당귀와 같이 쓰는 것이 좋다. 생리가 빨라지고 선홍색이나 담홍색의 혈이 많이 나오며 어지럽고 창백할 경우에는 당귀, 상기생, 하수오와 같이 쓰면 좋다. 허약한 사람의 월경과다로 출혈을 반복하는 경우에는 당삼, 부자, 육계, 측백엽, 포황, 자유 등과 같이 쓸 필요가 있다. 지혈후에는 숙지, 당귀를 군약으로 한 사물탕이나 팔진탕에 계혈등, 측백엽을 넣어 쓰면 좋다.

【수치】주증사용(구증구포)

＊ 보건복지부 한약처방100 가지 약초

# 아교

학명: Equus asinus
이명: 부치교, 분복교, 여피교, 갓풀, Asinigelatinum

당나귀의 피부를 끓여서 가공한 농축물질

■■■전문가의 한마디

약리 연구로도 혈액 중의 적혈구와 헤모글로빈의 증강을 가속시키는 작용이 있다고 밝혀졌다. 철결 핍성 빈혈이나 신생 장해성 빈혈로 안색이 창백하고, 얼굴이 누렇고 부으며 현운, 심계, 실면 등에는 인삼(당삼), 황기, 당귀, 숙지황 등을 넣어 쓴다.

●식물의 특성과 형태

당나귀의 기원은 야생종인 아프리카 당나귀와 아시아 당나귀가 있고, 몸의 크기는 말과 당나귀의 중간 정도이다.

●약초의 성미와 작용

맛은 달고 성질은 평하다. 폐와 간, 신장에 작용한다.

●약리효과와 효능

혈액을 보충하고 신장에 작용하여 인체의 음액을 보충하는 작용이 있으며 폐에 작용하여 폐를 윤택하게 하여 기침을 멎게 하는 작용이 있다.

●주요 함유 성분과 물질

Collagen, Glutin 및 Elastin(Desmosine, Isodesmosine 함유) 등이 함유되어 있다.

●채취시기와 사용부위

당나귀의 가죽껍질을 끓여서 농축한 고체성의 아교를 이용한다.

　복용방법

하루에 12~20g을 복용한다.

●사용상 주의사항

소화기가 허약하여 식욕이 없거나 구토, 설사가 있는 사람은 복용을 피해야 한다.

●임상응용 복용실례

　가슴 두근거리는 불면증, 피가 나는 기침, 비위허한 소화불량, 각종 출혈증에 사용한다. 인삼, 황기, 당귀, 숙지황 등과 배합하여 혈이 부족하여 어지럼증이 있거나 가슴이 두근거리는 증상을 다스린다.

【알기 쉽게 풀어쓴 임상응용】

　보혈지혈
• 아교는 보혈의 요약으로 빈혈치료에 아주 좋은 효과가 있다. 약리 연구로도 혈액중의 적혈구와 헤모글로빈의 증강을 가속시키는 작용이 있다고 밝혀졌다. 철결핍성 빈혈이나 신생장해성 빈혈로 안색이 창백하고, 얼굴이 누렇고 부으며 현운, 심계, 실면 등에는 인삼(당삼), 황기, 당귀, 숙지황 등을 넣어 쓴다. 신생장해성 빈혈에는 백출, 천궁, 계혈등, 구기자를 넣어 쓴다.
• 허약증으로 인한 동계, 불면, 다몽의 증상이 있고, 안색창백, 수족냉, 설질담, 맥세무력할 때도 쓰면 보혈양심, 정신안정의 효과가 있으며, 증상에 따라 다른 보혈약을 넣어 월경이상이나 산전산후의 질병에 쓰면 좋다.
　고경안태
• 월경과다로 월경이 빨라지고 경혈색이 홍색일 때는 당귀, 황기, 백작, 측백엽과 같이 쓰면 좋다. 갑자기 일어난 자궁출혈에는 당삼, 당귀와 같이 쓰면 지혈보혈의 효과가 증강한다. 출혈이 멎은 후에도 사물탕에 아교를 넣어 계속 복용시키면 좋다.
　자양안면
• 아교는 점조성이며 자양효능이 있으므로 음허조열로 인한 열병상음, 심번실면에 황련, 백작, 생지황 등을 가하거나(황련아교탕), 또는 황련, 석곡, 맥문동, 생지황 등을 넣어 쓰면 좋다.

* 보건복지부 한약처방100 가지 약초

# 용안육

학명: Dimocarpus longan, Euphoria longana, Nephelium longan
이명: 익지, 밀비, 용안건, Longanae arillus

보허약(보혈약)

404

무환자과 용안나무 과실의 과육(임상에서는 원육이라 부름)

■■■전문가의 한마디

체질이 원래 허약하거나 산후의 기혈허손, 병후쇠약에는 단독으로 달여서 매일 복용하면 좋다.

●식물의 특성과 형태

잎은 2~5쌍이 어긋나고, 꽃은 작은 황백색, 꽃받침이 5개로 갈라지고 열매는 핵과로 황갈색, 2개 흑색 종자이다.

●약초의 성미와 작용

맛은 달고 성질은 따뜻하다. 심장과 비장에 작용한다.

●약리효과와 효능

가슴이 두근거리면서 건망증이 있고 잠을 잘 이루지 못하는 증상, 빈혈로 얼굴이 누렇게 뜨는 증상 등에 효과가 있으며 신경성 심계항진에도 이용되고 있다.

●주요 함유 성분과 물질

말리지 않은 용안육에는 수분 77.15%, 회분 0.61%, 지방 0.13%, 단백질 1.47%, 가용성 함질소화합물 등이 함유되어 있다.

●채취시기와 사용부위

여름과 겨울에 열매가 성숙할 때 채취하여 껍질을 제거하고 햇볕에 말려서 이용한다.

복용방법

하루에 6~12g을 복용한다.

●사용상 주의사항

몸에 불필요한 습기가 정체되어 답답하고 더부룩한 사람과 몸에 열이 많거나 가래가
많은 사람은 복용을 피해야 한다.

●임상응용 복용실례

강장, 황산화, 면역기능 활성화 작용 등이 있다. 생지황, 인삼, 천문동, 맥문동, 백자인,
원지 등과 배합하여 신경쇠약을 다스린다.

【알기 쉽게 풀어쓴 임상응용】

• 원육은 자양식품으로 영양가가 높다. 자양효과가 좋으므로 가정에서 간식으로 노인이나 어린이에게
적합하다. 특히 체질이 원래 허약하거나 산후의 기혈허손, 병후쇠약에는 단독으로 달여서 매일 복용하면
좋다. 유통되는 것은 설탕으로 방부 처리를 한 것이 있으므로 당뇨병 환자는 고려해야 한다.

• 원육은 동계를 진정하는 작용을 가지고 있다. 기능성, 기질성을 불문하고 응용할 수 있으며 맥문동, 당
삼과 같이쓰면 더욱 좋다.

• 자주 어지럽고, 머리를 숙이거나 몸을 세우면 심해지는 경우는 빈혈이나 저혈압 때문이다. 여기에도 원
육을 자주 복용하면 좋다.

• 대뇌피질의 흥분과 억제의 균형이 무너지면 불면증이 일어난다. 여기에는 원육5전을 매일 복용시키면
서서히 좋아진다. 단 중증인 경우에는 산조인을 가루 내어 원육으로 싸서 구슬처럼 만들어 잠자기 1시간
전에 3개 정도를 미지근한 물로 복용하면 좋은 효과가 있다. 단 중증에는 장기간 지속할 필요가 있다.

• 원육은 부인과의 증상에도 많이 활용된다.

• 원육은 부인과의 증상에도 많이 활용된다. 산후의 보약에도 좋으며, 일체의 빈혈증이나 월경이상에는
하수오, 당귀, 대조와 같이 쓰면 좋다. 다산의 부인은 계속 복용할 필요가 있다.

• 혈허가 있는 사람은 가정에서 참깨를 잘 볶아 가루 내어 원육 중에 넣어 구상으로 만들고
이것을 5~6구씩 복용하거나, 설탕을 약간 넣고 물로 깨죽처럼 만들어 복용하면 보혈을
도모하고 두발을 검게 하는 효과가 있다.

• 원육은 얼굴을 윤택하게 하고 탈모, 백발을 방지하는 효과가 있다. 이때는 8양
을 중탕한 다음 2시간 정도 햇볕에 말리기를 5회 반복한 것을 꿀을 약간 넣고 물
로 충분히 끓여 매일 복용하면 피부에 윤기가 생기고 탈모도 줄어들며 정신적으
로도 생기가 돈다. 환약으로 할 때는 하수오, 당귀, 복분자와 같이 쓰면 좋다.

＊보건복지부 한약처방100 가지 약

# 작약

학명: Paeonia lactiflora, P. veitchii
이명: 목작약, 홍작약, Paeonia radix rubra

미나리아재비과 식물인 초작약의 근

■■■전문가의 한마디

적작에는 활혈조경의 효능이 있으므로 어혈로 인한 통경에 도인, 홍화, 오약을 넣어 쓰면 좋다. 월경이 없고 하복부창통, 번조 불안을 느끼면 홍화, 삼릉, 현호색, 봉출과 같이 쓴다.

●식물의 특성과 형태

높이 50~80cm, 뿌리는 방추형이며 자르면 붉은색, 뿌리잎은 1~2회 깃꼴로 3출엽, 꽃은 5~6월에 흰색 또는 붉은색으로 피고, 열매는 골돌과이다.

●약초의 성미와 작용

맛은 쓰고 성질은 약간 차갑다. 간에 작용한다.

●약리효과와 효능

어혈로 인한 월경통, 옆구리 통증, 배에 덩어리 있으면서 아픈 것, 타박상 등을 다스리며, 기타 반진이나 혈열로 인한 코피나 피를 토하는 것에 효능이 있다.

●주요 함유 성분과 물질

paeonol, paeonin, paeoniflorin, 안식향산, 정유, 지방유, 수지, 탄닌, 당, 전분 등이 함유되어 있다.

●채취시기와 사용부위 봄, 가을에 채취하여 쪄서 말린다.

복용방법

1.5~3g, 전복또는 환 또는 산제로 하여 복용한다.

●사용상 주의사항

허약하고 배가 찬 사람의 생리통이나 무월경에는 복용을 피해야 한다.

●임상응용 복용실례

진정, 진통, 진경, 해열, 항암, 항궤양, 혈압강하 작용이 있다. 당귀, 천궁 등과 배합하여 생리통, 무월경 등을 다스린다.

【알기 쉽게 풀어쓴 임상응용】

청열량혈
• 적작은 소염해열의 작용이 있으므로 발열성에 의하여 생기는 출혈증후에 좋은 치료효과가 있다. 고열이 계속 내리지 않고 홍진이 나며 혀가 붉은 경우에는 생지황, 목단, 토복령을 가하여 쓴다. 즉 유행성출혈열의 초기에도 적작이 주로 사용되며 해열 및 경궐을 방지할 수 있다. 티푸스로 고열이 지속되고 반진이 솟으며 혀가 붉고 건조할 때는 목단과 같이 쓰면 양혈해독의 효과가 있다. 소아의 반진이 시원스럽게 솟지 않을 때도 다른 투진약에 적작을 같이 쓰면 치료효과를 높인다.

화어지통
• 어혈의 정체로 인한 협심증으로 혀와 입술이 암자색일 때는 단삼, 천궁, 홍화를 넣어 쓰면 관상동맥을 확장하고 혈류를 가속하는 효과가 있어 응혈을 제거시키므로 지통의 목적이 달성된다. 또 적작을 단삼, 천궁과 함께 환약으로 만들어 항상 복용하면 협심증을 예방할 수 있다.

활혈조경
• 적작에는 활혈조경의 효능이 있으므로 어혈로 인한 통경에 도인, 홍화, 오약을 넣어 쓰면 좋다. 월경이 없고 하복부창통, 번조불안을 느끼면 홍화, 삼릉, 현호색, 봉출과 같이 쓴다.

기타응용
• 열림, 혈림, 열리, 혈성대하 등의 혈열증에도 사용하는데 보통 상용하는 방제에 넣어서 쓰면 좋다.

# 구기자

학명: Lycium chinense, L, barbatum
이명: 구기자, 첨채자, 생약명: Lycii fructus

가지과 식물인 구기의 완숙한 과실

408

■■■전문가의 한마디

본초학에서 보익약 중 보음약으로 분류되는 구기자는 간신을 기르고 보익하는 자보간신, 폐의 기운을 원활히 하는 윤폐, 정기를 보익하고 눈을 밝게 하는 보정명목의 효능이 있어 간신음허, 요슬산련, 두운, 목현, 목혼다질, 허로해수, 소갈(당뇨병), 유정 등을 치료한다.

●식물의 특성과 형태

낙엽관목으로 원줄기는 비스틈히 자람. 소지는 황회색이고 털이 없다. 열매는 길이 1.5~2.5cm로서 난상원형 또는 긴 타원형으로 8~10월에 익는다.

●약초의 성미와 작용

달며 성질은 차며 간과 신장에 작용한다.

●약리효과와 효능

시력을 개선하고 눈이 아찔하고 눈물이 많은 증상과 요통, 슬관절통, 유정 등을 다스린다.

●주요 함유 성분과 물질

과실에는 비타민 B1, B2, 비타민C, 카로틴 등을 함유하고 있다.

●채취시기와 사용부위

여름부터 가을사이에 채취하여 사용한다.

●복용방법

6~12g을 복용한다.

●사용상 주의사항

감기로 열이 있는 이와 소화기가 약해 설사하는 이는 피해야 된다.

●임상응용 복용실례

정력강화, 거풍강골, 장수(장복시), 불감증, 불임, 유정, 몽정, 대하증, 시력감퇴, 소변출혈 등에 효과적이다. 국화, 구기자, 산수유, 숙지황 , 산약, 목단피, 복령, 택사로 두운 목현, 간신부족, 구시혼암을 치료한다.

【알기 쉽게 풀어쓴 임상응용】

보간신의 작용

• 간과 신이 약해져서 허리와 무릎에 힘이 없고 배꼽주의가 살살 아프고 정력감퇴로 발기부전이 오고 대변이 풀어지는 등의 증상을 치료한다. 숙지황, 산약, 산수유, 육계, 부자, 녹각, 토사자 등과 함께 사용하면 효과가 더욱 좋다.

• 구기자나무의 열매를 본초명 구기자 또는 첨채자, 뿌리껍질을 지골피, 잎을 구기엽이라고 한다. 구기자는 여름부터 가을에 걸쳐 성숙한 것을 채취하여 음지나 햇볕에 말린다. 본초학에서 보익약 중 보음약으로 분류되는 구기자는 간신을 기르고 보익하는 자보간신, 폐의 기운을 원활히 하는 윤폐, 정기를 보익하고 눈을 밝게 하는 보정명목의 효능이 있어 간신음허, 요슬산련, 두운, 목현, 목혼다질, 허로해수, 소갈(당뇨병), 유정 등을 치료한다. 구기자는 지방간을 예방하고, 호르몬 분비를 촉진하여 노화를 늦추는 효능도 있는 것으로 알려져 있다. 구기자는 중국 최초의 의학서에도 나오는 것으로 보아 매우 오래전부터 약재로 사용했음을 알 수 있다.

• 지골피는 입춘이나 입추 후 채취하여 근피를 벗겨 햇볕에 말린 다음 감초탕에 담갔다가 말려 썰어서 쓴다. 본초학에서 청허열약으로 분류되는 지골피는 피를 맑게 하여 열을 내리는 양혈제증, 폐기를 맑게 하고 화기를 가라앉히는 청폐강화의 효능이 있어 음허조열, 골증도한, 내열소갈, 폐열에 의한 해천, 각혈, 비출혈 등을 치료한다. 지골피는 혈압과 혈당을 낮추고 해열작용도 있다고 한다. 구기자와 지골피는 한의사들이 빈번하게 처방하는 중요한 한약재다.

• 구기엽은 구기자나무의 부드러운 줄기와 잎으로 봄과 여름에 채취한다. 구기엽은 보허, 익정, 소열, 지갈, 거풍, 명목의 효능이 있어 허로발열, 번갈, 목적혼통, 야맹, 붕루대하, 열독창종을 치료한다고 나와 있다. 구기엽은 동맥경화와 고혈압에 좋다고 알려져 있다. 하지만 한의사들은 거의 쓰지 않는다.

* 보건복지부 한약처방100 가지 약초

0  1cm

# 귀판(남생이)

학명: Testudinis plastrum
이명: 귀갑, 귀통, 패귀판, 남생이, Chinemydis carapax

●식물의 특성과 형태 원형의 방사형, 길이는 15cm, 너비는 5~8cm 정도, 외표면은 엷은 황색, 그물무늬, 질은 단단하지만 부서지기 쉽다.

●약초의 성미와 작용

맛은 짜고 달며 성질은 평하거나 약간 차고 독은 없다. 신장, 간장에 작용한다.

●약리효과와 효능 허리와 다리가 약해지면서 식은땀이 나고 뼈 속에서 후끈거리는 듯한 열감이 있거나 목안이 아프거나 어지럼증에 사용한다.

●주요 함유 성분과 물질 교질, 지방, 칼슘염의 성분이 있다.

●채취시기와 사용부위 가을과 겨울에 주로 포획하여 모래를 가열한 후 귀판을 썰어 넣어 가열하여 표면이 황색이 되면 모래를 제거하고, 식초에 담갔다가 건조하여 사용한다.

복용방법 하루10~30g을 탕약, 약엿, 알약, 가루약 형태로 복용한다.

●사용상 주의사항 소화기계가 허약한 사람은 사용하지 말아야 한다.

●임상응용 복용실례 목의 통증, 어지럼증, 귀울음, 가슴 두근거림, 유정, 자궁출혈, 치질, 학질 등에 사용한다. 생지황 석결명 국화 등과 배합하여 간양이 항성하여 생긴 두통 어지럼증에 사용한다.

정신을 안정시키고 잠을 못 이루는 증상을 치료하는 효과가 있는

# 백합(참나리)

학명: Lilium longiflorum, L, tigrinum
이명: 백합, 백백합, 참나리, 나리, Liili bulbus

●식물의 특성과 형태 높이 30~100cm, 비늘줄기는 편구형의 다육질, 잎은 바늘 모양, 꽃은 5~6월에 통꽃, 열매는 삭과 긴 타원형이다.

●약초의 성미와 작용 맛은 달고 성질은 평하다. 심장과 폐에 작용한다.

●약리효과와 효능 음을 보하고 열을 내리는 작용이 있어 폐를 윤택하게 하고 기침을 멎게 하며 정신을 안정시키고 잠을 못 이루는 증상을 치료하는 효과가 있다.

●주요 함유 성분과 물질 비늘줄기에는 Colchicine 등의 수종의 Alkaloid 성분이 있고, 전분, 단백질, 지방 등도 다소 함유되어 있다.

●채취시기와 사용부위

가을에 채취하여 끓는 물에 약간 삶은 후 햇볕에 말려서 사용한다.

　복용방법 하루에 10~30g을 복용한다.

●사용상 주의사항 성질이 찬 약재이므로 평소 속이 차고 설사하는 사람과 감기로 인해 오한과 함께 기침을 하는 사람은 복용을 피해야 한다.

●임상응용 복용실례 약리실험 결과 진정작용, 진해작용, 이뇨작용이 있다.

생지황, 현삼, 패모 등과 배합하여 과로로 인해 열이 나고 기침이 나는 증상이나 인후통이 있으면서 각혈이 나타나는 증상을 다스린다.

# 맥문동

학명: Liriope platyphylla, L, spicata
이명: 문동, 맥동, 오구, 양구, 우구, Liriopis tuber

백합과 식물인 연계초(소엽맥문동)의 괴근

■ ■ ■ 전문가의 한마디

맥문동에는 강심작용이 있다. 여기에 오미자, 당삼을 배합한 생맥산은 충혈성심부전의 심계, 불면, 흉민, 기단, 자한, 맥세삭하고 고르지 않는 여러 증상을 치료하는데 사용한다.

●식물의 특성과 형태

뿌리줄기는 굵고 딱딱하며 뿌리는 가늘지만 강하고, 수염뿌리 끝이 땅콩처럼 굵어지는 것이 있다. 꽃은 5~6월에 핀다.

●약초의 성미와 작용

맛은 달고 약간 쓰며 성질은 약간 차다. 폐와 위와 심장에 작용한다.

●약리효과와 효능

맥문동은 인체에 진액을 만들어주는 용도로 사용되는 유명한 약재이다. 특히 폐의 진액을 보충해지므로 호흡기 질환을 오래 앓아서 생긴 마른기침을 다스린다.

●주요 함유 성분과 물질

Ophiopogonin A, B, C, D, B′, C′, D′, 다종의 Steroid saponin, Monosaccharide와 점액질, 스테로이드, 사포닌 등이 함유되어 있다.

●채취시기와 사용부위

보허약(보음약)

가을에 뿌리를 캐어 물에 잘 씻은 후 건조시켜 사용하며 덩이뿌리의 심을 제거하고 말려서 사용한다.

복용방법

한번에 4~16g을 복용한다.

●사용상 주의사항

성질이 차가운 약재이므로 소화기가 차거나 약하여 설사를 자주 하는 사람과, 소화가 잘되지 않는 이는 피하는 것이 좋다.

●임상응용 복용실례

보익재로 폐와 호흡기에 좋고 폐결핵, 만성기관지염, 각혈, 폐열에 사용하고, 점질물이 많아 변비에도 좋다. 천문동, 의이인, 황백, 작약, 복령, 석곡, 상백피 등을 배합하여 폐가 병들어 농을 토하는 것을 다스린다.

【알기 쉽게 풀어쓴 임상응용】

• 맥문동은 자양생진의 효능이 있으므로 진액이 부족한 증상에는 어떤 경우에 사용하여도 좋다. 심계불안, 경공, 불면, 다몽, 건망증, 다한, 구건, 설홍, 맥세약 등의 증상이 있을 경우에는 옥죽, 산조인, 현삼, 백작 등을 넣어 쓰면 양심안신의 효과를 얻는다. 또 맥문동에 산조인, 파극, 하수오를 배합하면 두뇌활동을 촉진시키고 기분을 안정시킨다. 오미자, 산조인, 원지를 배합하면 역시 두뇌활동을 촉진하고 간을 보호한다. 이렇게쓰면 신경쇠약에 의한 불면이나 기억력감퇴에도 효과가 있다.

• 맥문동에는 강심작용이 있다. 여기에 오미자, 당삼을 배합한 생맥산은 충혈성심부전의 심계, 불면, 흉민, 기단, 자한, 맥세삭하고 그르지 않는 여러 증상을 치료하는데 사용한다. 이 생맥산은 한출이 심하고 빈맥, 혈압저하 등 허탈 증상에도 응용된다. 또 체력이 약한 자가 열병에 걸려 땀을 많이 흘린 탓으로 심계불안, 권태, 무력감, 맥침세삭한 증상이 있을 때는 현삼, 자감초, 석곡을 배합하면 진액을 증가하고 안심 및 동계를 진정시키는 효과가 있다.

• 맥문동은 혈관을 연화하고 강압시키는 효능이 있으므로 동맥경화성 고혈압으로 두통, 두훈, 수족마비, 초조감, 불면 등의 증상이 있을 때는 생지황, 조구등, 백질려, 감국 등과 같이 쓰면 좋다. 혈압이 정상이 된 후에 하수오, 여정자, 백작 등과 같이 쓰면 내린 혈압 상태로 유지할수 있다.

【수치】청수에 담가 거심(불거심칙 영인번)

# 사삼(잔대)

학명: Adenophora triphylla var, japonica
이명: 사삼, 사엽사삼, Adenophorae radix

사삼(당잔대) 북사삼 의 근

보혀약(보음약)

414

■■■전문가의 한마디

만성기관지염의 치료
는 저항력을 강화하
고 기관지의 경련을
완화하고 담을 제거
하는데 중점을 두어
야한다.

●식물의 특성과 형태

높이 70~120cm, 뿌리는 방추형, 꽃은 7~9월에 종모양으로 하늘색,
열매는 삭과로 끝에 꽃받침이 달려있다.

●약초의 성미와 작용

맛은 달고 성질은 약간 차갑다. 폐와 위에 작용한다.

●약리효과와 효능

폐가 건조하여 나오는 마른기침과 몸이 허약해져서 발생하는 기
침, 열병을 앓은 후에 생기는 갈증과 허열 등에 효과가 있다.

●주요 함유 성분과 물질

뿌리에는 Triterpenoid, Saponins, βSitosterol, Tocosterol, Phytosterol,
전분 등이 함유되어 있다.

●채취시기와 사용부위

가을에 채취하여 잘 씻어서 건조시켜 이용한다.

복용방법

하루에 12~20g을 복용한다.

●사용상 주의사항

몸이 허약하면서 열이 나지 않고 오히려 속이 찬 사람은 복용을 피해야 한다.

●임상응용 복용실례

거담작용, 진해작용, 혈압강하작용, 호흡중추에 대한 흥분작용, 혈당량 상승작용과 함께 혈중 콜레스테롤을 감소시켜주는 작용이 있다. 맥문동, 옥죽, 동상엽 등과 배합하여 마른기침과 목이 마르면서 갈증이 있는 것을 다스린다.

【알기 쉽게 풀어쓴 임상응용】

• 사삼은 생진화담, 지해의 효능이 있으므로 만성적인 해수를 치료하는 양약이다. 만성기관지염에 사용하면 보신생진, 지해화담의 효과가 얻어진다. 또 옥죽, 맥문동, 황기와 같이 쓰면 더욱 좋다. 해수가지속되어 헐떡이는 것은 폐의 만성질환에서 볼 수 있는데 이때도 사삼을 사용하면 좋다.
• 만성기관지염의 치료는 저항력을 강화하고 기관지의 경련을 완화하고 담을 제거하는데 중점을 두어야 한다. 사삼에 산약, 자하거, 자완, 관동화를 넣어 쓰면 발작을 예방할 수 있다. 또 호흡촉박, 건해, 담소, 혈담의 증상이 보일 때는 맥문동, 패모, 생지황을 넣어 쓰면 지해화담의 효과를 얻을 수 있다.
• 폐결핵의 치료에도 패모, 반하, 맥문동, 백합을 넣어 쓰면서 항결핵약을 겸용하면 치료를 도울 수 있다. 사삼의 약성은 찬 편이지만 냉이 지나쳐 체력을 손상하는 일이 없다. 그러므로 다른 강장약과 배합하면 이런 폐단이 더욱 없어진다.
• 사삼은 위의 진액을 자양하는 작용을 가진다. 고열로 진액이 손상되거나 혹은 오랜 병으로 진액이 부족하여 구건, 인조, 구갈다음, 설홍소진, 변비, 소변단적, 맥허삭 등의 증상이 보일 때는 석곡, 담죽엽, 천화분을 넣어 쓰면 좋다.(익위탕) 열병에는 이런 유형의 병증이 많아 현삼, 맥문동과 같이 자주 쓰인다. 이렇게 쓰면 진액을 보충하면서 열을 내리는 데 도움이 된다.

【참고】사삼은 KHP에 엄연히 규정되어 있는데도 시장에서는 철저할 정도로 더덕(뿌리 전체에 혹이 더덕더덕 붙어 있어 더덕이라 한다. )Codonopsis lanceolata이 유통되고 있다. 일반(생산자나 소비자)의 인식이 그렇게 박혀 있어서 개선에는 상당한 시일과 계도가 필요하다. 식물분류학상으로 잔대는 직립경인데 비하여 더덕은 만경이다. 그리고 근이나 엽의 형태도 다르다.

인체의 진액을 보충하고 허열을 내려주어 열병으로 인한 증상에

# 석곡

학명: Dendrobium moniliforme
이명: 임란, 두란, 금채화, Dendrobii herba

보 허 약 ( 보 음 약 )

416

난초과 식물인과 세엽석곡의 경

■■■**전문가의 한마디**

고열로 구강내의 진
액이 소모되고 열이
내린 후에도 입이 말
라 물을 마셔도 갈증
이 멎지 않고 입술도
마르며 소변이 줄고
변이 건조하여 굳어
질 때는 다량의 석곡
을 단독으로 써도 좋
고 맥문동, 현삼, 천화
분, 노근을 넣어 써도
좋다.

●식물의 특성과 형태

잎은 2~3년생, 꽃은 5~6월에 흰색 또는 연한 붉은색으로 원줄기

끝에 1~2개가 달린다.

●약초의 성미와 작용

맛은 달고 성질은 약간 차갑다. 위와 폐, 신장에 작용한다.

●약리효과와 효능

인체의 진액을 보충하고 허열을 내려주어 열병으로 인한 증상, 입

이 마르고 갈증이 있거나 밤에 열이 오르는 증상 등에 효과가 있

다.

●주요 함유 성분과 물질

Dendrobine, Dendramine, Nobilonine, Dendroxine, Dendrine, 점액

질과 전분 등이 함유되어 있다.

●채취시기와 사용부위

가을 이후에 채취하여 물에 담그었다가 햇볕에 말려서 이용한다.

복용방법

하루에 8~20g을 복용한다. 선석곡의 경우에는 20~40g을 복용한다.

●사용상 주의사항

열병이지만 아직 진액을 상하지 않은 사람과 위나 신장에 허열이 있는 사람은 복용을 피해야 한다.

●임상응용 복용실례

해열작용, 진통작용, 건위작용이 있다. 생지황, 맥문동, 천화분 등과 배합하여 열병으로 몸의 진액을 상하여 발생하는 갈증을 다스린다.

【알기 쉽게 풀어쓴 임상응용】

· 석곡에는 다량의 점액질이 함유되어 자윤생진하며 진액소모의 치료에 상용된다. 특히 비위의 진액이 심하게 소모된 증상에 좋다. 석곡의 종류는 10여 종이 있으며 가장 좋은 것은 곽산석곡이나 구하기 힘들다.

· 고열로 구강내의 진액이 소모되고 열이 내린 후에도 입이 말라 물을 마셔도 갈증이 멎지 않고 입술도 마르며 소변이 줄고 변이 건조하여 굳어질 때는 다량의 석곡을 단독으로 써도 좋고 맥문동, 현삼, 천화분, 노근을 넣어 써도 좋다. 또 위음부족으로 인한 위통, 식소, 구건, 설홍무태에는 사삼, 산약 등을 넣어 쓰면 좋다. 위열로 인한 다식, 기아감, 소수, 구설건조, 번갈다음, 구취, 변비, 치은종창 등을 보이면 천화분, 생지황, 사삼, 지모, 황련, 석고, 노근, 치자, 황금, 대황 등을 넣어 쓰면 좋다.

· 양생의 도를 꾀하려면 석곡을 다처럼 달여서 조석으로 마시면 자양생진의 효과뿐만 아니라 얼굴에 윤기가 나고 피부가 고와지며 목소리가 맑아지므로 특히 성악가에게 좋다.

· 석곡에는 명목의 효능이 있으므로 안과에도 많이 쓰인다. 시력이 떨어지고, 밤에 한층 보이지 않으며 안구가건조할 때는 결명자, 구기자, 여정자를 넣은 육미를 쓰면 좋다. 석곡을 단독으로 달여 노인에게 다처럼 마시게 하면 확실히 눈이 맑아진다. 또 국화, 구기자, 토사자 등을 넣어 써도 좋다. 석곡에 국화, 상엽을 넣어 쓰면 누선염치료에도 효과가 있다.

【참고】 여러 종류가 있으며 감한청윤, 청열보익하므로 허열에 사용하는 것이 적합하다.

* 보건복지부 한약처방100 가지 약초

# 천문동

학명: Asparagus cochinchinensis
이명: 천동, Asparagi radix

백합과 식물인 천문동의 괴근

보허약(보음약)

418

■■■전문가의 한마디

천문동이 당삼, 사삼 등과 만나면 생진화 담의 효과가 강해진 다. 조금만 움직여도 숨이 찰 때는 보골지, 당삼, 자하거와 같이 쓰면 좋다.

●식물의 특성과 형태

뿌리줄기는 짧고, 방추형 뿌리가 사방으로 퍼짐, 잎은 가시모양, 꽃은 5~6월에 연한 노란색, 열매는 흰색이다.

●약초의 성미와 작용

맛은 달고 쓰며 성질은 차갑다. 폐와 신장에 작용한다.

●약리효과와 효능

폐의 열로 진액이 마르게 되면 목이 간질간질 하고 기침이 나는데 이러한 증상에 효과가 있다.

●주요 함유 성분과 물질

아스파라긴, 점액질, 베타시토스테롤 등이 함유되어 있다.

●채취시기와 사용부위

가을과 겨울에 채취하여 외피를 제거한 다음 말려서 이용한다.

●복용방법

하루에 6~12g을 복용한다.

●사용상 주의사항

소화기가 약한 사람과 감기로 인한 기침에는 사용을 피해야 한다.

●임상응용 복용실례

거담, 진해, 항암, 약한 이뇨, 해수토혈에 약용한다.

맥문동, 백부근, 상백피, 현삼, 비파엽 등과 배합하여 기침, 가래를 다스린다.

【알기 쉽게 풀어쓴 임상응용】

• 천문동은 맥문동과 흡사하고 폐와 기관지의 진액이 부족하여 나타나는 증후에 좋은 효과가 있다. 맥문동과 같이 쓰면 윤폐생진의 효과가 더욱 좋아진다. 이것을 이동이라 부른다.
• 폐나 기관지의 만성염증으로 해수가 장기간 멎지 않고 숨을 헐떡이며 가래는 적고 뱉기 힘들며 담에 피가 섞이고 도한 등의 증상이 보일 때는 맥문동, 백합, 생지황, 사삼과 같이 쓰면 좋다.
• 기관지천식으로 경과가 오래되고 목이 마르며 언어도 힘이 없고, 기침소리도 약할 때는 당삼, 오미자, 사삼, 패모와 같이 쓰면 좋다. 천문동이 당삼, 사삼 등과 만나면 생진화담의 효과가 강해진다. 조금만 움직여도 숨이 찰 때는 보골지, 당삼, 자하거와 같이 쓰면 좋다. 만성적인 호흡곤란과 해수를 예방하고 보호하려면 이동고(맥문동 천문동 봉밀)를 활용하면 기관지를 부드럽게 하고 냉한에 강해지고 기관지의 경련을 완해하는 효과가 있으며 천식이 예방된다.
• 천문동은 수분이 많고 질이 윤택하므로 해수초기에는 사용하지 않는다. 만일 진액의 소모로 인후가 건조하고 가래가 적으면서 뱉어내기 어려울 때는 비파엽, 행인, 상엽을 넣어 쓰면 좋다.
• 천문동은 객혈을 멎게 하는 효능이 있으므로 심한 기침이 나면서 가래에 피가 섞이고 인후가 건조할 때는 전호, 생지황, 백부근, 백급 등을 가하여 쓰면 소담지혈의 효과가 있다. 출혈량이 많으면 천초근, 선학초 등을 더 넣어 쓴다. 만약 피가 검붉은 색일 때는 삼칠근을 넣어 쓰면 화어지혈의 효과가 있다.
• 음허로 진액이 부족하여 일어난 설건, 구갈 또는 소갈 등에는 숙지황, 당삼 등을 넣어 쓴다.(삼재탕)
• 음허화왕로 인한 조열도한, 몽유실정 등에는 숙지황, 황백 등을 넣어 쓴다.(삼재봉수단)
• 천문동은 폐농양의 치료를 보조한다. 농양이 터지면 해수와 함께 악취가 나는 다량의 농혈을 토하고 호흡곤란, 객혈, 흉민통으로 반드시 눕지 못하므로 의이인, 용담, 도인, 천산갑을 넣어 쓰면 농액을 빨리 배출시킬 수 있다. 농액배출 후는 회복기이지만 진액이 소모되어 있으므로 생진청열법을 써서 병소를 유합시켜야 한다. 이때는 사삼, 백합, 패모, 옥죽과 같이 쓰면 좋다. 만일 병소의 유합이 늦어지고 여전히 해수와 함께 혈담을 토하면 백급, 아교, 황기를 넣어 쓴다.

# 호마인

학명: Sesamum indicum
이명:호마, 흑지마, 오마, 참깨, Sesami Semen nigrum

420

흑지마, 참깨의 건조한 흑색 종자

■■■전문가의 한마디

호마인은 보익정혈의 효능이 있으므로 간신음의 부족으로 인한 정혈부족, 두운안화, 이명이롱, 지체마목, 수발조백 등에 꿀로 환을 만들거나 대추로 환을 만들어 복용한다.

●식물의 특성과 형태

높이 1m, 원줄기는 사각형이며 잎과 함께 털이 많고, 잎은 마주나며 꽃은 7~8월에 연한 자줏빛으로 핀다.

●약초의 성미와 작용

맛은 달고 성질은 평하다. 간과 신장, 대장에 작용한다.

●약리효과와 효능

신장의 기운이 허약하여 생기는 이명증, 어지럼증, 모발이 일찍 세는 것, 병후에 머리 빠지는 것 등을 치료한다.

●주요 함유 성분과 물질

지방이 40~50% 정도 함유하며 주요 지방산은 Oleic acid, Linoleic acid, Palmitic acid 등이 함유되어 있다.

●채취시기와 사용부위

8~9월에 털어서 종자를 분리한 후 말려서 이용한다.

복용방법

하루에 12~20g을 복용한다.

●사용상 주의사항

변이 무른 사람은 복용을 피해야 한다.

●임상응용 복용실례

 신장의 허약하여 생기는 이명증, 어지럼증, 모발이 일찍 세는 것, 병후에 탈모 등을 치료하고, 지방이 많아 변비에도 사용한다. 당귀, 육종용, 백자인 등과 배합하여 변비를 다스린다.

【알기 쉽게 풀어쓴 임상응용】

• 호마인은 보익정혈의 효능이 있으므로 간신음의 부족으로 인한 정혈부족, 두운안화, 이명이롱, 지체마목, 수발조백 등에 꿀로 환을 만들거나 대추로 환을 만들어 복용하며, 상엽을 가하여 쓰기도 한다(상마환).
• 호마인은 양혈윤조, 활장통변의 작용이 있으므로 혈허로 진액이 부족하여 일어난 장조변비(기허변비에도)에 당귀, 육종용, 백자인 등 양혈윤장약을 넣어 쓴다.

【참고】 반드시 빻아 서야하며 그렇지 않으면 효과가 나타나지 않는다.

# 황정

학명: Polygonatum sibiricum, P. falcatum
이명: 황정, 토죽, 녹죽, 낚시둥굴레, Polygonati rhizoma

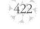

●식물의 특성과 형태 줄기는 둥글고 높이 50~80cm, 잎은 어긋나고 긴 타원형, 열매는 둥글며 흑자색으로 익는다.

●약초의 성미와 작용 맛은 달고 성질은 평하다. 비장과 폐, 신장에 작용한다.

●약리효과와 효능

오한과 발열 증상이 있는 것, 병이 오래되어 마르고 진액이 부족한 것, 식욕부진, 근골이 약해진 것 등을 다스린다.

●주요 함유 성분과 물질

잎에는 Azetidine-carboxylic acid, Convallamarin, Sugar, Vit. A 등이 있고 뿌리줄기에는 Convillarin, Convallamarin 강심배당체등이 함유되어 있다.

●채취시기와 사용부위 가을에 채취하여 쪄서 말린 후 이용한다.

●복용방법 하루에 10~20g을 복용한다.

●사용상 주의사항 몸이 차면서 변이 무른 사람이나 기침과 함께 가래가 많은 사람, 소화가 잘 안되면서 몸이 붓는 사람 등은 복용을 피해야 한다.

●임상응용 복용실례 혈압강하, 혈당량강하, 동맥경화방지, 간지방제거 작용이 있다. 사삼, 지모, 패모 등과 배합하여 마른기침을 다스린다.

보허약(보음약)

422

# 본초학 제 18장
# 수삽약

수렴, 고삽시켜 각종 활탈불금증을 치료하는 약물. 기탈, 정탈, 혈탈 등을 치료한다.

### 고표지한약
고표하여 지한시키는 약물. 전신의 기육으로 행하며, 밖으로 위분에 작용하여 주리를 견고하게 만들어 자한, 도한을 치료한다.

### 염폐지해약
허약해진 폐기를 수렴하여 오래된 기침을 낫게하는 약재

### 삽장지사약
삽장, 지사의 작용으로 오랜 설사와 이질을 치료하는 약. 시고 떫은 맛이 비교적 뚜렷한 것이 특징이다.

### 삽정지유약
정을 거두어 들이고, 세어나가지 못하게 하는 약이다.

수 삼 약 ( 고 표 지 한 약 )

# 마황근

학명: Ephedra sinica, E, equisetina
이명: 초미황, 목적마황, 비염, Ephedrae herba

424

●식물의 특성과 형태 중국 원산, 높이 30~70m, 목질의 뿌리줄기는 땅속을 포복, 줄기는 곧게 서고, 비늘잎은 막질, 꽃은 둥근 비늘모양이다.

●약초의 성미와 작용 맛이 달고 성질은 평하다. 심장과 폐에 작용한다.

●약리효과와 효능 양이 허하여 나타나는 자한증이나 음이 허하여 나타나는 도한증 모두 응용이 가능하다.

●주요 함유 성분과 물질 강압작용이 약한 maokonine과 강압작용이 현저한 ephedradine A,B,C를 동시에 함유하고 있다.

●채취시기와 사용부위

가을에 채취하여 햇볕에 말려 사용하거나 꿀에 볶아서 사용한다.

복용방법 한 번에 12~20g을 복용한다.

●사용상 주의사항 감기환자는 땀을 내야 하는데, 땀이 나오지 못하게 하므로 사용해서는 안 된다.

●임상응용 복용실례 발열과 오한 감기, 기침, 천식, 관절통증 등에 사용, 부종, 마비, 소양감 등에도 사용한다. 당귀, 황기 등을 배합하여 가만히 있어도 땀나는 증상을 다스린다.

과로로 인하여 미열과 함께 식은땀을 흘릴 때에 효과가 있는

# 부소맥(밀쭉정이)

학명: Triticum aestivum
이명: 부수맥, 부맥, 밀쭉정이, Tritici immatri semen

425

●식물의 특성과 형태 높이 0.7~1m, 줄기에는 6~9개의 마디가 있음, 잎은 편평한 바늘모양, 꽃은 5월에 수상화서로 길이 6~10cm이다.

●약초의 성미와 작용 맛은 달고 짜며 성질은 서늘하다. 심장에 작용한다.

●약리효과와 효능 몸이 허약하여 허열이 뜨면서 식은땀을 흘릴 때, 과로로 인하여 미열과 함께 식은땀을 흘릴 때에 효과가 있다.

●주요 함유 성분과 물질 녹말, 단백질, 지방, 인산칼슘, starch, protein, fat, calciumphosphate, vitamine B 등이 함유되어 있다.

●채취시기와 사용부위

익지 않아 물에 뜨는 밀의 종자를 채취하여 잘 씻은 후 햇볕에 말려서 이용한다.

복용방법 하루에 12~20g을 복용한다.

●사용상 주의사항 감기기운이 있는 환자는 복용을 피해야 한다.

●임상응용 복용실례

몸이 약해 식은땀을 흘리거나, 과로하여 피곤할 때 효과가 좋다. 모려, 마황근, 황기 등을 배합하여 몸이 허약하여 땀이 멈추지 않고 흐르는 것을 다스린다.

설사가 오래되는 것과 탈항되는 것을 다스리는

# 가자

학명: Terminalia chebula, T. chebula var. tomentella
이명: 가려늑, 가리늑, Chebulae fructus

●식물의 특성과 형태 사군자과에 속하는 낙엽교목, 높이는 25m, 새가지는 황갈색, 갈색 털이 있고, 잎은 어긋나며 두껍다.

●약초의 성미와 작용 쓰고 시며 떫으며 성질은 따스하다. 폐와 위와 대장에 작용한다.

●약리효과와 효능 설사가 오래되는 것과 탈항되는 것을 다스리며 대하, 유정, 소변을 자주 보는 것을 다스린다.

●주요 함유 성분과 물질

Chebulinic acid, Tannic acid, Gallic acid, Myrobalan(과즙, 불쾌한 냄새)

●채취시기와 사용부위 가을에 과실을 채취하여 건조, 생용, 밀가루로 싸서 잿불로 건조, 술에 담가 쪄서 과육만 약한 불에 건조시킨다.

●복용방법 4~12g을 복용한다.

●사용상 주의사항 감기환자나 습기와 열기가 많은 사람은 피해야 한다.

●임상응용 복용실례 수렴작용, 적리균과 포도상구균 억균작용, 만성설사, 탈항, 대하, 유정, 소변을 자주 보는데 사용한다.

황련, 목향, 감초를 배합하여 오랜 설사를 다스린다.

오랜 설사, 이질, 유뇨증, 유정, 갖가지 출혈에

# 적석지(함수규산알루미늄)

학명: Halloysite
이명: 적부, 홍고영, 적석토, Halloysitum rubrum

●식물의 특성과 형태 불규칙한 덩어리로 모양이 일정하지 않다. 표면은 빨간 빛을 띠며 단면은 평평하고 물을 흡수하는 성질이 있다.

●약초의 성미와 작용 맛은 달고 시며 성질은 따뜻하다. 위, 소장에 작용한다.

●약리효과와 효능 오랜 설사, 이질, 유뇨증, 유정, 갖가지 출혈, 궤양, 과산성 위염에 사용한다.

●주요 함유 성분과 물질 함수규산알루미늄(Al$_2$O$_3$ · 2SiO$_2$ · 2H$_2$O, Al$_2$O$_3$ · 4SiO$_2$ · H$_2$O), Al$_2$O$_3$ · 2SiO$_2$ · 4H$_2$O 등이 함유되어 있다.

●채취시기와 사용부위 중국에서 주로 생산되며 가늘게 갈아서 사용하거나 식초를 넣고 반죽하여 길게 만든 다음 불에 구워서 사용한다.

　복용방법 하루 9~15g을 탕약, 가루약, 알약 형태로 먹는다.

●사용상 주의사항 습열이 적체된 사람은 복용을 금한다.

●임상응용 복용실례

삽장지사, 지혈, 생기염창, 구복, 보수, 익지, 불기, 경신, 연년 효능이 있다. 인삼, 백출, 건강, 부자 등과 배합하여 허한 사람의 오랜 설사, 탈항과 함께 출혈이 있는 것을 다스린다.

설사와 유정을 멎게 하고 인체의 진액을 보충해주는 효과가 있는

# 오미자

학명: Schisandra chinensis, S, nigra japonica
이명: 현급, 회급, 오매자, Schisandra fructus

목련과의 식물인 오미자의 과실

### ■■■전문가의 한마디

오미자는 승압작용이 있으므로 평소에 저혈압인 경우에는 육계, 자감초, 당삼과 같이 달여서 복용하거나 환으로 만들어 복용하면 좋다. 갑자기 혈압이 떨어져 쇼크 상태를 보일 때도 쓰면 좋다.

●식물의 특성과 형태

크기는 6~8m, 잎은 타원형, 꽃은 암수 딴그루로 6~7월에 붉은빛 황백색, 열매는 8~9월에 붉은색으로 익는다.

●약초의 성미와 작용

맛은 시고 달며 성질은 따뜻하다. 폐와 심장, 신장에 작용한다.

●약리효과와 효능

기침을 멈추게 하고 신장에 작용하여 설사와 유정을 멎게 하고 인체의 진액을 보충해주는 효과가 있다.

●주요 함유 성분과 물질

3%의 정유가 함유되어 있으며, 주성분은 sesquicarene, $\beta$-bisabolene, $\beta$chamigrene, $\alpha$ylangene 등이 함유되어 있으며, 이 외에도 citral 12%, 사과산 10% 등이 함유되어 있다.

●채취시기와 사용부위

상강 후에 채취하여 햇볕에 말려서 이용한다.

복용방법

하루에 2~8g을 복용한다.

●사용상 주의사항

기침이나 반진 등의 초기 증상일 때, 몸에 열이 있는 사람 등은 복용을 피해야 한다.

●임상응용 복용실례

중추신경 흥분, 피로회복 촉진, 혈압조절, 위액분비조절, 혈당량강하, 진해, 지사 작용 등이 있다. 숙지황, 산수유, 산약 등과 배합하여 폐와 신장이 허약해서 발생한 오랜 기침을 다스린다.

【알기 쉽게 풀어쓴 임상응용】

• 오미자는 자양강장약으로 응용범위가 넓다. 허약증 및 각종 수술후에 나타나는 증상에 쓰면 좋고, 주로 당삼, 맥문동, 사삼 등과 같이 쓴다.
• 오미자에는 강심작용이 있어 심력쇠약에 좋고 수축을 강화하고 이완을 완전하게 한다. 심장이 약하여 동계, 흉민, 기단, 자한, 부정맥 등을 보일 때 오미자를 쓰면 효과를 얻을 수 있다. 오미자는 기와수축, 간헐맥박, 다한, 피로의 증상에 상용약이며, 오미자가 함유된 생맥산에 백자인, 단삼, 옥죽, 용골을 넣어 쓰면 좋다. 심음부족으로 인한 심계정충, 허번불면, 다몽에는 생지황, 단삼, 산조인 등을 넣어 쓰면 좋다(천왕보심단).
• 오미자는 승압작용이 있으므로 평소에 저혈압인 경우에는 육계, 자감초, 당삼과 같이 달여서 복용하거나 환으로 만들어 복용하면 좋다. 갑자기 혈압이 떨어져 쇼크 상태를 보일 때도 쓰면 좋다.
• 오미자에는 건뇌안신의 효과가 있어 신경쇠약으로 뇌의 활동력이 둔화되어 사고력이 떨어지고 기억력이 감퇴하며 주의력이 산만하고 불면증이 있을 때 산조인, 당삼, 육계, 복신을 넣어 쓰면 좋다.
• 오미자에는 지해평천, 거담의 작용이 있어 만성해수로 인한 백색다담, 기급, 구인건조 등을 보이면 사삼, 행인, 원지, 반하를 넣어 쓰면 좋다. 기침이 심하지 않을 때는 복령, 산약, 사삼, 현삼을 넣어 쓰면 재발을 막을 수 있다. 호흡이 촉박하고 가래가 많으면 소자, 나복자, 마황을 넣어 쓴다. 완해기에는 보골지, 백개자, 백출을 넣어 쓰면 좋다. 한음천해로 인한 폐기손상에는 건강, 세신 등을 같이 쓴다.(소청룡탕) 오미자가 들어 있는 '신기환'은 '치담의 성약'으로 불린다.

【참고】 오미자는 북오미자와 남오미자가 있으나 북오미자가 정품임. 오미를 갖추고 있다지만 산미가 많다.

설사, 빈혈, 탈항, 붕우, 대하 등에 좋은

# 석류피

학명: Punica granatum

이명: 석류각, 산류피, 석류과피, Granati pericatpium

석류나무과 석류나무의 과피

430

■■■전문가의 한마디

석류피는 만성설사뿐만 아니라 급성장염의 설사에도 좋다. 여름철에 설사가 심하여 탈수경향을 보일 때는 1~2양을 단독으로 달이거나 또는 황금, 갈근을 넣고 달여서 복용하면 좋다.

●식물의 특성과 형태

높이는 3~5m, 잎은 마주나고 타원형, 꽃은 5~6월에 붉은색으로 피며 꽃받침은 통모양이다.

●약초의 성미와 작용

맛은 시고 떫으며 성질은 따뜻하다. 위, 대장에 작용한다.

●약리효과와 효능

설사, 변혈, 탈항, 붕우, 대하 등에 효과가 있다.

●주요 함유 성분과 물질

tannin 10.4~21.3%, 수지 4.5%, mannitol 1.8%, 점액질 0.6%, 당 2.7%, inulin 1.0%, 사과산, pectin 등이 함유되어 있다.

●채취시기와 사용부위

가을에 채취하여 석류의 껍질을 모아 잘 씻어서 햇볕에 말려서 이용한다.

### 복용방법

하루에 4~6g을 복용한다. 석류의 뿌리 껍질의 경우에는 4~12g을 복용한다.

● 사용상 주의사항

설사와 이질의 초기에는 복용을 금해야 한다.

● 임상응용 복용실례

삽장지사, 살충 작용이 있고, 설사, 빈혈, 탈항, 붕우, 대하 등에 좋고, 근피는 촌충 살충효과가 있다.

가자, 적석지, 육두구 등과 배합하여 오랜 설사와 이질, 탈항 등을 다스린다.

### 【알기 쉽게 풀어쓴 임상응용】
#### 수삽지사
- 석류피에는 현저한 수삽효과가 있어 격렬한 설사, 만성설사에 적합하다. 설사가 장기에 걸쳐 반복되고, 음식을 조금만 부주의하면 대변회수가 훨씬 많아지고 항상 점액변이며, 심해지면 물 같은 설사가 나오고 미소화물이 섞이고 복창, 복명이 있을 때는 석류피 1양을 단독으로 달여서 설탕을 약간 넣어 복용시키거나 가루를 내어 3전씩 복용시켜도 좋다. 또는 당삼, 백출, 산약, 백편두와 같이 써도 좋다. 과민성장염에는 시호와 승마를 넣어 쓴다.
- 석류피는 만성설사뿐만 아니라 급성장염의 설사에도 좋다. 여름철에 설사가 심하여 탈수경향을 보일 때는 1~2양을 단독으로 달이거나 또는 황금, 갈근을 넣고 달여서 복용하면 좋다. 소화불량성 설사에는 나복자, 신곡을 넣어 쓴다. 여름철에 더위를 먹어 토사가 심할 때는 향유, 백편두, 갈근을 넣어 쓰면 좋다. 소아설사에도 활용할 수 있다.
- 석류피는 배변할 때 출혈을 억제하는 작용이 있으며, 하부소화기로부터 출혈의 치료에 좋다. 장출혈에는 대황, 지유를 넣어 쓰면 좋다.
- 석류피는 수삽작용이 있으므로 탈항도 치료한다. 치질이 원인이 아닌 탈항에는 석류피 1양, 오배자 5전을 극세말로 만들어 탈출한 직장을 씻은 후 약을 발라 안으로 밀어 넣고 황기, 승마, 시호, 백출을 넣고 달여서 복용하면 좋다. 매일 이 방법을 반복하면 좋다.
- 몸이 허약하여 백대하가 많을 때는 당귀, 당삼, 백출, 검인 등을 넣어 쓰면 좋다. 석류피는 원충을 죽이는 작용도 있으므로 트리코모나스 질염에 따른 대하에도 쓰면 좋다. 이 경우에는 석류피 2양에 명반 1양을 넣고 달여 30℃ 정도의 온수로 매일 밤 자기 전에 좌욕을 하면 좋다.

# 연자육(연꽃종자)

학명: Nelumbo nuciferag
이명: 연자육, 연실, 우실, 연자국, Nelumbinis semen

432

수련과 식물인 연(연꽃)의 건조한 과실 또는 종자

■■■전문가의 한마디

연자는 자양강장약으로 허약성 질병을 치료하는 데에 뛰어난 효과가 있으며 식이료법으로써도 좋다.

●식물의 특성과 형태

뿌리는 옆으로 길게 뻗는다. 꽃은 7~8월에 연한 붉은색, 꽃턱은 원추형, 열매는 견과이고, 종자는 타원상 구형이다.

●약초의 성미와 작용

맛은 달고 떫으며 성질은 평하다. 비장과 신장, 심장에 작용한다.

●약리효과와 효능

가슴이 두근거리면서 잠을 이루지 못하는 증상과 신장이 약하여 나타나는 유정과 대하 등에 효과를 나타낸다.

●주요 함유 성분과 물질

다량의 전분 및 raffinose, 단백질, 지방, 탄수화물, calcium, 철 등을 함유하고 있다.

●채취시기와 사용부위

가을에 과실이 성숙할 때 채취하여 씨를 제거한 후 말려서 이용한다.

복용방법

하루에 8~20g을 복용한다.

● 사용상 주의사항

가슴과 배가 그득하고 답답하면서 변비가 있는 사람은 복용을 피해야 한다.

● 임상응용 복용실례

가슴이 두근거리면서 잠을 이루지 못하는 증상과 신장이 약하여 나타나는 유정과 대하 등에 효과를 나타낸다. 용골, 익지인 등과 배합하여 소변이 뿌옇게 나오는 증상과 유정을 다스린다

【알기 쉽게 풀어쓴 임상응용】

• 연자는 자양강장약으로 허약성 질병을 치료하는 데에 뛰어난 효과가 있으며 식이요법으로써도 좋다. 연자를 달걀2개와 설탕을 약간 넣고 자주 복용하면 보신안신, 안정수면을 할 수 있다. 또 백합, 적소두와 같이 달여 설탕을 약간넣어 복용하면 화담지해의 효과가 있다. 이상의 방법은 치료의 보조로 활용하면 더욱 좋다.
• 연자는 구사구리를 억제한다. 오래된 이질로 설사를 해도 시원치 않고 농혈이 섞이며 복냉통이 있을 때는 당삼, 백출, 목향을 넣어 쓰면 좋다. 고방에서는 이질에 연자 1~2양을 단독으로 가루 내어 죽을 만들어 먹는 방법을 쓰고 있다. 연자는 지사뿐만 아니라 소화기능을 증강하고 식욕을 촉진한다. 만성장염으로 설사가 멎지 않고 식욕이 줄어들면 당삼, 백출, 백편두, 사인, 목향을 넣어 쓰면 좋다. 또 과민성장염에 대한 효과가 특히 뛰어나므로 가정에서 백편두, 의이인을 넣고 달여서 설탕을 약간 넣고 매일 복용하면 아주 좋다.
• 실면, 심계, 기억력감퇴, 번조불안 등을 보이면 황련, 생지황, 산조인, 원지를 넣어 쓰면 좋다. 병세가 오래되지 않을수록 효과가 빠르다. 병세가 오래되어 몸이 허약해지면 복신, 백자인, 자석을 더 넣어 쓰면 좋다. 중증의 신경쇠약으로 유정, 몽정을 수반할 때는 금앵자, 산약을 더 넣어 쓰면 좋다.
• 심장병으로 심계가 경중을 반복하고 움직이면 더욱 심해지며 무기력할 경우에는 맥문동, 당삼, 산조인, 감초와 같이 쓰면 좋다. 이 처방은 부정맥, 간헐맥의 치료에도 효과가 있다. 식이요법으로 쓸 때는 연자 2양, 원육 1양을 달여서 매일 1회 계속 복용하면 좋다.
• 급성열병후나 수술후에 체력이 떨어져 머리가 어지럽고 몸이 나른하며 숨이 차고 힘이 없을 때는 사삼, 구기자, 대조, 황기를 넣어 쓰면 좋다. 식욕부진, 오심구토, 구건 등을 보이면 맥아, 백편두, 백출, 대조를 넣어 쓰면 좋다. 배뇨회수가 증가하고 양이 적었다 많았다 하며 허리가 시큰거리면 산수유, 검인, 황기를 넣어 쓴다. 번조불안, 수면장해 등이 있으면 생지황, 여정자를 넣어 쓰면 좋다. 산후에 많은 출혈로 몸이 약해졌을 때는 황기, 당삼, 구기자를 넣어 쓰면 좋다.

* 보건복지부 한약처방100 가지 익

433

0    1cm

# 복분자(산딸기)

학명: Rubus coreanus
이명: 복분, 오포자, 산딸기, Rubi fructus

434

장미과 식물인 화동북반자의 미숙과실

■■■전문가의 한마디

복분자에는 정액을
고삽하는 작용이 있
어 유정이 계속되고
몽정에 시달리며 정
액이 차고 소변이 시
원하게 나오지 않고
멎지 않으며 안색이
창백하고 무기력한
증상에 좋다.

●식물의 특성과 형태

높이 2~3m, 줄기가 휘어 지면에 뿌리를 내림, 줄기는 자줏빛, 갈고
리모양 가시, 꽃은 5~6월에 연한 붉은 색이다.

●약초의 성미와 작용

맛은 달고 시며 성질은 따뜻하다. 간과 신장, 방광에 작용한다.

●약리효과와 효능

강장제로 특효가 있으며 신장과 간의 기능을 원활하게 하여 유정,
몽정, 혈액을 맑게 하고 눈을 밝게 하는데도 이용된다.

●주요 함유 성분과 물질

유기산, 당류, 소량의 vitamine C를 함유하고 있으며, 무기질의 인
과 철 칼륨도 함유되어 있다.

●채취시기와 사용부위

이른 여름에 열매가 녹색에서 녹황색으로 변할 때 채취하여 끓는

물에 2~4분 정도 익힌 후 햇볕에 말려서 이용한다.

복용방법

하루에 8~16g을 복용한다.

●사용상 주의사항

신장이 약하면서 열이 있어 배뇨시 통증이 있는 사람은 복용을 피하는 것이 좋다.

●임상응용 복용실례

해열작용과 강심작용, 이뇨작용이 있다.

토사자, 오미자 등과 배합하여 신장의 기능이 약하여 발생하는 발기불능과 조루 등을 다스린다.

【알기 쉽게 풀어쓴 임상응용】

고정축뇨
• 복분자는 자보작용이 있지만 조열의 피해를 주지 않고 고삽작용을 하나 병사를 응체시키지 않으므로 용도가 광범위하여 허약증상에 상용하면 좋다. 특히 남성생식기질환, 비뇨기만성질환에 쓰면 효과가 현저하다.
• 복분자에는 정액을 고삽하는 작용이 있어 유정이 계속되고 몽정에 시달리며 정액이 차고 소변이 시원하게 나오지 않고 멎지 않으며 안색이 창백하고 무기력한 증상이 있을 때 금앵자, 검인, 육계, 보골지를 넣어 쓰면 좋다. 매주 1~2회 몽정이 일어나고 가끔 조루, 두혼 등의 증상이 있으면 금앵자, 여정자, 연지를 넣어 쓰면 좋다.
건뇌명목
• 복분자는 건뇌안신의 작용이 있어 신경쇠약 치료에 좋다. 천면, 다몽, 동계, 두혼의 증상이 보일 때는 오미자, 산조인, 백자인을 넣어 환이나 고제로 쓰면 좋다. 고열후에 진액이 소실되어 불면, 번조증상이 나타날 때는 석곡, 현삼, 맥문동, 산조인을 넣어 쓰면 좋다.
• 복분자에는 강압작용이 있으나 작용이 완만하므로 보조약 밖에는 되지 않는다. 본태성고혈압에는 여정자, 현삼, 한련초를 넣어 쓴다. 복분자와 여정자에 설탕을 넣고 고를 낸 것은 빈혈성고혈압에 좋고 계속 복용하면 혈압을 정상으로 유지시킬 수 있다. 동맥경화성 고혈압에는 현삼, 하고초, 조구등, 택사를 넣어 쓴다. 뇌일혈로 혈압이 지속적으로 내리지 않을 때는 갈근, 조구등, 결명자 등을 넣어 쓴다.

＊ 보건복지부 한약처방100 가지 약초

# 산수유

학명: Cornus officinalis
이명: 산수유, 기실, 산수육, 석조, Corni fructus

산수유과 식물인 산수유의 과육

■ ■ 전문가의 한마디

●식물의 특성과 형태

높이 5~7m, 꽃은 양성으로서 3~4월에 잎보다 먼저 노란색으로 피고, 열매는 긴 타원형으로 8월에 붉게 익는다.

●약초의 성미와 작용

맛은 시고 떫으며 성질은 약간 따뜻하다. 간과 신장에 작용한다.

●약리효과와 효능

신장이 허약해서 발생하는 유정과 소변을 자주 보는 증상, 땀이 그치지 않고 월경이 과다하게 나오는 증상에 효과가 있다.

●주요 함유 성분과 물질

과육에 Cornin, Verbenalin, Saponin, Tannin, Ursolic acid, Tartarix acid, Vit. A가 함유되어 있다.

●채취시기와 사용부위

늦가을과 겨울에 채취하여 끓는 물에 약간 삶은 후 씨를 제거하여 햇볕에 말려서 이용한다.

　복용방법

하루에 8~16g을 복용한다.

●사용상 주의사항

평소에 몸에 습기와 열이 많은 사람이나 발기지속증이 있는 사람은 복용을 피해야 한다.

●임상응용 복용실례

일시적인 혈압강하작용, 항암작용, 억균작용 등이 있다.

숙지황, 산약, 구기자 등과 배합하여 유정, 소변을 자주 보는 것, 허리와 무릎이 시리

고 아픈 증상을 다스린다.

【알기 쉽게 풀어쓴 임상응용】

　장양수삽

• 산수유는 보신과 경미한 장양의 효능이 있어 유정, 다한, 유뇨, 월경과다, 대하과다 등에 대하여 고삽효
과를 갖는다. 또 혈압의 고저를 조정하며 간염을 치료하고 저항력을 증강하는 작용도 있어 병후의 요양약
으로 쓰면 좋다.

• 몸이 허약하여 두혼, 이명, 불면, 건망, 요슬　연 등의 증상에 유정이 있고 구건설홍하며 설태가 없는 경
우에는 숙지황, 구기자, 토사자, 산약을 넣어 쓰면 좋다.

• 산수유는 구기자, 산약과 함께 닭, 돼지고기와 같이 끓여 허약한 사람의 질병에 식이요법으로도 응용할
수 있다.

• 산수유의 장양효과는 파극, 육종용에 미치지 못한다. 양위의 정도가 가벼운 것이나 조루에는 좋으니 중
증의 양위에는 동물성장양약과 같이 쓸 필요가 있다.

• 산수유는 신경쇠약을 치료하는 작용이 있으므로 불면, 다몽, 요슬산연, 기억력감퇴, 두혼 등의 증상에
산조인, 백자인, 원지, 당삼을 넣어 환으로 장기 복용하면 좋다. 기타 만성질환에서 불면, 정신불안이 보이
면 산조인과 같이 쓰면 좋다.

　수삽고정

• 산수유에는 수렴고삽의 효능이 있어 다몽, 유정, 양위, 두혼의 증상에 금앵자, 연
자, 검인, 산약, 보골지, 당귀를 넣어 쓰면 좋고, 중증이면 용골을 더 넣어 쓴다.

• 몸이 허약하여 허한 또는 도한이 있는 경우에는 황기, 백자인, 산약을 넣어 쓰
면 좋다. 소아의 체허다한에는 부소맥, 마황근을 넣어 쓴다. 산후쇠약에 따른 다
한에는 황기, 당귀를 닭에 넣고 고아 먹으면 좋다.

* 보건복지부 한약처방100 가지 약초

# 금앵자

학명: Rosa laevigata
이명: 자유자, 자이자, Rosae laevigatae fructus

●식물의 특성과 형태 줄기는 적갈색, 아래로 향한 갈고리 모양의 가시가 밀생, 잎은 깃꼴 모양으로 작은 잎은 3~5개가 있고, 가장자리에는 톱니가 있다.

●약초의 성미와 작용 맛은 시고 떫으며 성질은 평하며 신장, 방광, 대장에 작용한다.

●약리효과와 효능 유정, 유뇨, 오줌이 잦은 것을 낫게 하고 설사를 멈추게 하며 기침이 나고 숨이 찬데, 절로 땀이 나거나 식은땀이 나는 데 사용한다.

●주요 함유 성분과 물질 Tannin, Malic acid, Saponin, Citric acid, Vitamin C 등이 함유되어 있다.

●채취시기와 사용부위 가을에 서리가 내린 후 성숙 과실을 채취하여 가시와 종자를 제거하고 생용하거나 건조하여 사용한다.

복용방법 하루 5~9g을 탕약, 가루약, 알약, 약엿 형태로 하여 복용한다.

●사용상 주의사항 미열이 있는 사람은 사용해서는 안 된다.

●임상응용 복용실례

신장, 방광, 대장에 작용하며 유정, 유뇨, 오줌이 잦은 것을 낫게 하고 설사를 멈추게 한다. 인삼 백출 산약 복령 검인과 배합하여 비가 허하여 생긴 설사를 치유한다.

# 본초학 제 19장
# 용토약

# 과체(참외꼭지)

학명: Cucumis melo
이명: 과체, 첨과체, 향과체, Melonis calyx

용도약

440

●식물의 특성과 형태 약간은 구부러져 있고 쭈그러져 있으며 과실과 붙어 있는 쪽에 자국이 있고, 표면은 황갈색이다.

●약초의 성미와 작용 맛은 쓰고 성질은 차며 독이 있으며 비와 위에 작용한다.

●약리효과와 효능

 위장으로 들어가서 담이 체한 것을 토하게 만들고 갈아서 코에 불어넣으면 습열(탁하고 열이 있는 병증)을 제거한다.

●주요 함유 성분과 물질

 수분 91%, 당질 6.4%를 함유하며 엘라테린, 멜로톡신이라는 성분을 함유하고 있다.

●채취시기와 사용부위 열매의 꼭지를 도려내어 햇볕에 말리고, 가루를 내어 코에 불어넣는 방법으로 사용하기도 한다.

 복용방법 가루 내어 0.5~1.2g정도 복용하는데 최대로 복용할 수 있는 양은 한번에 1g, 하루 2g이다.

●사용상 주의사항 심장 질환자와 임신부, 신체가 허약한 사람은 복용을 해서는 안 된다. 만약 대량 복용으로 구토가 멎지 않는 경우 사향 0.1~0.15g을 복용시켜야 한다.

●임상응용 복용실례 적소두와 같이 써서 식중독에서 구토하게 한다.

# 본초학 제 ⑳장
## 외용약

외용하는 약물. 해독 소종하고, 썩은 피부와 농을 제거하며, 기육을 생하고 창양을 수렴시키고, 살충하고 소양하는 등의 작용을 한다. 옹저, 창양, 개선, 외상, 교상, 오관과의 질환에 활용한다. 부위 및 양상에 따라 고로 만들어 붙이거나, 도포하거나, 훈세하거나, 흡입하거나, 코에 떨어뜨리거나, 점안하는 등의 방법을 사용한다. 개중 일부는 병증에 따라 내복하기도 한다. 대부분 독성을 가지고 있으므로 사용할 때 신중하게 응용한다. 외용 시에는 포제를 하여 사용하고, 내복 시에는 환이나 산제로 만들어 복용하되 중독 증상이 일어나지 않도록 유의한다.

# 노봉방

학명: Vespa mandarina
이명: 봉장, 봉소, 장수말벌집, 땅벌집, Vespae nidus

외용약

442

● 식물의 특성과 형태

말벌의 집으로 큰 것은 축구공보다 크며 색은 엷은 갈색, 표면은 무늬지며 질은 가볍고 질기며 약간 탄성이 있다.

● 약리효과와 효능

당뇨병, 위장염, 관절염, 알레르기성 질환, 순화기 장해, 호흡기 장애, 백내장, 치조농루, 치질에 사용한다.

● 주요 함유 성분과 물질

플라보노이드 화합물로 Galangin, Pinocembrin 등과 Kaempferol, Apigenin, Isorhamnetin, Quercetin alc Esculetin, 등의 유기성분, 비타민A, $B_2$, $B_3$, 무기물로 Al, Co, Cu, Fe, Se, An등도 있다.

● 채취시기와 사용부위

가을과 겨울에 채취하여 햇볕에 말리거나 혹은 약간 쪄서 죽은 벌을 제거하고 햇볕에 말려 분쇄하여 사용한다.

# 대산(마늘)

학명: Allium sativum
이명: 대산, 호산, 독산, 독두산, Allii bulbus

443

●식물의 특성과 형태 마늘의 비늘줄기는 둥글고 연한 갈색의 껍질 같은 잎으로 싸여있고, 안쪽에 5~6개의 작은 비늘 줄기가 들어있다.

●약초의 성미와 작용 맛은 맵고 성질은 따뜻하다. 비장과 위장, 폐에 작용한다.

●약리효과와 효능 체한 것을 풀어주며 비위를 따뜻하게 하여 소화기능을 촉진시킨다. 몸속에 뭉쳐져 있는 해로운 것들을 풀어준다.

●주요 함유 성분과 물질

주성분은 nicotinic acid, ascorbic acid, alliin, allicin, allithiamin, 0.2%의 정유가 있다.

●채취시기와 사용부위 봄, 여름에 채취하여 햇볕에 말리거나 생용 또는 볶아서 사용한다.

●복용방법 내복시에는 6~12g을 달여서 복용한다.

●사용상 주의사항 몸에 진액이 부족하고 열이 많은 사람과 눈병, 입과 치아, 인후의 질병이나 유행병을 앓고 난 후에 써서는 안 된다.

●임상응용 복용실례

소화기능 촉진, 항균, 살기생충 효능, 뱀이나 벌레에 물린 상처, 이질, 학질, 백일해 등에도 효능이 있다.

# 마전자

마전자 나무의 씨앗

●식물의 특성과 형태 키가 10m이상에 자란다. 잎은 마주나고 타원형 또는 계란형, 넓은 계란형이며, 주맥이 5개이다.

●약초의 성미와 작용 맛이 쓰고 성질이 차가우며 독이 약간 있다. 위와 간에 작용한다.

●약리효과와 효능

안면 신경 마비와 위, 간, 폐, 유방, 피부암 등 여러 가지 악성 종양에도 쓴다.

●주요 함유 성분과 물질

스트리키닌(strychnine)은 중추 신경을 흥분시키고 많은 양에서는 경련을 일으킨다. strychine 등.

●채취시기와 사용부위

가을에 열매가 익을 때 채취해 종자를 얻어 햇볕에 말린다.

　복용방법 0.3~0.6g을 달여서 복용한다.

●임상응용 복용실례　열을 내리고 해독하며 경맥을 통하게 한다. 또 통증을 멎게 하고 맺힌 것을 흩어지게 한다. 거담 작용, 지해작용, 항암 작용, 항균 작용 등이 실험에서 밝혀졌다.

신장을 따뜻하게 하고 풍한습의 사기를 몰아내는

# 사상자

학명: Cnidium monnieri
이명: 사미, 사주, 사상인, 승독, 조극, Cnidii fructus

●식물의 특성과 형태 사상자는 타원형, 표면은 회황~회갈색, 등쪽면은 3개 늑선, 봉합면 2개의 갈색 늑선이 있고, 향기가 있다.

●약초의 성미와 작용 맛은 맵고 쓰며 성질은 따뜻하다. 신장과 비장에 작용한다.

●약리효과와 효능 체내의 차가운 기운을 몰아내고 양기를 북돋아 주고, 신장을 따뜻하게 하고 풍한습의 사기를 몰아내는 효과가 있다.

●주요 함유 성분과 물질 한국산 사상자는 정유가 1.4% 함유되어 있으며, 그 주요성분은 $\alpha$cadinene, torilin이고, 기타 지방유로써 pertroceline이 약 10% 함유되어 있다.

●채취시기와 사용부위

늦은 여름부터 가을 사이에 성숙한 과실을 채취하여 햇볕에 말려서 이용한다.

　복용방법 하루에 4~12g을 복용한다.

●사용상 주의사항 열이 심하면서 소변이 붉고 배뇨시 통증이 있는 사람은 복용을 피해야 한다.

●임상응용 복용실례

살균력이 있어 트리코모나스성 질염, 음부 및 피부 소양증, 여성 대하, 음위증과 자궁냉증에 효과가 좋다.

체내 습을 제거하고 풍을 없애주며 독을 풀어주는

# 웅황

단사정계에 속하는 웅황의 광석. 이황화비소 90%이상을 함유

●식물의 특성과 형태

천연으로 생산되는 비소의 화합물이다. 색깔은 붉은빛 또는 주황색지만, 황색으로 염료나 화약을 만드는데 사용한다.

●약초의 성미와 작용 맛이 쓰고 성질이 따뜻하다

●약리효과와 효능

체내 습을 제거하고 풍을 없애주며 독을 풀어준다.

●주요 함유 성분과 물질

황, 비소, 알루미늄, 칼슘, 철, 마그네슘, 주석, 티타늄, 망간 순으로 함유되어 있다.

●채취시기와 사용부위

채취한 뒤 진흙과 이물질을 제거한다.

●복용방법

0.5~2g 피부에 사용할 때는 적정량을 사용해야만 한다.

●임상응용 복용실례

옴, 간질, 목구멍 속이 붓고 통증이 심한 증세, 치루, 천식, 암내 등에 좋다.

# 유황

천연 유황광의 가공품

0     1cm

●식물의 특성과 형태

비금속 원소의 하나이다. 누른빛의 수지광택이 나고 냄새가 없는 결정인데, 자연상태에서 홑원소 물질로 존재한다.

●약초의 성미와 작용 맛이 시고 성질이 덥다.

●약리효과와 효능 신의 양기를 북돋우고 차가운 기운을 몰아내는 효능이 있다.

●주요 함유 성분과 물질 유황, 칼슘, 철, 마그네슘, 알루미늄, 티타늄, 망간, 구리, 규소, 비소 등이 함유되어 있다.

●채취시기와 사용부위

자연유를 틀 속에 넣어 녹인 다음 상층부의 깨끗한 용액을 취한다. 또는 이황화탄소 가운데 녹아있는 것을 증류하면 된다.

●복용방법

2~8g 피부에 사용할 때는 적정량을 사용해야만 한다.

●임상응용 복용실례

발기부전증, 노인에게 찬 기운이 장에 침입하여 발생한 변비, 변비와 정기가 허해서 생긴 천식에 사용한다.

# 약초 찾아보기

# 약초 찾아보기